L'INSOMNIE C'EST FINI !

DU MÊME AUTEUR

Bien dormir pour mieux vivre *(Éditions Dangles).*

La Révolution du sommeil *(Éditions Robert Laffont).*

La Révolution du rêve *(Éditions Dangles).*

PIERRE FLUCHAIRE

L'INSOMNIE C'EST FINI !

LA NOUVELLE BIBLE DU BON SOMMEIL POUR TOUS

FANVAL

L'AUTEUR

Né en 1931, ingénieur de l'École Centrale de Paris, c'est lors de ses études que Pierre Fluchaire a découvert que « le sommeil s'apprend, comme toute chose », c'est-à-dire que l'on peut apprendre à très bien dormir, à dormir moins longtemps, à se servir de son sommeil et de ses rêves pour en tirer de grands profits.

Ayant exercé plusieurs années son métier d'ingénieur, puis devenu directeur de sociétés importantes, il a constaté que cette « maîtrise du sommeil » était une aide considérable pour sa vie personnelle, familiale, professionnelle et qu'elle pouvait facilement être enseignée et acquise par tous.

Il s'est passionné pour ce domaine et, grâce à sa formation scientifique, a pu suivre toutes les découvertes effectuées par les centres mondiaux de recherches sur le sommeil et le rêve, depuis une trentaine d'années. Son but est, depuis plusieurs années, de rechercher les applications pratiques de ces découvertes, de les faire connaître et de les mettre à la portée de tous. Pour cela :

– Il a fondé le *Club du sommeil et du rêve,* ouvert à tous, pour retrouver, conserver, améliorer son sommeil, montrer les multiples usages du sommeil : résoudre ses problèmes, la créativité, etc., et les grands profits que l'on peut tirer de ses rêves.

– Il est l'auteur de trois ouvrages : *Bien dormir pour mieux vivre* (Dangles), *La Révolution du sommeil* (Laffont) et *La Révolution du rêve* (Dangles), grands succès de librairie.

– Il participe à de nombreux congrès et émissions de radio et de télévision.

– Il anime des conférences, ateliers, séminaires, stages dans les entreprises... pour ouvrir à tous « les portes de la nuit » et les aider à beaucoup mieux réussir leur vie personnelle, familiale et professionnelle.

ISBN : 2-86928-513-2

Merci

à Annie mon épouse pour toutes mes heures de veille et de sommeil que ce livre lui a dérobées.

A Ginette Cognet
pour son aide si précieuse.

PRÉFACE

du docteur Jean Devernoix de Bonnefon
président de l'Association nationale des médecins naturothérapeutes ancien chef de clinique à la Faculté de médecine de Paris.

Le sommeil, période de rêve, de fantasme et d'inaction sociale est mal perçu dans notre société matérialiste et compétitive. Il est refoulé à coups de café, de tabac, d'excitants, interrompu au beau milieu d'un cycle par un réveille-matin brutal, souvent dénaturé par les tranquillisants, les somnifères, groupé en une seule tranche aux horaires non biologiques et identiques, quels que soient la saison, le climat, les horaires du jour ou de la nuit, malmené également par des contraintes sociales, mondaines ou professionnelles particulières (travail posté). Le sommeil est malmené, appauvri, dénaturé comme tous nos autres facteurs naturels de santé. Il finit par se détraquer.

Comme tous symptômes, l'insomnie est un signal d'alarme qui témoigne que quelque chose doit être modifié dans notre vie (anxiété, névrose, psychose, dépression, maladie organique cachée, surmenage, mauvaise hygiène de vie, etc.), un signal qu'il convient de comprendre et non de l'éteindre par la chimie. Au lieu de dédramatiser, de respirer, de faire de la relaxation, de l'exercice, de reprendre contact avec son être, de faire quelques séances de psychothérapie corporelle de décharge extrêmement rapide, au lieu de revoir tous ses facteurs naturels de santé car ils sont tous liés les uns aux autres, ainsi le stress aggrave l'insomnie qui elle-même aggrave le stress, lequel, chez certaines personnes pourra pousser à la boulimie, à la sédentarité ou à la tabagie, etc., enfin tout ce à quoi s'attache le naturothérapeute de la manière la plus individualisée possible. Eh bien, au lieu de tout cela on préfère prendre un médicament : c'est plus facile.

C'est plus facile pour le malade qui le réclame, mais il n'en est pas responsable car on ne lui a jamais proposé d'autres possibilités.

C'est également beaucoup plus simple, plus rapide pour le médecin de prescrire un somnifère à son malade que de lui apprendre les lois du sommeil et de revoir avec lui l'histoire de sa vie. Les médecins, eux non plus, ne sont pas responsables, car en secteur 1 ils sont financièrement acculés à une médecine à la chaîne très rapide et les lois du sommeil personne, tout bêtement, personne ne les leur a jamais apprises et je crois qu'ils devraient être les premiers bénéficiaires de ce livre.

Oh! bien sûr, nous recevons depuis quelques années un enseignement sur le sommeil en Faculté! Nous avons également des documents, des enseignements postuniversitaires, nous recevons même des livres gratuits par des laboratoires et ils sont très bien faits. Ils nous décrivent parfaitement les différents cycles du sommeil et les différentes pathologies du sommeil dans tous leurs détails, mais à ma connaissance il s'agit toujours d'exposés purement théoriques de physiologie avec toujours en arrière-plan une finalité pharmaco-thérapique.

Merci à Pierre Fluchaire de nous indiquer que d'autres réponses plus efficaces, plus naturelles et sans risque existent, et de le faire de manière à la fois aussi concrète, aussi précise, aussi pédagogique.

Je l'ai entendu parler la première fois il y a quelques années à Marjolaine (exposition consacrée aux médecines douces et aux produits biologiques chaque année à Paris). J'ai tout de suite été séduit par cette juste synthèse entre la tradition et nos connaissances scientifiques et particulièrement heureux, en tant que médecin, de recevoir également pour la première fois tous ces tuyaux, tous ces conseils immédiatement applicables et utiles, car personne ne nous les avait jamais enseignés.

Pierre Fluchaire est ensuite venu nous faire des cours à nous les médecins naturothérapeutes à la Faculté de médecine de Paris XIII et nous avons tous beaucoup appris.

Il faut le reconnaître, qu'il s'agisse des médecins ou des

naturopathes, sans doute faute de connaissances pratiques, nous avions jusqu'alors bien négligé le sommeil dans notre enseignement, dans notre pratique, et il est un problème difficile.

Le sommeil n'est pas la mort ou une perte de temps, donc de vie. Le sommeil c'est la vie. Connaître ses lois : c'est connaître celles du savoir-vivre. Ce savoir-vivre est plus vital que jamais à notre époque de pollution généralisée, de stress et de désordre de nos rythmes biologiques.

C'est pendant le sommeil que nous nettoyons toutes nos cellules de leurs déchets. C'est pendant le sommeil que nous les remplaçons ou que nous les réparons. C'est pendant le sommeil que nous grandissons et l'hormone de croissance la somathormone S.T.H. est sécrétée pendant le sommeil.

C'est pendant le sommeil que nous nous réparons et que nous nous guérissons.

C'est pendant le sommeil également que s'organise l'apprentissage et la mémorisation des expériences vécues et des connaissances acquises. Un bon sommeil est le meilleur des investissements. Le sommeil est le moyen mis par la nature à la disposition de notre organisme pour l'empêcher de dégénérer, de s'user trop vite, le meilleur moyen pour nous guérir de nos maladies, pour augmenter notre force vitale et notre résistance physique, intellectuelle, psychique, notre goût de vivre, notre forme; notre sensation de bien-être, de plaisir et notre capacité d'être heureux et de rendre heureux autrui. C'est le meilleur moyen de prévenir et de combattre toutes les maladies, en particulier les maladies de civilisation, psychosomatiques.

L'insomnie, c'est fini! est un livre important.

Ce livre est le plus complet que je connaisse sur la pratique du sommeil et il n'est pas réductionniste. Pierre Fluchaire dresse d'ailleurs un tableau des médecines douces tout en précisant leurs indications, en particulier pour le sommeil, leurs limites.

L'insomnie, c'est fini! est un travail sérieux, solide.

Il est facile à lire. Il est pratique.

Il n'est pas dépourvu d'humour. C'est un livre encourageant, un livre positif. Il doit se trouver sur la table de chevet à la place de la pilule pour dormir. Il peut être un cadeau très utile.

Parce qu'il nous aide à retrouver notre véritable nature,

L'insomnie, c'est fini! est parfaitement naturothérapique. C'est pourquoi j'ai été très heureux quand Pierre Fluchaire m'a demandé de préfacer son livre. D'autant plus heureux qu'à la place des somnifères je prescris très souvent à mes malades *La Révolution du sommeil* (Éd. R. Laffont) son précédent livre.

Pour les médecins, pour les usagers de la médecine, pour la santé publique, je souhaite à *L'insomnie, c'est fini!* tout le succès qu'il mérite.

« Viens voir la nature immortelle
Sortir des ailes du sommeil
Nous allons renaître avec elle
Au premier rayon du soleil. »

Alfred de Musset
(La Nuit d'octobre)

« Il y a tant d'aurores
qui n'ont pas encore lui. »

Rig Véda

En cela prennent de [illegible] [illegible] [illegible] [illegible] [illegible]
[illegible] de [illegible]

[illegible] [illegible] [illegible] [illegible] [illegible] [illegible] [illegible] [illegible]
[illegible] [illegible], pour [illegible] [illegible] [illegible], et [illegible] [illegible] [illegible]

PRÉAMBULE

Renaître au sommeil, c'est renaître à la vie

« Il n'y a que sur eux-mêmes qu'ils ne savent rien, sur eux-mêmes et sur la vie. »

Gunther Schwab
(Les dernières cartes du diable)

On nous a tout appris sauf l'essentiel, c'est-à-dire vivre; et pour apprendre à vivre, à bien vivre, un peu paradoxalement peut-être, il faut d'abord apprendre à bien dormir.

Le sommeil, c'est quatre mois par an de notre vie et la qualité des huit autres mois, ceux de notre vie de l'éveil, dépend essentiellement de la qualité de notre sommeil.

Pour chaque heure d'éveil, il faut deux heures de sommeil à un nouveau-né pour la « réparer », une heure à un enfant en bas âge et à nous adultes, une demi-heure.

Or bien dormir chaque nuit, posséder la maîtrise du sommeil, le mettre, comme on l'a dit de Napoléon, « sous son commandement », quel que soit le lieu, quelles que soient les circonstances, les péripéties de sa vie, quel que soit son âge, est une des plus grandes forces et l'un des plus grands plaisirs de la vie.

Et cela permet de goûter beaucoup mieux **tous** les autres plaisirs de la vie.

Ce n'est pas un exploit de très bien dormir, c'est normal, c'est naturel; pour posséder cette maîtrise, et même la supermaîtrise de son sommeil, ce n'est pas une question de don : cela se sait intuitivement ou cela s'apprend en observant des règles, en connaissant des méthodes, en évitant des erreurs, que maintenant l'on connaît.

La Science du sommeil, encore toute jeune de ses moins de quarante « printemps » a fait depuis ces dernières années des découvertes spectaculaires.

Et puis, nous sont enfin arrivés d'Orient, nimbés d'un parfum magique grisant comme l'encens d'où il provient aussi, des présents merveilleux pour notre sommeil comme d'ailleurs pour l'ensemble de notre vie.

C'est tout cela que vous apporte ce livre que nous avons voulu nouveau, simple, pratique et efficace.

Et aussi ne considérant pas seulement la fonction sommeil mais l'Homme global, un, dans toutes ses dimensions réunies, et non pas l'Homme « en pièces détachées » comme cela est souvent proposé.

On a dit : « si les humains daignaient accorder à leur sommeil le " millième " de l'attention qu'ils accordent à leur travail ou à leurs loisirs, leurs problèmes de sommeil seraient (sauf cas très particuliers) résolus »; ce n'est même pas ce millième que vous demandera ce livre qui nous l'espérons vous sera, en plus, agréable.

Rien de ce que vous lirez ne bouleversera vos habitudes; c'est le cumul de certains principes de base et de ce qui pourra parfois vous paraître comme un détail anodin qui, au final, va changer vos nuits et ainsi vous changer la vie.

Et puis, très vite, cette nouvelle manière de vivre, ce nouvel état d'être sera pour vous, non pas, selon l'expression courante, votre « seconde nature », mais votre nature vraie retrouvée, celle dont on n'aurait jamais dû s'éloigner pour connaître une autre vie, d'une plus grande plénitude.

Après vous avoir aidé à perfectionner votre sommeil (Ire partie), nous étudierons comment accéder à la maîtrise de votre sommeil grâce à la conjugaison possible de la science avancée et des traditions millénaires qui maintenant se rejoignent (IIe partie).

Tous les humains sont nos semblables, aucun n'est identique et même nous sommes tous des cas particuliers; la IIIe partie traitera du sommeil depuis la prime enfance, l'adolescence, jusqu'à un âge très avancé, et ce malgré toutes les difficultés de notre vie de l'éveil, les accidents de parcours sur notre route de nuit du sommeil qui peuvent venir le perturber et nous éloigner de cette maîtrise : douleurs, hypertension, décalages horaires (voyages et travail posté), hypersomnie.

Ce que cet ouvrage vous offre, c'est le très bon sommeil possible pour tous, même pour ces naufragés de la nuit que sont les grands insomniaques. Tous, quels que soient leur âge, leur activité, quel que soit leur sommeil actuel, sont donc intéressés par ce livre, qu'ils aient déjà bien étudié le sommeil ou qu'ils n'en sachent que très peu, comme c'est le cas de la quasi-totalité de nos contemporains.

Aussi avons-nous soigneusement évité d'y placer des termes techniques savants. A quoi cela sert-il quand ils ne sont compris que d'une « poignée » et ne sont souvent destinés qu'à épater les autres? Nous préférons un mot compréhensible à un autre peut-être plus précis, plus juste, plus scientifique, mais incompréhensible. « De deux mots, il faut toujours choisir le moindre » (Paul Valéry).

S'il fallait situer l'esprit général de ce livre, nous lui donnerions ce titre : **Guide pour retrouver les lois naturelles du sommeil.**

« Le seul vrai moyen de conserver une bonne santé, c'est le respect des lois de la nature à laquelle nous appartenons » (Dr de Bonnefon).

Il en est de même si nous voulons que notre sommeil retrouve et conserve la « santé » éclatante caractéristique du « supersommeil ».

Ce dont la science pouvait surtout se « vanter » ces dernières années vis-à-vis de notre sommeil était d'avoir inventé beaucoup de produits chimiques : ils ne sont pour le sommeil que des sortes de « prothèses »; mais voici que maintenant elle a dépassé ce stade et elle nous dit, elle-même, qu'il y a infiniment mieux que cela : car elle a découvert les lois naturelles qui régissent le sommeil. C'est cela la **solution de fond** des problèmes de l'insomnie et la voie vers le « supersommeil ».

Et puis, plus tard, nous irons plus loin encore, toujours cependant dans le même esprit : ce sont les connaissances de pointe de la science, de la technique, de la technologie et une révolution individuelle et sociale réalisable (révolution pacifique mais très bénéfique) qui nous offriront dès à présent le :

SUPERSOMMEIL DU FUTUR

« Énervés, surmenés, mourant prématurément des maladies de progrès, nous avons besoin d'un art de vivre et la pire déficience de notre éducation c'est de faire de nous des intellectuels et des techniciens qui ne savent pas vivre car on ne leur a pas appris » (Dr Paul Chauchard).

En réapprenant l'art de dormir, on commence à réapprendre à vivre; telle est l'ambition de ce livre.

« L'homme est heureux, sinon, c'est sa faute. » (Épictète)

Voici par où commencer : en rendant « Vos nuits plus belles que vos jours » (Raphaële Billetdoux).

Remarque : Il nous arrivera de citer en référence les deux autres livres que nous avons déjà écrits sur le sommeil et ce au même titre que n'importe quel autre livre sur ce sujet que nous citerons également lorsque cela sera utile : ceci afin de vous aider, si vous le désirez, à approfondir tel ou tel point qui vous intéresse particulièrement.

Il aurait été anormal, à propos de ces points, soit de réécrire ce qui l'avait déjà été, soit, sous prétexte qu'ils sont du même auteur, de ne pas vous mentionner ces deux livres qui ont constitué en quelque sorte le prologue de celui-ci.

Mais cet ouvrage présent se suffit à lui-même et vous pourrez en tirer grand profit même sans les deux autres.

PREMIÈRE PARTIE

PERFECTIONNER SON SOMMEIL

« Il était une fois le sommeil...
Ainsi peut-être commencera-t-on quelque jour l'évocation de cet aspect original de la vie. »

Pierre Magnin
(Le Sommeil harmonie de vie)

Pour « raconter » le sommeil, parcourir la route qui vous mènera au « top sommeil » et être sûr d'y parvenir, encore faut-il un bon départ!

CHAPITRE 1

Les bases de départ.

Les deux grandes lois fondamentales du bon sommeil.

A. LE RESPECT DE SES RYTHMES INTÉRIEURS

« Chaque homme est un ensemble synchronisé de rythmes vitaux réguliers, périodiques et prévisibles ayant chacun ses caractéristiques propres : la source de son équilibre réside dans le respect de ses rythmes ». (Dr Arielle Mauran-Bahaut, *101 Conseils sur nos rythmes vitaux,* Éd. Hachette.)

Nous avons le rythme « dans la peau ». Il suffit pour nous en convaincre de constater qu'un musicien peut à lui seul et en quelques secondes, par de la musique rythmée, déchaîner une salle et, s'il s'agit de musique militaire, galvaniser une troupe. Mais cette expression « dans la peau » pourrait laisser croire qu'il s'agit d'un phénomène superficiel : en réalité, c'est de notre être tout entier, chacune de nos particules élémentaires, chacun de nos atomes, chaque élément infinitésimal de chacune de nos cent mille milliards de cellules, chaque parcelle de nos tissus, chaque organe, chaque fonction qui vibre, qui « bat » à un rythme particulier.

Si nous avons des autres et de nous-même une impression de constance et même de statisme, tout change pourtant constamment en nous comme dans tout le reste de l'univers. « Il n'est rien de constant excepté le changement », a dit le Bouddha. Mais pas n'importe comment! Presque tous ces changements, ces mouvements, sont cycliques, c'est-à-dire que chaque état, chaque situation se retrouve identique (ou presque) au bout d'une durée précise, invariable (ou presque) qu'on appelle la **période** de ce cycle. Cette rythmicité s'applique à chaque partie de notre corps comme à l'ensemble de nos comportements : si nous dressions un calendrier par exemple de notre appétit alimentaire ou sexuel, de notre humeur, de nos besoins de voir les autres, ou de solitude, etc., nous constaterions aussi des variations cycliques.

Cette grande loi des rythmes ne s'applique pas seulement à l'homme, mais aussi à tout le règne végétal et animal car « l'activité rythmique est une propriété fondamentale de la matière vivante ». (Alain Reinberg, mondialement connu en ce domaine.)

Ainsi on a constitué des horloges florales avec des massifs de différentes fleurs disposées à l'intérieur d'un cadran, telle celle restée célèbre de Carl Von Linné (au XVIIIe siècle) sur laquelle on pouvait lire l'heure (à un quart d'heure près) en sachant par exemple :

à 6 heures du matin c'est la fleur de « l'oreille de chat mouchetée » qui s'ouvre,

à 7 heures du matin c'est le tour de l'œillet d'Inde,

...

...

à 12 heures c'est la fleur de la passiflore qui s'ouvre, tandis que

à 13 heures c'est l'œillet mignard qui se ferme,

...

à 16 heures le petit liseron jaune ferme aussi sa corolle,

à 17 heures le nénuphar blanc se replie,

à 18 heures c'est l'onagre qui s'ouvre,

etc.

De même on pourrait composer une horloge musicale simplement avec le chant des oiseaux de la forêt dont certains émettent leur propre mélodie à une heure déterminée.

Cette loi des rythmes régit d'ailleurs l'ensemble du cosmos, y compris la matière non vivante de l'infiniment petit des particules élémentaires constituant les atomes à l'infiniment grand des galaxies, avec des périodes infiniment différentes puisque par exemple :

– A l'intérieur d'un atome (y compris les nôtres, ceux de notre corps) un proton vibre autant de fois par secondes qu'il y a de secondes dans sept millions de milliards d'années.

– A l'intérieur d'une galaxie, les étoiles tournent autour de l'axe de cette galaxie avec des périodes qui peuvent être de plusieurs centaines de millions d'années.

Le cycle le plus long actuellement connu est celui de l'expansion et de la contraction de notre univers : environ vingt milliards d'années.

Cette loi des rythmes est donc bien, avec celle de l'attraction ou gravitation universelle, une des deux grandes lois de base de notre univers.

Cependant seul (sur terre) l'humain a acquis une exceptionnelle liberté : celle de ne pas respecter ses rythmes alors qu'aucun autre animal, aucune plante, aucune matière minérale n'a la possibilité d'y échapper. Mais ce qu'il ne sait pas, c'est que cette faculté absolument unique sur notre planète s'accompagne lorsqu'il en abuse (ce qui est constamment le cas) de contreparties quelquefois terribles dont il ne soupçonne ni les conséquences ni même, la plupart du temps, l'existence.

Nous avons déjà, dans nos deux précédents ouvrages sur le sommeil, attiré l'attention sur l'importance majeure du respect de nos rythmes internes pour un bon endormissement, un bon sommeil et un bon éveil.

Les philosophies orientales nous disent que la vie doit être une harmonie : la science du temps et en particulier la chronobiologie les rejoignent car elles nous confirment que la santé physique et psychique ne peut résulter que d'une accordance entre nos rythmes intérieurs et nos rythmes personnels et sociaux, entre les rythmes de notre vie et ceux de la nature et du cosmos dont nous faisons partie.

Le respect des rythmes qui gouvernent notre sommeil est tellement **fon-da-men-tal** que nous allons en rappeler les grandes lignes, et aussi en développer certains points nouveaux.

Nous ne sommes pas du tout partisan d'un schéma mécaniste de l'humain : cependant nous pourrions imaginer que, si l'on ouvrait la cage thoracique d'un humain, on y verrait comme une merveilleuse et très complexe grande horloge avec une infinité de rouages fragiles et de toutes dimensions, le tout étant commandé par son cerveau.

Ces rouages s'engrènent les uns dans les autres si bien que

le dérèglement de l'un entraîne de proche en proche le dérèglement des autres.

On peut aussi employer la comparaison de Gay Gaer Luce (*L'Insomnie,* Éd. Fayard, 1972) : « Si nous nous représentions chacune de nos cellules comme faisant partie d'une chaîne de montage dans l'usine la plus complexe du monde, nous comprendrions qu'il est nécessaire que chaque fonction soit réglée de façon à être en harmonie avec toutes les autres... Cela signifie que des millions de rythmes internes doivent rester en phase les uns avec les autres. Tout dérangement créera une charge supplémentaire pour l'organisme et deviendra vraisemblablement un facteur de maladie. Il semble bien qu'en observant les heures régulières de notre sommeil nous contribuions à synchroniser nos rythmes internes! »

Ces rythmes fonctionnent seuls. Cependant il est indispensable que nos pendules intérieures soient constamment remises à l'heure par ce que l'on appelle les « donneurs de temps » (en allemand **Zeitgebers** et en anglais **Time cues**).

Ces donneurs de temps ne créent pas les rythmes biologiques mais agissent sur eux.

Notre cerveau, merveilleux radar à l'écoute permanente de l'univers, 24 heures sur 24, capte les rythmes de notre environnement et même ceux du lointain cosmos pour synchroniser nos pendules : de plus, chez l'humain, s'ajoutent les facteurs sociaux qui sont des synchroniseurs puissants.

Citons les principaux de ces « donneurs de temps » : l'alternance jour-nuit, clarté-obscurité, chaleur-froid, humidité, bruit-silence, activité-repos, heures des repas, heures d'ouverture et de fermeture des bureaux, ateliers, écoles, services publics, programmes de télévision, etc.

Mais que se passe-t-il en réalité dans notre vie moderne?

Eh bien, nous passons notre temps à « flanquer de grands coups de couteau dans les rouages délicats de nos pendules intérieures », suivant l'expression de Gunther Schwab (Président de l'Union mondiale pour la Défense de la Vie). Et pour ne citer que quelques exemples :

– Nous avons créé des donneurs de temps artificiels : telle la lumière électrique.

– Beaucoup d'entre nous sont astreints à des horaires qui ne leur conviennent pas, et ils vivent en esclaves, soumis à des pendules extérieures qui sont en déphasage avec leurs propres pendules.

– Nous avons des horaires irréguliers.

– Parfois nous franchissons rapidement des fuseaux horaires, ce qui revient à cette énormité, accélérer ou ralentir la rotation de la terre.

Alors, en nous, rien ne « tourne plus rond » et en résultent entre autres les maladies du siècle, dites « de civilisation » : fatigue, insomnies, maladies nerveuses, etc.

Car cela coûte très cher de vivre à contre-rythme.

Or c'est pourtant ainsi que vivent la plupart des humains à longueur d'année et pendant la plus grande partie de leur existence (qu'ils abrègent d'ailleurs ainsi très sensiblement) : ils travaillent, mangent, s'amusent, aiment, se reposent et dorment à des heures qui ne leur conviennent pas.

Tous les anciens vivaient d'instinct selon les rythmes naturels, mais l'humanité moderne les a oubliés.

Il faut les lui rappeler.

Les cycles principaux

Les cycles principaux de notre organisme ont des périodes allant :

• D'environ 1 seconde pour les cycles courts : rythme cardiaque 0,9 seconde.

• Jusqu'à celle du cycle le plus long : un peu plus de 11 ans, qui est celui de l'activité solaire et de l'apparition des taches solaires, et qui influence entre autres :

– notre santé : épidémies, infarctus du myocarde, hémorragies pulmonaires, etc., et plus généralement la mortalité, en particulier les suicides, les accidents de la route et du travail, etc.

– notre comportement individuel et collectif, par exemple : la manière dont nous votons (alternance des libéraux et des conservateurs en Grande-Bretagne), guerres, révolutions, etc.

– les climats : sécheresse, bonne année pour les vins, etc.

• En passant par les cycles de période intermédiaire, par exemple :

– celle de l'année (rythme des saisons).

– celle de sept ans du renouvellement de l'ensemble de nos cellules (sauf les cellules cérébrales); en réalité c'est 7 ans pour les femmes et plutôt 8 ans pour les hommes.

Les cycles principaux qui gouvernent notre sommeil

sont des cycles de périodes moyennes :

– un cycle spécifique d'environ 90 à 100 minutes, en moyenne pour l'humain.

– le cycle circadien (*Circa :* environ – *Dies :* jour) de vingt-quatre heures.

– le cycle lunaire d'un peu moins de vingt-huit jours.

Cycle spécifique du sommeil de 90 à 100 minutes

Chaque espèce animale a son cycle de sommeil. Par exemple :

– pour un rat, il est d'environ 10 minutes,

– pour une chèvre, un chat, un chien, environ 20 minutes,

– pour un éléphant, environ 120 minutes.

Il existe une certaine relation entre le poids de l'animal et la période de cycle, mais n'en déduisez pas (nous avons dû parfois répondre à cette question) que les obèses ont un cycle plus long.

Ce cycle est fixe pour chaque individu (il a cependant tendance à se raccourcir avec l'âge) et il est compris entre deux limites : on n'a pas rencontré d'humains ayant un cycle habituel plus court qu'une heure trente ni plus long que deux heures dix.

La période de ce cycle est aussi celle :

– du rythme oral : non pas l'envie de parler (qui est beaucoup plus fréquente, hélas!) mais envie de porter quelque chose à sa bouche : nourriture, boisson, cigarette, ou ses doigts.

– de l'alternance du fonctionnement hémisphère gauche – hémisphère droit de l'étage supérieur de notre cerveau.

Notons qu'entre la durée de nos différents cycles du sommeil sur vingt-quatre heures, il existe une certaine élasticité, pour que notre sommeil puisse obéir à un deuxième grand cycle :

Le cycle circadien de 24 heures

En plus de notre sommeil, le cycle circadien gouverne un grand nombre de nos autres fonctions (plus de cent), par exemple :

notre température, notre tension artérielle, la composition de notre sang, les sécrétions hormonales, la division de nos cellules, le fonctionnement mini et maxi de chaque organe, etc.

Il est vraiment le cycle de base de l'Humain, comme il l'est aussi pour tous les autres animaux terrestres.

Il est dû à la rotation de la Terre sur elle-même et à la présence de notre étoile, le Soleil, créant la plupart des donneurs de temps déjà mentionnés.

« L'homme est un cadran solaire vivant », a écrit M. Takata (grand spécialiste des rythmes biologiques). Ce rythme circadien fait que nous sommes identiques (ou presque) à nous-même aux mêmes heures de chaque jour et de chaque nuit, tout au moins en ce qui concerne nos fonctions circadiennes : c'est le cas notamment pour notre sommeil et notre rêve. Par contre nous sommes très différents à des heures différentes du jour et de la nuit : par exemple à 3 heures du matin nous fuyons, nous exécrons la lumière et nous la recherchons, nous en sommes avides à 3 heures de l'après-midi.

Essayez de manger un bifteck-frites en vous levant pour votre petit déjeuner... alors que quelques heures plus tard vous le dévorerez avec plaisir.

Le cycle lunaire d'un peu moins de 28 jours

Ce cycle, que les femmes connaissent bien (et qui existe aussi chez les hommes) est en réalité le cycle dit synodique, résultant de l'influence combinée du Soleil et de la Lune : le Soleil tourne sur lui-même en 28 jours et le mois lunaire est aussi d'environ 28 jours.

Mais la Lune nous influence aussi par le jour lunaire dont la période est de 24 heures 84. Ces deux cycles (28 jours et 24 heures 84) sont ceux des marées et de tous les animaux marins.

Comme l'a dit le commandant Cousteau : « Nous sommes de l'eau de mer organisée. »

La vie, celle de la première cellule vivante, est née au fond des océans il y a plus de trois milliards d'années et nous avons en nous-même reconstitué cet océan intérieur dont nous sommes composés à plus de 60 % et dont la composition (nature et teneur des sels) est identique à celle des océans primitifs.

Les paysans savent bien que les cycles lunaires influencent les climats, et ceci a été confirmé par des études effectuées par exemple aux U.S.A. par des stations météorologiques.

Ces cycles affectent aussi notre « climat » intérieur : notre moral, notre confiance en nous-même, notre humeur (et la composition de nos humeurs), notre vie sociale, notre désir (ou non) de relation avec les autres, en particulier notre vie sexuelle.

Nous sommes des animaux « lunaires » presque autant que des animaux solaires et il n'est pas étonnant que les deux cycles (24 heures 84 et 28 jours) gouvernent aussi notre sommeil. Pour certains même cette influence est prédominante : ce sont les « lunatiques ». Pour eux, le sommeil aussi est très « lunatique ».

Comment dans la pratique respecter tous ces rythmes pour avoir un très bon sommeil?

Vous allez constater que c'est simple et donc d'autant plus sans excuse de ne pas s'y accorder (sauf par ignorance, ce qui ne sera plus désormais votre cas); car cela est indispensable pour avoir un très bon sommeil : votre sommeil sera d'autant meilleur, ainsi que votre état d'éveil pendant la journée, que vos rythmes de sommeil seront mieux respectés et, en revanche, ils seront l'un et l'autre d'autant moins bons que vous vous en éloignerez.

Et puis, rappelez-vous : notre sommeil sert de synchronisateur à nos fonctions. Lorsqu'on le dérègle en ne respectant pas ses rythmes, presque tout, peu à peu, se dérègle aussi.

Ceux qui ont un mauvais sommeil, ou même un sommeil moyen, sont d'abord ceux qui, ne tenant pas compte de leurs cycles, le détraquent; très souvent les insomniaques sont seulement des déphasés, des désynchronisés qui vivent ainsi en dysharmonie par rapport à eux-mêmes : une simple synchronisation leur redonne fréquemment un bon sommeil.

Pour respecter le rythme circadien et le rythme spécifique du sommeil.

La connaissance de notre propre cycle personnel de sommeil nous permet :

Le soir de nous endormir sans problèmes : notre *« train du sommeil »* passe toujours aux mêmes heures et à des intervalles de temps d'une durée égale à notre cycle : si celui-ci est de deux heures, il passera par exemple à : 20 h 20, 22 h 20, 0 h 20...

Rappelons que toutes ces heures de passage peuvent être décalées (mais l'intervalle entre ces heures reste fixe) et qu'il faut environ deux semaines pour cela.

Pour déterminer la durée de son cycle, voir :

Bien dormir pour mieux vivre (Éd. Dangles), chap. V, Personnalisez votre sommeil – Les messages personnels.

La Révolution du sommeil (Éd. R. Laffont), IIe partie, Le sommeil à la carte – 2e étape : la pause parking.

Voici, très résumés, les messages principaux qui vous serviront à repérer votre « train de sommeil » lorsqu'il « entre en gare » :

– **Messages physiques :**
Bâillements, tête lourde ou paupières lourdes, yeux qui piquent comme si on avait du sable dans les yeux (« marchand de sable qui passe »), pupilles des yeux basculant vers le haut (« yeux plus en face des trous »). On n'a plus envie de bouger mais envie de s'asseoir, d'appuyer sa tête sur ses avant-bras, ou même envie de s'allonger.

– **Messages mentaux :**
On décroche : du lieu où on est, du présent; on s'évade de la réalité et la pensée vagabonde. Les pensées deviennent floues et on n'a plus envie de les guider : dérive mentale. On coupe la communication qui, à l'état d'éveil actif, était assurée par les sens : on n'a plus envie de parler, d'écouter, de regarder, cela ne nous intéresse plus.

Ces messages signifient que notre cerveau veut ralentir le rythme des pulsations électriques qu'il émet : de 30, 40 ou 50 par seconde du rythme *bêta* de l'éveil actif à 10 par seconde du rythme *alpha* de l'éveil passif, et même de descendre au-dessous du rythme *thêta* de 5 par seconde qui est celui de l'endormissement; on confond souvent à tort ces messages avec ceux de la fatigue.

Pour être certain que ces signes annoncent vraiment le « train du sommeil », il faut qu'il y ait concomitance d'un certain nombre de ceux-ci (mais pas forcément tous). Par exemple le seul bâillement n'est pas suffisant.

De nous éveiller chaque matin d'un éveil naturel (et non d'un réveil traumatisant), comme une fleur qui s'ouvre. « Et chaque éveil sera pour vous une fête renouvelée » (Manuel de la vie naturelle). C'est l'**« éveil triomphant »** sur tous les plans : physique, intellectuel, affectif. Nous avons lu récemment sur un tee-shirt ce slogan : « La première bêtise que je fais le matin, c'est de me lever! » Nous le modifierons légèrement ainsi : « La première bêtise que je fais le matin, c'est en me réveillant... à contretemps! ». Avant d'avoir fini le dernier cycle.

Pour l'éviter :

Il faut dormir un nombre entier de cycles.
Ceci est la première grande règle fondamentale de base du bon sommeil.

Naturellement il faut aussi dormir le nombre de cycles qui nous convient à nous, pour garder cet éveil toute la journée. En reprenant le même exemple que précédemment (cycle de deux heures) : il faut dormir six heures si vous avez besoin de trois cycles de sommeil, ou huit heures si vous avez besoin de quatre cycles, mais pas des durées intermédiaires.

Nous verrons dans le chapitre 2 (paragraphe A) comment déterminer ce nombre de cycles.

Et si occasionnellement vous ne pouvez dormir le nombre de cycles qui vous convient et qui est assez variable d'un individu à l'autre (il n'y a pas de norme standard idéale), il faut dormir par exemple un cycle entier de moins mais ne jamais « casser en deux » un cycle du sommeil.

Si l'on a accumulé du sommeil en retard, il faut rattraper les nuits suivantes ou en fin de semaine, mais par *cycles entiers*. C'est aussi la **règle d'or** de toute sieste ou grasse matinée réussies et qui, au lieu de vous laisser « à plat », brouillardeux... vous restitue votre parfaite forme sur tous les plans.

La connaissance de son cycle permet aussi de repérer le passage de son « train du sommeil » dans la journée et

aide au début à un endormissement rapide lorsque l'on pratique des tranches de sommeil (voir deuxième partie de ce chapitre : B. Le sommeil en plusieurs phases).

D'autre part, dans toute la mesure du possible, il faut s'astreindre à des horaires de sommeil réguliers, sans en être toutefois esclave.

Quand on vit en famille, soit quand on est très jeune, soit quand on est père ou mère de famille, c'est plus facile; mais bien souvent les jeunes, lorsqu'ils sont célibataires, ont des horaires avec d'extravagantes fluctuations et leurs horloges intérieures sont complètement « déboussolées ». Leur jeunesse permet de camoufler en partie les effets nocifs immédiats (encore que beaucoup d'entre eux soient sujets pour cette raison aux insomnies, « coups de barre » et même dépression), mais tous le payent très cher en différé.

Le complexe du fœtus.

Une erreur assez classique et qui va à l'encontre de cette règle fondamentale de ne jamais interrompre un cycle du sommeil : on s'est éveillé le matin, on reste au lit (il ne faut jamais se lever tout de suite après s'être éveillé), on est au chaud, tranquille, dans le noir, le silence, on a oublié, le temps d'une nuit, ses soucis, le travail, ses responsabilités, les autres, l'agitation, le bruit, éventuellement le froid dehors, et pour beaucoup cette course effrénée après le temps. On sait que c'est tout cela qui nous attend à nouveau; alors on est envahi par ce que l'on appelle le « complexe du fœtus » qui se trouve lui aussi placé dans les mêmes conditions et le même refus de ce qui l'attend (sans le savoir). Chacun de nous est d'ailleurs plus ou moins chaque matin sujet à ce complexe.

Ce qu'il ne faut surtout pas faire, c'est se réendormir, ne serait-ce que quelques instants : ce petit « roupillon » supplémentaire que vous vous accordez va vous faire réentamer un nouveau cycle que vous ne pouvez pas achever et le résultat sera assez catastrophique : vous allez mettre une bonne partie de la matinée à l'achever.

Sous prétexte de gratter un peu de sommeil supplémentaire, vous allez vous gâcher la matinée : elle sera pénible et cette remise en route peut demander plusieurs heures. Donc ne vous réendormez pas; et au lieu de penser à la journée qui va commencer, pensez plutôt à la nuit qui vient de s'écouler et essayez de vous remémorer vos rêves qui sont porteurs de tant de richesses, qui sont là justement pour vous aider à mieux vivre vos journées; c'est d'ailleurs le moment le plus favorable pour qu'ils vous reviennent en mémoire : ce sera votre « revenu de la nuit ».

Nous nous sommes placé, bien sûr, dans le cas où l'on a, en s'éveillant, terminé son dernier cycle; s'il s'agit de finir son dernier cycle parce que l'on s'est réveillé trop tôt, alors bravo! C'est ce qu'il faut faire, mais alors allez jusqu'au bout de ce cycle!

Le respect du cycle lunaire

Il faut savoir que chaque 28 jours environ et pendant trois ou quatre nuits consécutives on « dort mal ».

Pour beaucoup, ces nuits coïncident avec la pleine Lune (mais il peut y avoir un décalage) et des études ont montré qu'à cette période les problèmes de sommeil sont beaucoup plus aigus. (On dit que les natifs du Cancer y sont beaucoup plus sensibles que les autres.)

Il est important de savoir que c'est normal et que de plus, contrairement à ce que l'on croit, on n'a pas en réalité un mauvais sommeil, mais simplement on a besoin de moins de sommeil, ce qui est très différent.

Le sachant, on ne s'énervera pas à chercher en vain un sommeil hypothétique et cette diminution du temps de sommeil sera sans conséquences; c'est en effet cet énervement qui risque de réduire plus encore la durée du sommeil et c'est lui aussi qui, occasionnant une dépense d'énergie, provoquera les répercussions fâcheuses ressenties pendant l'état de veille.

De plus certaines personnes qui ignorent ce besoin de moindre sommeil, veulent absolument obtenir leur « quota » habituel et se mettent à prendre des somnifères qui risquent de leur détraquer les rythmes du sommeil. Il ne sert à rien ces nuits-là de s'acharner à dormir à tout prix plus longtemps.

Cas particulier : Pour certaines personnes, les donneurs de temps extérieurs ne sont pas assez puissants et un certain nombre de leurs pendules intérieures (notamment celle de leur sommeil) sont réglées sur un cycle autre que le cycle circadien de vingt-quatre heures, par exemple sur le cycle lunaire de 24 heures 84. Ces personnes ont un horaire intérieur qui se décale chaque jour de presque une heure par rapport à l'horaire des pendules extérieures. Il est probable que ceci est la cause du mauvais sommeil périodique d'un certain nombre d'insomniaques.

Dans le cas où c'est le cycle lunaire de 24 heures 84 qui est prépondérant par rapport au cycle solaire de 24 heures, ils vivent des périodes de sommeil normal de sept jours, séparées entre elles par des périodes d'insomnie de vingt jours.

Ce fut le cas par exemple d'un jeune Américain aveugle, d'une vingtaine d'années, dont le sommeil a été étudié au laboratoire de recherche sur le sommeil de Stanford en Californie.

Dans le chaos apparent du cosmos, tout est rythme, reflet de l'ordre universel. Ces rythmes sont des guides nécessaires au bon déroulement de la vie, car ils gouvernent nos rythmes intérieurs.

Encore faut-il ne pas les perturber, et il est intéressant de savoir que certains facteurs peuvent les dérégler :

– changements dans les donneurs de temps extérieurs,

– stress trop nombreux (par cumul) ou trop forts,

– maladie,

– effets de groupe : des expériences ont été réalisées sur des rats, des babouins et des humains; s'ils vivent en groupe trop près les uns des autres, les pendules intérieures de chaque individu se détraquent.

Ces rythmes intérieurs ont une importance majeure pour notre sommeil : retrouver un sommeil harmonieux en connaissant et en respectant ces rythmes (ce qui a une double signification : ne pas les détraquer, et vivre en accord avec eux), telle est la première grande étape vers le « top » sommeil.

B. SUR VINGT-QUATRE HEURES, LE SOMMEIL DOIT SE PRENDRE EN PLUSIEURS FOIS

C'est la deuxième grande loi fondamentale du sommeil

« On n'est jamais si bien asservi que par soi-même » (Gilbert Cesbron).

Nous devons faire, vis-à-vis de notre sommeil, une véritable révolution intérieure, révolution pacifique mais extrêmement bénéfique. Et cette révolution doit d'abord commencer en chassant les idées fausses que nous avons accumulées sur notre sommeil.

Le docteur américain Josh Billings a dit : « L'ennui avec les gens, ce n'est pas tellement ce qu'ils ne savent pas, c'est qu'ils savent trop de choses inexactes. » Il n'y a aucun autre domaine où il y ait autant d'idées fausses que dans celui du sommeil. Parmi ces idées fausses, il y a celle-ci, fortement ancrée, difficile à déraciner : « Il est plus facile de désintégrer un atome que de désintégrer une idée », Albert Einstein, le jour est fait uniquement pour être éveillé et la nuit uniquement pour être endormi.

Nous reparlerons ultérieurement de notre comportement la nuit.

Croire que dormir dans la journée est bon pour les enfants et les vieillards ou pour les fainéants, les oisifs, les anormaux, les malades, certains métiers (artistes...) est une idée complètement dépassée!

La plupart ont encore du sommeil de jour une conception analogue à celle des Indiens Tarianas du Brésil qui pensent que celui qui dort le jour est non seulement un paresseux, mais qu'il s'expose à contracter la « maladie de la lune » qui consiste, pour eux, à décliner et à disparaître périodiquement.

C'est une idée **moyenâgeuse,** et nous devons apprendre à **dormir moderne.**

Au Moyen Age, on prenait un seul repas par jour, celui du milieu de la journée, et il était évidemment très, très copieux. Alors on passait la moitié de son temps à avoir le ventre trop plein et l'autre moitié à avoir le ventre trop vide. Eh bien, c'est ainsi que nous nous comportons vis-à-vis de notre sommeil en le prenant d'une seule traite : on met toute la matinée à s'éveiller complètement parce que l'on a dormi trop longtemps (on est repu de sommeil, et même on a presque une indigestion de sommeil); et à partir de la deuxième partie de l'après-midi on est en « sous-éveil », en manque de sommeil parce qu'on l'a attendu trop longtemps.

De plus, le sommeil de la nuit, parce que l'on veut dormir trop longtemps, est entrecoupé de réveils plus ou moins longs, et quelquefois pour certains il y a des latences importantes de l'endormissement ou au contraire des éveils beaucoup trop matinaux avec impossibilité de se rendormir. Et tout cela vient aggraver encore la demi-somnolence dans la journée.

Si l'on ajoute que pour la plupart, les après-midi sont somnolents parce qu'ils mangent trop au déjeuner, faute également d'avoir mieux réparti leur nourriture (ils ne mangent pas assez le matin) on s'aperçoit que l'Humain dit moderne accumule les archaïsmes et que, pour cette raison, il est en réalité constamment « entre deux eaux », à demi éveillé ou à demi endormi (ce qui revient au même) aussi bien le jour que la nuit.

Ceci vient en grande partie du fait que l'on commet cette grossière erreur de ne pas respecter cette deuxième grande loi de base du sommeil. Et l'on comprend cette parole d'Edison qui avait un esprit très éveillé parce qu'il dormait peu la nuit et faisait dans la journée plusieurs tranches de sommeil (il ne travaillait jamais plus de quatre heures sans aller dormir) : « En réalité on n'est jamais ni complètement endormi la nuit ni complètement éveillé le jour ».

Eh bien, le problème est de dormir plus intelligemment pour avoir un corps et un mental plus éveillé et d'abord en faisant cesser ce comportement **antinaturel** de dormir en une seule fois.

Il en résulte à la fois des troubles de l'éveil et des troubles du sommeil comme toutes les fois que l'on ignore ou contrarie les lois fondamentales de la nature.

On doit **mixer** le temps de l'éveil et le temps du sommeil.

C'est un des grands secrets de ceux que l'on appelle les **superman,** les vedettes, les champions de la politique, des affaires, du sport, du spectacle : ceux qui malgré leur très grande activité, un emploi du temps très chargé, souvent de lourdes responsabilités, le poids de leur réputation à maintenir, semblent pourtant hors de portée de la fatigue, du découragement... C'est ainsi qu'ils peuvent être en hyperéveil et hyperendormis lorsqu'ils dorment, car la quasi-totalité d'entre eux sont aussi des champions du sommeil.

Leur exemple, et aussi le fait qu'il s'agit d'une nécessité physiologique profonde, doit vous aider à vaincre les préjugés et la pression sociale qui forcent à refuser ce sommeil de la journée malgré l'appel impérieux de tout notre organisme et en particulier de notre cerveau.

« L'être humain est conditionné socialement pour adopter ce rythme circadien de la veille et du sommeil, car il doit apprendre, tout petit, que la mère n'est disponible que le jour, qu'elle dort la nuit et ne veut pas être réveillée; il va donc s'adapter : et ce sera le rythme circadien de ses périodes de sommeil et de veille qui se superposera au rythme de départ de ses activités physiologiques... Que nous restions éveillés seize heures et que nous dormions huit heures en bloc n'est donc pas voulu par notre nature, mais par les hommes, par notre environnement social. » *Le Sommeil et le rêve* – R.F. Klein et Von Wenin-Paburg – Éd. Klein (Suisse) 1982.

Cette citation résume l'opinion actuelle des scientifiques du sommeil et elle montre bien qu'il s'agit là d'un conditionnement que l'on se transmet de génération en génération.

Lorsque l'on n'est pas encore, comme l'enfant en bas âge, ou que l'on n'est plus, à partir d'un certain âge, soumis aux contraintes de la vie active, lorsque les soi-disant impératifs sociaux ne viennent pas contrarier notre nature profonde, on fait, d'instinct, des tranches de sommeil dans la journée. Mais si l'on pratique cela pendant les deux périodes des extrémités de la vie, ce n'est pas parce que l'on en a plus besoin ou parce que l'on est infantile ou sénile, c'est parce que c'est plus facile que lorsqu'on est adulte.

C'est en réalité une nécessité pour tous, et même plus encore pour l'adulte qui se dépense davantage, notamment sur le plan nerveux et qui doit avoir le souci de préserver sa forme, sa lucidité, nécessité que des contraintes parfaitement artificielles, archaïques et nocives lui ont fait oublier.

Chez tous les peuples dits primitifs et qui, au moins en

cela, se montrent les plus avancés, on peut dormir quand l'appel du sommeil se fait sentir, c'est-à-dire à plusieurs reprises dans la journée.

C'est le cas aussi de tous les animaux du monde; nous rappellerons à ce propos que l'Humain est le seul animal au monde à être insomniaque et ce n'est pas un hasard : il y a un lien de cause à effet.

Faites des tranches de sommeil pendant la journée : cela va transformer votre vie d'éveil et aussi vos nuits.

Nous avons montré, dans *La Révolution du sommeil,* que cette pratique ne va pas du tout à l'encontre de l'organisation sociale d'un pays moderne, soucieux de son rendement, de son efficacité, bien au contraire; et elle est beaucoup plus facile à réaliser qu'on ne le croie, à n'importe quel échelon social et quels que soient son type d'activité et son emploi du temps.

Pensez-vous avoir moins de temps, moins de liberté que certaines célébrités du passé telles, pour n'en citer que quelques-unes : Napoléon, Edison, Winston Churchill, les Présidents des États-Unis?... Ou que pratiquement tous les superman du présent : nous en avons interrogé un certain nombre et l'entourage d'un certain nombre d'autres.

Aucun cerveau humain ne peut à longueur de journée tenir ce rythme endiablé, fou, de 30, 40, 50 pulsations, vibrations par seconde. Il doit de temps en temps, à intervalles réguliers (cycles) décrocher, ralentir, descendre au rythme *alpha* (10 par seconde) ou mieux encore, en dessous du rythme *thêta* de l'endormissement.

Or observez cela : vous faites déjà des pauses de quelques minutes dans le cours de la matinée et de l'après-midi. Et des pauses plus longues après les deux principaux repas.

Alors le conseil que nous vous donnons, d'une importance majeure pour la maîtrise de votre sommeil, est le suivant : pendant ces pauses, **dormez.** Cela ne ne vous prendra pas plus de temps et au contraire vous en fera gagner par un sommeil plus efficace et plus court la nuit, et de surcroît vous serez en hyperforme constante pendant votre éveil.

Il vous suffira de vous isoler pendant ces pauses (isolement sensoriel : silence, semi-obscurité) et de trouver un simple siège pour les pauses courtes et un fauteuil (même celui de votre voiture) pour les pauses un peu plus longues.

Mais **attention!** Il ne faut surtout pas pratiquer n'importe quelles pauses.

On doit respecter des durées très précises (et c'est facile) pour chaque tranche, durées que la science moderne nous a révélées.

Sinon, on aboutit à l'effet inverse, à savoir que l'on en sortira (et restera) somnolent, « brouillardeux », parfois même nauséeux, et toujours plus fatigué qu'avant, quelquefois même « à plat ».

Suivant l'heure et aussi le temps dont vous disposez :

– Le sommeil **« flash » :** quelques secondes.
A titre d'exemple, c'est le sommeil du navigateur solitaire par gros temps : il doit rester à la barre, très lucide, pendant des heures et il dort entre deux crêtes de vagues.

– La **pause parking :** quatre à cinq minutes.
C'est le sommeil du coureur automobile quand il doit s'arrêter à son stand.

– La tranche de sommeil : **vingt minutes** (pour tout le monde à une ou deux minutes près) :
C'est le sommeil du routier (poids lourd).

– le **cycle entier** de sommeil : d'une durée égale pour chacun à celle de son propre cycle.
C'est le sommeil du cosmonaute qui ne connaît plus ni jour ni nuit.

Nous avons illustré chacune de ces tranches de sommeil en vous indiquant les navigateurs qui en mer, sur terre et dans l'espace les pratiquent : elles sont vitales pour eux.

Elles vous serviront à piloter correctement votre sommeil et votre vie de l'éveil et à éviter les accidents de parcours sur cette route merveilleuse, jalonnée de tant de promesses, qui va vous conduire à une grande maîtrise de votre sommeil.

N.B. Rien que le fait de fermer les yeux est déjà important sur le plan physique : on fait cesser la plus grande partie du véritable bombardement d'informations qui nous arrivent par les sens : plusieurs millions par minute (au sens informatique du mot) dont 90 % par la vue. Et sur le plan psychique : « Je vois mieux les yeux fermés que les yeux ouverts » (Mère compagne de Shri Aurobindo); « Ferme les yeux et tu verras clair en toi » (proverbe oriental).

CHAPITRE 2

Réponse à deux questions fondamentales que vous vous posez sur votre sommeil

A. COMBIEN DE TEMPS DORMIR

« Oh Dieu, donne à chacun son propre sommeil comme chacun a sa mort née de sa propre vie » (Rainer Maria Rilke).

« En chacun de nous sommeille un grand et un petit dormeur » (Alexander Burbely).

Cette question fondamentale, tous se la posent (et nous la posent) sous des formes diverses :

– Quelle est la durée idéale du sommeil et qu'en est-il de cette règle des huit heures de sommeil?

– Est-ce que je dors assez longtemps, et si je dormais plus, peut-être cela serait meilleur pour moi, et je serais moins fatigué? Ou bien au contraire :

– Qu'arriverait-il si je réduisais mon temps de sommeil? Ce serait fort intéressant de gagner une ou plusieurs heures par nuit mais ne serait-ce pas au détriment de ma forme et notamment de ma lucidité, et une source de fatigue supplémentaire?

– La durée de mon sommeil doit-elle être constante ou au contraire variable en fonction de mon activité par exemple, et des autres circonstances de ma vie?

– De temps en temps je passe des nuits plus courtes, dois-je m'en inquiéter? Puis-je accumuler du sommeil en retard et le rattraper en fin de semaine sans inconvénient?

– Avec l'âge je dors moins : ne devrais-je pas au contraire dormir plus pour retarder le vieillissement en récupérant mieux?

Etc.

Que d'interrogations, que de doutes, de craintes même, parfois d'obsessions concernant cette durée du sommeil!

Nous avons commencé de traiter cette question importante dans *Bien dormir pour mieux vivre,* chap. II 7°, chap. IV 5°, chap. V 5°, et dans *La Révolution du sommeil,* IVe partie 1°, Dormir moins longtemps pour vivre mieux et plus longtemps.

Sans vouloir réaborder au fond cette question majeure il importe ici d'en rappeler les données essentielles, d'approfondir certains de ses aspects et de faire le point des connaissances actuelles.

Nous commencerons encore ce chapitre en chassant une idée fausse, hélas très répandue, que l'on traîne depuis l'antiquité; la science du sommeil nous permet de la détruire maintenant et d'éviter qu'elle perdure peut-être pendant des milliers d'années encore.

Tous les grands du sommeil, unanimes, nous disent qu'il n'y a pas de norme à imposer à qui que ce soit; la fameuse règle des huit heures de sommeil qui constituerait, dans l'esprit de la quasi-totalité de nos contemporains, l'idéal (on le lit encore dans beaucoup de publications) est absurde.

La durée du sommeil qui convient varie et même très fortement d'un individu à l'autre car nous sommes plus différents vis-à-vis de notre sommeil que nous ne le sommes à l'état d'éveil.

Mais cette idée, nous le savons par expérience, est très difficile à faire passer et ceux qui s'écartent d'une soi-disant norme s'en inquiètent, et notamment les parents vis-à-vis de leurs enfants.

Pour vous convaincre, citons deux Grands du sommeil :

« Toutes les observations tendent à prouver que la quantité de sommeil varie d'un sujet à l'autre dans des proportions souvent considérables » (P. Passouant).

« Nathaniel Kleitman, doyen aux États-Unis des spécialistes du sommeil, mena une étude systématique qui démontra que seize heures constituaient la moyenne de sommeil du nouveau-né... Ma propre fille Kathy, durant les premiers mois de sa vie dont je mesurais soigneusement le temps de sommeil, dormait environ cinq heures sur vingt-quatre... âgée à présent de quatorze ans (en 1972), elle dort environ neuf heures par nuit » (W. Dement).

Les différences dans la durée du sommeil qui convient à chaque individu commencent donc très tôt; en voici encore quelques preuves : une étude effectuée par la clinique pédiatrique universitaire de Zurich a montré que le sommeil des enfants de cinq ans oscillait de l'un à l'autre entre huit et quinze heures.

Une autre étude portant sur soixante-quinze nouveau-nés et due à l'équipe du pédiatre Arthur Parmelec de l'Université de Los Angeles a démontré que certains bébés ne dormaient pas plus de dix heures en moyenne sur vingt-quatre alors que d'autres prenaient en moyenne vingt-trois heures de sommeil.

De telles différences subsistent en proportion semblable pour l'enfant, l'adolescent, l'adulte et jusqu'à la fin de la vie.

Sans que l'on sache encore très bien à quoi l'attribuer et la relation que l'on peut établir avec les autres critères de la personnalité (tous les critères trouvés par certaines expériences ont été démentis par d'autres), il faut admettre que l'on est un gros dormeur ou un petit dormeur comme on est gros ou petit mangeur.

Assez souvent, cela vous suit toute la vie (encore que ce soit, assez exceptionnellement, sujet à changement) et l'hérédité joue sans doute un certain rôle, mais vraisemblablement beaucoup l'habitude : on le sait maintenant, et pas seulement pour le sommeil, ce sont surtout les mauvaises habitudes qui sont héréditaires.

De nombreuses statistiques existent qui montrent la répartition entre les gros dormeurs (plus de neuf heures) et les petits dormeurs (moins de six heures), par exemple celle-ci, effectuée sur plus de 800 000 Américains âgés de plus de trente ans (dont les résultats sont extrapolables à tout l'Occident) : presque 20 % des personnes, soit près d'une sur cinq, sortent de la fourchette six heures-neuf heures. Il faut donc cesser de faire un rapprochement entre le bon ou le mauvais sommeil et sa durée, entre la valeur réparatrice du sommeil et le temps pendant lequel on dort.

Ceci est important, car la plupart des gens sont véritablement obnubilés, intoxiqués même pourrait-on dire, par cette durée.

Et pour vous enlever tout remords de dormir peu, et même tout complexe ou toute inquiétude, sachez que l'on peut être à la fois un petit et un très bon dormeur. Et que si l'on dort peu, on est en réalité un grand privilégié (à condition que cela corresponde à vos besoins) car le gain de temps qui en résulte ne s'accompagne pas forcément d'une contrepartie à savoir que l'on va être plus somnolent ou plus fatigué que les autres. Et s'il y a une relation entre la forme, le dynamisme et la durée du sommeil, elle est plutôt à l'inverse de ce que l'on croit, car ce sont le plus souvent ceux qui dorment le moins qui sont les plus actifs, les plus énergiques, les plus efficaces : la plupart des Superman sont de petits dormeurs.

Les études et les statistiques montrent également que les gros dormeurs ne sont pas plus protégés des maladies que les autres et là encore, s'il y avait une relation, elle serait plutôt à l'inverse. Ceci s'explique par le fait que les petits dormeurs ont plutôt plus que les autres du sommeil profond et très profond (stades III et IV) les plus réparateurs sur le plan physique et pratiquement autant de sommeil paradoxal (stade V) le plus réparateur sur le plan psychique.

Tout ceci est important à faire savoir, car cela va directement à l'encontre de ce que beaucoup croient et en particulier de très nombreux faux insomniaques qui dorment suffisamment par rapport à leurs besoins tout en dormant peu : ils s'inquiètent sans raison valable de leur sommeil et cela est d'autant plus regrettable que c'est cette seule anxiété qui leur est préjudiciable, car c'est elle seule qui crée les conséquences fâcheuses. Certains même s'acharnent à dormir plus longtemps « à tout prix » et notamment à coup de somnifères.

Gay Gaer Luce (*L'Insomnie,* Éd. Fayard, 1972) cite cet exemple : « Un metteur en ondes de Philadelphie a confié qu'il avait passé un an avec sa femme à conduire leur fils âgé de sept ans à toutes sortes de spécialistes et de psychiatres. Il n'y avait pas moyen de faire dormir l'enfant plus de six heures par nuit à moins de lui administrer un médicament. Il était pourtant vigoureux et plein de santé mais ses parents se refusaient à admettre qu'il eût besoin de moins de sommeil qu'eux-mêmes. Ce n'est qu'à force de parler de leur fils aux médecins qu'ils se sont avisés que l'enfant avait toujours dormi relativement peu. Il n'avait tout simplement pas besoin de dormir davantage. »

Nous verrons ultérieurement (IIIe partie) à propos du sommeil des enfants, la proportion importante de ceux auxquels leurs parents administrent des somnifères sous prétexte qu'ils ne dorment pas assez à leur convenance à eux.

Tout ceci doit déjà rassurer un grand nombre d'entre vous. Mais voici qui va maintenant tous vous guider plus précisément pour connaître :

La durée idéale de votre sommeil. A chacun son sommeil

Car cette durée vous est personnelle et vous n'avez pas à être jaloux, bien au contraire, si vous dormez moins longtemps que les autres membres de votre famille par exemple, pas plus que vous n'avez à être fier si vous dormez plus longtemps que votre voisin de palier.

Comment déterminer cette « dose » qui est une de vos caractéristiques propres comme le sont votre visage, vos empreintes digitales ou votre signature? Il n'y a pas d'autre moyen connu actuellement que d'essayer des durées différentes tout en respectant la règle du nombre entier de cycles et en étant un peu patient pour apprécier les résultats. Seul ce résultat compte et permet de juger si en dormant 3, 4, 5 ou 6 cycles vous dormez suffisamment et pas trop.

Si vous ne dormez pas assez, vous allez accumuler une dette de sommeil et donc être rapidement en manque de sommeil; par effet de cumul des conséquences vont en résulter, dont nous avons exposé les principales dans *Bien dormir pour mieux vivre,* chap. V. En voici le résumé :

– Somnolence à certains moments de la journée, on est frileux, d'une grande fatigabilité; un enfant qui manque de sommeil est instable, capricieux.

– On a des trous de mémoire, des difficultés de l'attention et de la concentration, un rendement intellectuel qui baisse; l'acuité des sens (surtout la vue) baisse aussi.

– Et l'on a du mal à assumer ses émotions.

Ce sont ces critères pendant l'état de veille qui comptent et non l'état au réveil : par exemple si on a un réveil difficile, pénible, et que l'on se sente plus fatigué que lorsque l'on s'est couché (ce qui est très fréquent pour beaucoup), cela signifie le plus souvent simplement que l'on a raté son réveil parce que l'on a *« cassé en deux »* le dernier cycle du sommeil (voir chap. 1, A).

Si vous dormez trop, la partie supplémentaire à vos besoins est un « sommeil de luxe » qui, contrairement à ce que l'on croit, par effet de cumul, n'est pas bénéfique.

Si c'est ponctuel (une nuit nettement trop longue) vous serez « barbouillé », un peu comme la « gueule de bois » un lendemain de fête : vous avez une indigestion de sommeil.

Si c'est un excédent de sommeil, même pas très important, mais qui se cumule chaque nuit et se prolonge, vous ressentirez un certain nombre d'effets que nous avons également exposés dans *Bien dormir pour mieux vivre,* chap. V, et qui constituent le « OVER SLEEP SYNDROME » (Globus, 1970). En voici le résumé :

État de malaise général, on est à plat, ce qui peut sembler paradoxal lorsque l'on se repose trop. Cela provient du fait que pendant le sommeil le tonus baisse, et donc un excès de sommeil va faire baisser le tonus en dessous de la norme habituelle.

On est de mauvaise humeur et souvent on a mal à la tête.

Pour calculer le temps pendant lequel on dort

Les erreurs sont fréquentes. Pour les éviter :

– Le calcul doit être fait sur une semaine au moins en ajoutant au sommeil de la nuit ceux de la journée (s'ils ont une durée au moins égale à vingt minutes).

– Ne pas oublier les temps de sommeil supplémentaires que l'on s'accorde par exemple en week-end (grasse matinée) ou parfois en semaine.

– Ce qui compte ce n'est pas le temps passé au lit mais le temps de sommeil effectif; donc ce n'est pas l'heure à laquelle on se couche ou même on « essaye » de dormir, mais celle où l'on s'endort, de même que ce n'est pas l'heure où on se lève mais celle où l'on se réveille.

D'autre part et là est la principale source d'erreur, il faut savoir que l'on dort toujours plus lontemps (et quelquefois beaucoup plus longtemps), qu'on ne le croit. En voici les principales raisons :

– L'endormissement paraît plus long que le temps réellement mis à atteindre le sommeil parce que le temps psychologique se ralentit et même se ralentit de plus en plus au fur et à mesure que l'on s'approche du sommeil (jusqu'à s'arrêter au moment où l'on franchit la porte du sommeil).

Des mesures ont montré que l'estimation par le dormeur du temps pour atteindre son endormissement intégrait au moins quinze minutes de sommeil, et souvent plus : à la clinique rattachée à l'université de Chicago par exemple, un groupe de dormeurs évalua en moyenne à cinquante-neuf minutes le temps qu'il leur avait fallu pour s'endormir; or la moyenne mesurée s'avéra être en réalité de quinze minutes.

– Le sommeil léger (stade II) n'est pas enregistré par notre cerveau comme étant du sommeil et de nombreuses expériences ont montré qu'à ce stade il est très difficile à quelqu'un de savoir s'il dort ou s'il ne dort pas.

C'est ainsi que l'on explique le fait assez courant que certaines personnes affirment ne pas avoir « fermé l'œil de la nuit » alors qu'elles ont dormi par exemple trois ou quatre heures.

Le fait d'avoir entendu sonner les heures à l'horloge voisine n'est pas une preuve car dans le sommeil léger le sens de l'ouïe fonctionne presque intégralement.

– S'ajoute à tout cela le fait que les heures d'insomnie paraissent, elles, très longues dans le noir et la solitude, et ce d'autant plus que l'on se culpabilise de rester éveillé tandis que les autres dorment.

De plus, lorsqu'on manque de sommeil, on a tendance à tout exagérer, à tout dramatiser.

Gay Gaer Luce nous dit que « l'insomniaque quelquefois ne se rappelle de son sommeil que les moments où il a été réveillé comme quelqu'un qui ne garde d'une partie de campagne que le souvenir des moustiques qui l'ont piqué ».

Une étude a montré que plus de 80 % de ceux qui dorment normalement évaluent correctement le temps pendant lequel ils ont dormi, mais que c'est le cas de moins de 25 % des insomniaques.

La durée pendant laquelle on doit dormir

Elle n'est pas constante pendant toute notre vie, et W. Dement nous dit qu'elle est sujette à changement.

Cependant, toute variation assez brusque et d'une certaine importance de cette durée dans un sens comme dans l'autre, et qui se prolonge, est une anomalie dont il y a lieu de rechercher les causes pour les faire disparaître.

Globalement le besoin diminue avec l'âge et par exemple à partir de soixante-cinq ans environ on a besoin d'une heure de sommeil de moins qu'entre trente et cinquante ans, même si l'on reste très actif (ce qui est très conseillé pour rester jeune et garder un bon sommeil). Ceci est important car nous avons rencontré des personnes de plus de soixante-dix ans par exemple, qui croyaient être devenues insomniaques parce qu'elles ne dormaient plus que sept heures; de plus certains, à partir d'un certain âge, se mettent à faire des tranches de sommeil dans la journée (et ils ont raison, à condition de ne pas exagérer) dont ils oublient de tenir compte.

Naturellement le besoin de sommeil varie aussi avec l'état de santé physique, avec le lieu où l'on dort ainsi qu'avec le climat (intérieur et extérieur) et les saisons.

En principe toute maladie, toute agression physique, si elle n'entraîne pas l'insomnie par ses conséquences directes (douleur par exemple) ou indirectes (médicaments) augmente le besoin de sommeil : cela est vrai pour une simple grippe comme pour les maladies plus graves (infarctus du myocarde).

Notre organisme étant détraqué ou lésé a besoin d'une plus grande réparation. Il en est de même pendant toute convalescence et c'est surtout du sommeil profond et très profond dont on a besoin (il assure la réparation physique). On peut même, comme nous l'avons indiqué dans *La Révolution du sommeil,* empêcher, éviter qu'une maladie (pas trop grave) ne se déclare vraiment en augmentant son temps de sommeil dès que l'on sent venir cette maladie : grippe, mal de gorge, etc.

Une prise de poids s'accompagne souvent d'un besoin accru du sommeil de même qu'à l'inverse quelqu'un qui maigrit dort moins.

Le besoin de sommeil est normal aux équinoxes : 20 mars, 21 septembre, qui sont les moments où la durée du jour est égale à celle de la nuit : et l'on a tendance à dormir moins longtemps en été et un peu plus en hiver; cependant cette influence est faible pour l'Humain, contrairement aux autres animaux; de même le climat et la température extérieure jouent, mais pas dans de grandes proportions. En fait le mode de vie semble intervenir beaucoup plus.

Une enquête réalisée par le département du Commerce des U.S.A. sur l'emploi du temps des citadins ainsi qu'une autre étude de l'Institut de sondage Gallup ont montré qu'entre les citadins des États-Unis, du Canada, de Grande-Bretagne, de France, des Pays-Bas, du Danemark, de Norvège, de Suède et même les Esquimaux du nord du Canada ou de l'Alaska, la moyenne de la durée du sommeil était pratiquement la même.

De même il y a peu de différence dans le temps de sommeil, comme l'a montré l'ethnologue Jean Pelosse, entre le paysan de Laponie, celui du Tyrol, des Iles de la Frise, etc. Ces paysans d'ailleurs dorment plus en hiver qu'en été, mais la durée totale moyenne de leur sommeil sur une année reste la même quelle que soit la latitude, même dans le Grand Nord : Suède, Norvège, Finlande, où il y a la nuit quasi constante en hiver et le jour quasi constant en été.

Même dans les cas extrêmes la durée du sommeil varie entre l'été et l'hiver de moins de cinquante minutes. Cependant le sommeil est plus fractionné en été qu'en hiver.

Par contre, l'altitude joue un rôle plus important que la latitude : les montagnards dorment quarante à cinquante minutes de plus que les habitants des plaines (en moyenne); tout le monde (ou presque) a d'ailleurs constaté ce phénomène sur lui-même lorsqu'il séjourne à la montagne (sauf en très haute altitude).

D'autre part, pour une même altitude ou latitude, on dort plus quand le temps est humide, pluvieux, car le temps sec est plus tonique.

Lorsque l'on traverse des périodes éprouvantes sur le plan physique, stressantes, on doit dormir plus et c'est alors le sommeil paradoxal qui se rallonge.

C'est le cas par exemple :

– quand il y a à conquérir,

– quand on est adolescent, au départ dans la vie professionnelle ou au départ dans la vie d'un couple,

– quand on a beaucoup de choses nouvelles à apprendre (changement de métier ou de logement),

– pour une femme quand elle est enceinte,

– et quand « ça va mal » (fonction refuge du sommeil) ou quand on est en situation d'isolement (prisonniers).

Au contraire, le bien-être physique et psychique s'accompagne d'une réduction du besoin de sommeil.

Il en est de même pendant les périodes de grande activité consacrée à quelque chose qui vous captive, vous passionne (écrire un livre par exemple).

Un sommeil plus court ne doit donc pas forcément inquiéter, bien au contraire, lorsque la forme est bonne au réveil et qu'elle dure toute la journée.

Comment rallonger ou raccourcir son temps de sommeil pour l'ajuster à ce besoin variable

On ne peut donner à ce sujet de règles trop précises; c'est à chacun, connaissant maintenant dans quels cas il a besoin de plus ou moins de sommeil, de ressentir l'appel de son organisme, en retrouvant une écoute intérieure : il doit alors, dès qu'il le peut, s'arranger pour y répondre, car le besoin de sommeil est un besoin prioritaire.

Mais il doit de toute façon respecter les deux grandes règles sacrées du nombre entier de cycles et des tranches de sommeil d'une durée déterminée. Ceci lui laisse toute possibilité de moduler son temps de sommeil en fonction des nécessités du moment : par exemple en pratiquant quelques nuits par semaine un cycle de plus ou de moins et en modifiant le nombre et la durée des tranches de sommeil dans la journée.

Attention au sommeil « en accordéon »

Il s'agit là d'une pratique peu recommandable et pourtant très fréquente : elle consiste à accumuler sur plusieurs nuits une dette de sommeil qui va s'amplifiant parce que l'on dort moins que de besoin, et d'essayer de combler cette dette en une ou deux nuits, généralement en fin de semaine.

Bien sûr, il vaut mieux rattraper ce sommeil en retard que de le laisser se perpétuer ou même s'augmenter, mais c'est un peu comme si on se sous-alimentait chaque jour en mangeant moins que sa ration quotidienne et que l'on fasse le dimanche, par exemple, un énorme repas. On désorganise ainsi ses cycles du sommeil, et puis le lundi on se trouve en décalage horaire, ce qui explique la fameuse maladie si répandue : la **« lundinite »** (cf. *La Révolution du sommeil*).

Il est intéressant de savoir qu'une dette de sommeil ne se rattrape pas « temps pour temps », mais par moitié : par exemple une nuit complète de sommeil en retard se rattrape par une demi-nuit supplémentaire, si possible étalée sur deux nuits consécutives. Mais ce gain de temps ne doit pas vous encourager à cette pratique du sommeil en accordéon, qui est préjudiciable au bon fonctionnement de l'ensemble de votre organisme; car en réalité, même si l'on essaye de dormir plus, le sommeil perdu ne se rattrape jamais complètement, surtout à partir d'un certain âge (la cinquantaine); et de toute façon toute dette de sommeil, même momentanée, stresse votre corps et votre mental. De plus, le fait de dormir une ou plusieurs nuits plus que sa ration normale, même si c'est pour combler un retard de sommeil, provoque en général une latence de l'endormissement la nuit suivante.

A titre de rappel deux informations intéressantes

– La quantité de sommeil (cf. *Bien dormir pour mieux vivre*) ne dépend pas que de la durée du sommeil à laquelle on attribue une trop grande importance; elle dépend aussi de la profondeur du sommeil.

Et puis compte aussi, autant que la quantité, la qualité du sommeil qui est liée à son organisation interne : bon déroulement régulier des cycles et des phases à l'intérieur de chaque cycle dans un ordre et pendant une durée déterminés; ceux qui ont des horaires décousus, et de ce fait des cycles et des phases irréguliers, se plaignent de leur mauvais sommeil même s'ils ont eu une quantité de sommeil convenable.

Les spécialistes du sommeil nous disent que les cycles de sommeil désorganisés peuvent produire tout un éventail de troubles, depuis le cafard et la dépression légère jusqu'aux maladies physiques et psychiques (psychoses) plus graves.

C'est parce que l'on a alors détraqué ses horloges intérieures.

– Nous avons montré, dans *La Révolution du sommeil,* IVᵉ partie, chap. 1 : dormez moins longtemps pour vivre plus et plus longtemps, que sauf si l'on est déjà un petit dormeur, on peut réduire son temps de sommeil sans inconvénient pour sa santé, sa forme et sa lucidité ni à court terme ni à long terme; mais pour avoir le maximum de chances de réussite et pour ne pas avoir tendance à revenir à l'ancienne durée du sommeil, il faut prendre un certain nombre de précautions très simples mais indispensables; les principales sont :

• d'y aller très progressivement par tranches de vingt minutes (c'est la seule fois où vous pourrez, mais très provisoirement, transgresser la règle du nombre entier de cycles);

• d'attendre, entre chaque tranche gagnée, d'une à deux semaines pour laisser s'installer un certain équilibre.

Rappelons qu'un seul cycle gagné équivaut à vivre

– soit un jour de plus par semaine,

– soit un mois de plus par an (treizième mois),

– soit une année de plus tous les sept ans (année sabbatique)

et que le reste du temps on est au moins aussi en forme parce que, lorsqu'on écourte son sommeil, il devient plus profond; or à quantité égale de sommeil, il vaut mieux dormir moins longtemps mais plus profondément.

A chacun son sommeil

Bien dormir c'est dormir du sommeil qui vous convient à vous; c'est dormir de votre propre sommeil, celui que la nature a fixé pour vous, être unique, et qu'elle adapte aux circonstances de votre vie.

C'est un des grands préceptes du savoir dormir et de la bonne maîtrise du sommeil.

Alors ne transformez pas votre couche en ce que l'on appelle un **« lit de Procuste ».**

Procuste était un brigand fameux de l'Attique et il fut tué par Thésée, vainqueur aussi du célèbre Minotaure. Procuste étendait ses victimes sur un lit et il coupait la partie de leurs jambes qui en dépassait; et si elles étaient trop courtes, il les étirait à la longueur du lit au moyen de cordes. Eh bien, c'est symboliquement le supplice que vous vous infligez en dormant d'un sommeil trop long ou trop court. Dormez d'un sommeil à vos mesures.

B. QUELLES SONT LES HEURES QUI VOUS SONT LES PLUS FAVORABLES POUR DORMIR?

« Se coucher tard, nuit » (Raymond Devos).

Un dicton anglais nous apprend que « se coucher tôt et se lever tôt est le moyen de devenir sain, riche et sage ». Et tout le monde connaît ce dicton français : « L'avenir appartient à ceux qui se lèvent de bonne heure. »

Tous ces dictons sont maintenant contredits par la science du sommeil et nous leur substituerons celui-ci : « L'avenir appartient à ceux qui se lèvent de bonne humeur », tellement est grande l'importance pour la santé, la réussite et aussi pour le sommeil (voir chap. 4), de la gaieté, de l'optimisme.

Mais pour se lever de bonne humeur il faut se coucher et se lever aux heures qui vous conviennent le mieux, celles qui vous sont propres à vous et qui sont différentes d'un individu à l'autre.

« Il y a des " lève-tôt " qui font tourner le monde dès sept heures du matin et ressentent l'appel du sommeil juste après le journal télévisé de 20 heures, et des " lève-tard " qui prennent conscience qu'un jour nouveau est arrivé vers midi et se trouvent vraiment en forme quand la journée s'achève. » (Jacques Renoux)

Et c'est vrai qu'il y a ceux que l'on appelle les « couche-tôt-lève-tôt », qui ont horreur des soirées qui se prolongent et auxquels il ne faut plus rien demander après 21 heures car ils ne sont déjà plus là; ils ont déjà mis « la clef sous le traversin ». Et il y a les « couche-tard-lève-tard » qui n'arrivent pas le soir à se coucher; plus la soirée s'avance et plus ils semblent actifs; mais ce sont eux que le matin on appelle « les méduses de polochon » (Jacques Thomas – *Marie-France,* janvier 82). Et il ajoute que si nous sommes ainsi nous n'avons pas à en avoir honte; et pour nous déculpabiliser il cite l'exemple de Paul Valéry qui a écrit : « Le matin, mon cerveau dérive dans une lourde somnolence. J'ai l'impression d'avoir la tête bourrée d'une substance laineuse au travers de laquelle mes idées cheminent lentement. »

Quant à André Gide il déclarait : « L'univers appartient à ceux qui se lèvent tôt. Exemple : les cantonniers! »

Il y a aussi les « couche-tôt-lève-tard » en particulier les hypersomniaques : nous leur consacrons un chapitre dans la IIIe partie.

Et il y a les « couche-tard-lève-tôt » : ce sont les champions du sommeil. Ce livre vous donne les moyens de le devenir.

On ne peut, là encore, contrarier sa nature impunément et chacun a ses horaires les plus favorables pour avoir un sommeil optimum (avec les changements possibles ci-dessus indiqués). « Des décalages, même aussi peu importants que deux heures, suffisent à perturber non seulement le sommeil mais aussi la qualité de la veille comme le montrent les études d'humeur, de vigilance et certaines mesures de performances. » (Taub et Berger 1973) Y. Pelicier, *Insomnuit,* 1980.

Les « couche-tard-lève-tard » par exemple, que l'on oblige à se lever tôt deviennent des « déphasés » irritables, agressifs même, devant se coucher tôt, ils ont des difficultés d'endormissement car on ne s'éteint pas facilement avec un corps et un mental qui tournent encore à plein régime; et ils ont des difficultés encore plus grandes à se réveiller.

« Bien des insomnies au début de la nuit ne sont en fait que le reflet de cette contrainte. Nous l'avons constaté dans nos laboratoires de la nuit avec certains sujets. Ils affirmaient ne jamais trouver le sommeil avant deux ou trois heures du matin. Et ils se réveillaient las et découragés, après des nuits qu'ils estimaient toujours trop brèves. Chez nous, ils se sont en effet endormis très tard mais nous ne les avons pas réveillés à 7 heures comme ils en avaient l'habitude. Leurs éveils naturels se sont échelonnés entre 9 heures et 10 heures. Ils se sont déclarés enchantés de leur nuit. Les tracés électriques n'avaient présenté aucune anomalie. Nous avions simplement respecté leurs horloges biologiques internes. L'insomnie dont ils se plaignaient était véritablement une « fausse insomnie ». Obliger ces êtres à respecter les horaires de la communauté revient à les pousser immanquablement vers la toxicomanie médicamenteuse. Leur « fausse insomnie » devient en effet vite chronique. Pour la combattre ils s'intoxiquent. L'aberration des règles sociales en fait des malades. Il serait si simple de les épargner » (P. Passouant et A. Rechniewski, *Le Sommeil, un tiers de notre vie,* Éd. Stock, 1976).

Essayez donc de faire dormir une chouette à 9 heures du soir, vous n'y parviendrez pas, à moins de l'assommer avec des somnifères; et si vous obligez une alouette à veiller comme la chouette jusqu'à 3 heures du matin vous allez lui démolir son sommeil et elle ne vivra pas très longtemps.

Eh bien, nous sommes tous du type « chouette » ou « alouette » (U.S.A., Grande-Bretagne); en France on dit plutôt des coqs ou des hiboux. Et pour vous faire sourire nous dirons que l'on pourrait aussi vous qualifier (ce qui serait encore plus facile à retenir) de tôt-tôt (totos) ou de tard-tard (tartares).

Tout se passe comme si, au même endroit, les individus vivaient sur des méridiens différents. (Le nôtre par exemple passe au large de New York : nous sommes décalés en arrière d'environ quatre heures par rapport au Français moyen.) Et si les besoins de sommeil, comme nous l'avons constaté, sont variables d'une personne à l'autre, les horaires idéaux le seraient encore plus si on pouvait les choisir librement; il faut essayer le plus possible de s'en rapprocher afin d'avoir un sommeil qui se rapproche ainsi de l'idéal. Et même, alors que l'Humain est un animal diurne, il semble que certains soient des noctambules, des « oiseaux de nuit ».

L'auteur dramatique hongrois (qui écrivit *Liliom*), Ferenc Molnar, eut à se présenter devant un tribunal de Budapest un matin de printemps. Il était tellement habitué à ne vivre que la nuit qu'il s'étonna qu'il y eût tant de monde à cette heure-là dans la rue et qu'il demanda : « Serait-ce tous des témoins? ».

Insistons encore sur ce point car il y a là un moyen de redonner le bon sommeil à un assez grand nombre d'insomniaques qui vivent simplement en décalage horaire (quelquefois peu important et c'est d'autant plus bête pour eux de rester ainsi) par rapport à leurs pendules intérieures, et un moyen d'améliorer le sommeil de tous.

Notre corps et notre mental sont programmés de manière immuable (sauf cas très exceptionnels) pour que nous nous endormions et nous éveillions dans l'idéal à certaines heures qui sont propres à chacun d'entre nous : il semble que ce programme soit inné (littéralement : en nous quand nous sommes nés) ou qu'il se soit installé pendant notre enfance. Or l'organisation sociale est faite pour les « couche-tôt-lève-tôt » : les horaires de l'école et du travail; cela est vrai surtout dans les usines et un peu moins pour les bureaux et le commerce.

Les difficultés parfois énormes que rencontrent ceux qui ne peuvent commencer leur journée de si bonne heure ne font que provoquer le sourire ou la moquerie, car on les prend pour des « fainéants ». Cependant, maintenant commencent à apparaître les « horaires glissants », ou « horaires à la carte », qui devraient être généralisés afin que chacun puisse adapter son horaire professionnel à ses nécessités biologiques impérieuses (et souvent aussi à d'autres impératifs comme les transports par exemple).

Il suffirait parfois de reculer d'une ou deux heures l'horaire de prise de travail pour rééquilibrer un sujet. Tous les médecins devraient pouvoir délivrer des ordonnances ainsi rédigées : « Inapte au travail avant telle heure. » (Odile Benoit, spécialiste du sommeil, Maître de recherches au C.N.R.S.).

On devrait respecter aussi ce principe pour les enfants, et ne pas passer son temps à contrarier la nature profonde de certains, car on en fait dans l'immédiat des enfants « à problèmes » et plus tard des insomniaques.

Nous avons lu cette formule dans un livre consacré au sommeil : « Vous pouvez choisir le moment de votre coucher, à condition d'en faire une habitude. » C'est faux et dangereux. C'est un peu comme si on disait : vous pouvez faire n'importe quelle bêtise, mais faites-la tous les jours.

Il est absurde de croire que notre organisme, détraqué dans ses rouages, va s'habituer : bien au contraire, il va y avoir un effet de cumul, jusqu'à ce que l'on craque.

Que l'on puisse choisir son horaire (dans une certaine limite) devrait être une revendication prioritaire et ce d'autant plus qu'avec le chômage actuel il est difficile de changer d'emploi.

Ceci dit, si on est un « couche-tôt-lève-tôt », mieux vaut ne pas choisir la carrière d'acteur de théâtre par exemple; même si on est doué, on n'est pas « fait pour ça » et on ne tiendra pas très longtemps. On devra choisir entre garder ce métier et être insomniaque avec le risque plus ou moins proche de craquer, de s'écrouler, ou retrouver un bon sommeil en changeant de métier.

Vous savez repérer l'heure de passage de votre train du sommeil et calculer votre cycle. Vous voici donc en possession de votre horaire personnel, de ce que nous pourrions appeler vos TGV sommeil (comme le TGV, ils passent environ toutes les deux heures et ils vous emmèneront à grande vitesse dans le sommeil).

Comment savoir quel est le TGV qui vous convient le mieux et que donc vous devez habituellement prendre, étant entendu que vous pouvez, de temps en temps, prendre un autre TGV sans aucun inconvénient.

Comment savoir si on est du matin ou du soir

En général on le sait – plus ou moins; car beaucoup d'entre nous sont tellement habitués à contrarier leur nature, à ne pas en tenir compte, à vivre étrangers à eux-mêmes qu'ils ne le savent plus très bien.

Alors le premier grand moyen est de retrouver cette « écoute intérieure » si importante et sur laquelle nous avons déjà insisté.

Certains vous disent : « Il ne faut pas s'écouter ». Ceux-là, ne les écoutez pas.

Nous vivons à la surface de nous-mêmes, esclaves de nos sens (qui sont tous à la surface et sont chargés de la liaison avec l'extérieur) et de notre matière grise (cortex, écorce du cerveau); nous sommes constamment distraits (étymologiquement tirés en dehors) par tant de choses, et tant de besoins factices ont été inventés qui nous font oublier nos besoins essentiels. Il nous faut les retrouver.

L'enfant sait d'instinct entendre ces appels intérieurs (et il y est plus obéissant que ses parents), comme d'ailleurs nos ancêtres le savaient qui ignoraient l'insomnie. Mais nous avons, nous, dans notre civilisation, non pas perdu, mais seulement un peu oublié nos intincts; nous pouvons les recouvrer.

Dans *Bien dormir pour mieux vivre,* nous avons indiqué différents moyens qui peuvent servir de recoupement, car aucun n'est absolu :

– Heure de notre naissance : ceux qui sont nés entre 23 heures et 3 heures du matin sont généralement des couche-tard.

– Les intellectuels sont plutôt des couche-tard, les manuels plutôt des couche-tôt.

– Les hommes sont plutôt « alouettes », les femmes plutôt « chouettes ».

Mais la science de pointe du sommeil nous offre maintenant un moyen fiable, d'autant plus intéressant qu'il est facile d'emploi : mesurer notre température.

Cette température interne, bien que nous soyons des animaux dits homéothermes (à température constante) n'est en réalité pas tout à fait constante. Elle varie d'un peu moins d'un degré autour de 37° (en moyenne) et cette variation est cyclique suivant le rythme circadien (24 heures), c'est-à-dire qu'elle passe aux mêmes heures par les mêmes valeurs.

A tel point qu'on pourrait imaginer une montre qui nous donnerait l'heure (à quelques minutes près) en mesurant cette température interne; mais elle serait déréglée quand nous serions malades ou quand nous franchirions les fuseaux horaires. Cependant dans ce dernier cas ces indications seraient précieuses pour notre sommeil, comme nous allons le constater. On sait maintenant en effet qu'il y a une relation étroite et directe entre cette variation de température et le sommeil si l'on dort, ou le niveau de vigilance si l'on est éveillé.

Voici, à titre d'exemple (les chiffres diffèrent un peu d'un individu à l'autre) les variations de la moyenne des humains :

– température *minimum* vers 4 h à 6 h 30 du matin : 36°7
à 8 h du matin : 37°
à midi : 37°3
– température *maximum* vers 15 h 30 à 17 h : 37°5
– ensuite stabilisation et redescente à partir de 20 h environ.
– température à 2 h du matin : 36°9

Cette courbe de variation de la température est décalée en arrière pour les couche-tôt-lève-tôt (coqs, alouettes) dont les températures maxi. et mini. arrivent plus tôt; et elle est décalée en sens inverse pour les couche-tard-lève-tard (hiboux, chouettes).

Pour les couche-tôt-lève-tôt le maximum est atteint tout au début de l'après-midi et même pour certains en fin de matinée.

Pour les couche-tard-lève-tard (ceux qui bâillent encore à midi) ce maximum est atteint en début de soirée et même pour certains (les oiseaux de nuit) après minuit.

Pour les couche-tôt-lève-tôt la température croît plus tôt et plus vite le matin, mais elle décroît plut tôt et plus vite ensuite. Pour les couche-tard, c'est l'inverse : ils mettent plus de temps le matin à se réveiller et à se réchauffer, mais cet éveil et la température haute durent plus longtemps.

Il est important de noter qu'en fait ce n'est pas le sommeil ou la vigilance qui influent sur la courbe de la température, mais que c'est en réalité l'inverse : cette variation a lieu que l'on dorme ou que l'on reste éveillé; des expériences ont montré que les courbes de température des sujets maintenus éveillés au lit et celles des mêmes sujets endormis sont identiques, ce qui montre que le sommeil n'a pas d'influence sur la température intérieure.

Par contre, il y a une :

Influence de la température interne sur le sommeil

La disposition à dormir est extrême quand la température du corps est arrivée au point le plus bas, et peu prononcée quand la température atteint son maximum.

Notons en passant que ce n'est pas lorsque notre température est la plus basse que nous avons le maximum de sommeil très profond puisque celui-ci a lieu en début de nuit au moment où notre température commence à baisser, mais est encore au-dessus du minimum; par contre c'est au moment où la température est la plus basse que nous commençons à avoir beaucoup de sommeil paradoxal.

On doit dans l'idéal s'endormir en période de température déclinante et on doit s'éveiller, dans l'idéal, après que la température a commencé à remonter (une heure après environ) (voir page suivante).

Les expériences effectuées montrent que pour l'endormissement la baisse de température n'est pas déterminante, mais joue un rôle d'appoint : on n'est pas obligé de s'endormir à ce moment mais on y est fortement invité; par contre l'éveil a lieu peu après le début de la remontée et on pourrait presque dire : quelle qu'ait été l'heure du coucher. Kleitman pense qu'il existe pour chaque individu un seuil au-dessous duquel il lui est difficile de demeurer éveillé et un autre au-dessus duquel il lui est difficile de rester endormi.

Et c'est quand on est le plus froid qu'on est le plus léthargique et quand on est le plus chaud qu'on est le plus dynamique.

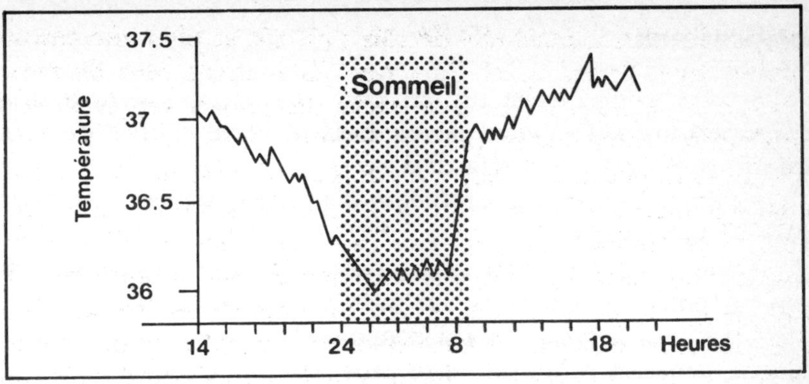

Première découverte : le sommeil suit la courbe de température.

On a le plus souvent envie de dormir vers la moitié de la courbe descendante de la température et on se réveille après sa remontée.

Influence de la température interne sur la vigilance

Si l'on admet que la vigilance est à l'inverse du sommeil, on comprendra qu'une baisse de la température s'accompagne d'une baisse de cette vigilance, c'est-à-dire des performances psychophysiologiques.

En général, nous nous sentons au mieux au cours des heures où notre température est la plus élevée et si on nous réveille lorsqu'elle est au plus bas, nous nous sentons nous-mêmes « au plus bas » et donc en très mauvaise forme.

Mais à ce moment-là, l'hôtesse de l'air peut être occupée à servir des repas au-dessus de l'Atlantique, le pilote en train de conduire, l'interne en train d'opérer. C'est l'heure où le travailleur de nuit et les cheminots ont le plus d'accidents, l'heure où le médecin reçoit le plus d'appels à la suite de thromboses, celle où le commentateur chevronné capable de tenir trente-six heures grâce à l'adrénaline en période de crise politique ou sociale, commence à bafouiller et à ne plus pouvoir improviser.

De nombreux tests ont montré que la courbe de vigilance, c'est-à-dire de notre efficacité tant psychique : mémoire, idées, etc., que physique : rapidité, précision des gestes, suit parallèlement la courbe du cycle thermique.

Applications

Si vous voulez avoir un très bon sommeil et même accéder au « supersommeil », vous devez étudier votre courbe de température qui vous permettra déjà :

– de ne pas avoir de problème d'endormissement, car il sera rapide et agréable.

– d'avoir un sommeil suffisamment long et très réparateur.

– d'avoir un bon éveil, lui aussi rapide et agréable.

Cela vous servira aussi à connaître vos meilleures heures à l'état de veille et celles de votre plus grande efficacité.

Pour cela prenez (un jour de repos, cela vous sera plus facile) votre température d'heure en heure depuis votre éveil le matin jusqu'à votre coucher; choisissez un jour où vous n'avez pas d'activités physiques poussées (sport par exemple). Vous pourrez ainsi tracer votre courbe de température. Évidemment il va manquer les heures pendant lesquelles vous dormez, mais ce n'est pas gênant pour déterminer, en fonction des indications données dans ce chapitre, si vous êtes franchement du matin ou du soir, ou entre les deux.

Mais si vous voulez connaître votre courbe complète et en particulier l'heure de votre minimum de température, il faut louer un thermomètre enregistreur qui utilise une petite thermistance que vous garderez et qui n'est pas gênante pour votre sommeil.

Ainsi vous pourrez beaucoup plus exactement connaître l'heure idéale de votre éveil le matin qui devra être celle habituelle (ou la plus proche possible). Connaissant déjà la durée de votre cycle et le nombre de cycles qui vous conviennent, vous en déduirez l'heure idéale de votre coucher; vous serez alors très récompensé de cette petite contrainte qui aura duré quelques heures (prendre sa température) car vous connaîtrez un sommeil idéal.

Remarques

– Il ne servirait à rien, pour essayer d'influencer votre courbe thermique par exemple, d'ouvrir la fenêtre car il y aurait alors seulement un refroidissement très superficiel. De même qu'il ne sert à rien d'essayer de se réchauffer intérieurement avec des bouillottes ou une couverture de plus. Notre température interne est en relation seulement avec le niveau de fonctionnement de nos systèmes physiologiques internes.

– On pourrait se servir d'autres courbes circadiennes que celle de la température : par exemple celle de la fréquence du rythme cardiaque ou pulmonaire, mais la température reste la plus facile à mesurer.

– La courbe thermique est modifiée par les « donneurs de temps extérieurs » *(Zeitgebers) :* lumière et chaleur solaire, rythmes sociaux...; le temps d'adaptation est de l'ordre d'une dizaine de jours.

– Il y a une relation certaine (quoique faible en apparence) entre la valeur de la baisse de la température interne et la qualité du sommeil : pour les bons dormeurs la température descend de deux dizièmes de plus que pour les mauvais dormeurs.

Autres intérêts de connaître sa courbe de température

On peut faire varier la durée de son sommeil suivant l'heure à laquelle on s'endort par rapport à sa courbe thermique.

Nous avons vu que l'on s'éveille peu de temps après que la température a commencé de remonter à partir du point le plus bas. Donc si on se couche (comme c'est le cas habituellement) en phase descendante, on se réveillera environ six heures et demie ou sept heures et demie plus tard; mais si on s'endort par exemple en phase montante ou au maximum de sa température, on ne s'éveillera que peu de temps après la remontée. On pourra ainsi dormir jusqu'à quatorze heures.

Ceci peut être exceptionnellement très intéressant si l'on a beaucoup de sommeil en retard à rattraper et que l'on est pressé de le faire, ou bien pour prendre du sommeil d'avance.

On a constaté que la durée du sommeil n'avait que peu de rapport avec la durée pendant laquelle on était resté éveillé auparavant, ou avec le besoin de sommeil ou la fatigue; cette durée est surtout en rapport avec la courbe thermique.

Sommeil d'avant minuit

Une légende tenace bien que fausse : le sommeil d'avant minuit serait bien meilleur et même certains vont jusqu'à dire qu'il compterait double! Lorsque l'on nous pose la question, nous répondons : « Si cela était vrai, nous n'aurions jamais de très bon sommeil, puisque nous nous couchons toujours le lendemain des autres (après minuit) ».

Qu'en est-il en réalité?

– C'est théoriquement faux : le sommeil très profond, le plus réparateur sur le plan physique, que l'on appelle dans le langage populaire le « premier sommeil » a lieu seulement pendant les deux premiers cycles, et ceci quelle que soit l'heure à laquelle on se couche, que ce soit avant ou après minuit (à condition que ce ne soit pas après 4 ou 5 heures du matin!) même si ce n'est pas l'heure habituelle de son coucher.

– Dans la pratique cependant il se trouve que cela est vrai pour beaucoup d'entre nous compte tenu de l'heure à laquelle la plupart des Français par exemple se couchent : ils ont eu effectivement la plus grande partie (et pour certains la totalité) de leurs deux premiers cycles avant minuit.

Donc soyez rassurés, si vous avez, même largement, différé votre heure habituelle de coucher et que vous ayez dépassé les « douze coups ».

Soyez rassuré aussi même si vous êtes un couche-tard habituel, et surtout ne changez pas vos heures car on a toujours intérêt à rester rebelle aux rythmes sociaux (dans toute la mesure où on le peut) et à rester fidèle à ses propres rythmes.

On peut guérir certaines insomnies
(Dr Jacqueline Renaud)

Certains insomniaques ont une courbe de température qui est complètement déréglée par suite, par exemple, d'une maladie grave (dépression sévère par exemple) qui a bouleversé leurs rythmes biologiques.

Pendant leur convalescence, ils ont continué à dormir de manière décousue, fractionnée tout au long des vingt-quatre heures.

Leur cycle thermique a été bouleversé et n'a pas tendance à se reconstituer : ils continuent à dormir de manière anarchique et ne peuvent pas se réinsérer dans le rythme social. Alors (mais cela ne peut se faire que sous surveillance médicale) on empêche le malade de dormir dans la journée et on l'oblige à se lever le matin à des heures régulières. Il y a une période pénible parce qu'il ne s'endort pas le soir et ne peut pas récupérer dans la journée, et le lever est très difficile. Mais on arrive ainsi à rétablir la régularité de la courbe thermique et le sommeil se normalise.

En même temps d'ailleurs, les autres cycles biologiques par contrecoup se rétablissent (ce qui montre bien une fois de plus qu'ils sont dépendants les uns des autres et notamment de celui du sommeil) et ce traitement constitue une véritable thérapeutique d'ensemble.

CHAPITRE 3

Pour améliorer encore votre sommeil

A. L'ALIMENTATION ET LE SOMMEIL

L'alimentation est une fonction majeure en elle-même; elle assure à elle seule le rôle de carburant et aussi de reconstitution de notre organisme (en plus, de croissance pour les enfants) : une partie de ce que nous absorbons devient notre propre substance; de plus elle aide à l'élimination.

Mais elle est aussi une fonction majeure parce qu'elle a une influence directe et indirecte sur toutes nos autres fonctions, en particulier sur celle du sommeil.

La fonction alimentation et la fonction sommeil ont entre elles une identité de but; elles correspondent toutes deux à l'instinct de conservation : on mange et on dort parce que c'est agréable et aussi pour se prolonger la vie.

Quand on mange, on se restaure, et quand on dort aussi.

Dans *Bien dormir pour mieux vivre,* chap. IX, nous avons montré l'importance de manger correctement pour bien dormir : « Les erreurs alimentaires sont une des causes les plus fréquentes d'insomnie, à tel point que l'on a pu dire que beaucoup d'entre elles n'étaient en réalité que des troubles digestifs. D'ailleurs beaucoup d'insomniaques ont retrouvé le sommeil simplement en changeant leurs habitudes alimentaires », et nous avons traité des erreurs principales.

Voici un certain nombre de découvertes assez récentes et importantes pour notre bon sommeil dans le domaine de l'alimentation et dont nous voudrions vous faire bénéficier.

Une des grandes raisons de notre mauvais sommeil :

Nous mangeons trop

Cela nous abrège la vie. « Fi des repas que font aujourd'hui les hommes!... Même lorsque des savants réputés se rencontrent, un usage commun surcharge leur table autant que celle d'un banquier : selon la loi du " beaucoup trop " et du " toutes sortes de choses " – d'où il suit... que des boissons doivent contribuer à chasser la lourdeur de l'estomac et du cerveau. Pouah! Quel désordre doit en résulter! Pouah! Quels rêves ils doivent faire! » (F. Nietzsche, *Aurore,* 1880).

Mais avant de nous tuer prématurément, cela tue aussi notre sommeil et c'est d'ailleurs en partie pour cela que nous vivons moins longtemps.

On pourrait presque dire en paraphrasant Gayelord Hauser : votre sommeil (il a dit « votre santé » mais les deux sont inséparables) « est inversement proportionnel à votre tour de taille ».

Toutes sortes de méthodes sont proposées pour ne pas grossir et même pour maigrir, mais elles ne sont pas faciles à respecter, tout au moins de manière suivie.

L'I.N.S.E.E., le très sérieux Institut national de la statistique (et des études économiques) nous révèle en effet que le poids moyen des Français de plus de vingt ans est de l'ordre de 6 kilos de trop (7 kilos pour les hommes, 5,3 kilos pour les femmes) par rapport au poids idéal.

Pourtant ceux qui ont de l'embonpoint et les obèses connaissent presque tous les multiples inconvénients de cet excédent de poids. D'où vient donc qu'il soit si difficile pour un Humain moderne de ne pas être un surnourri?

Pourquoi cette boulimie? cette voracité?

Comment se fait-il que l'Humain soit le seul animal à manger trop? On n'a jamais vu par exemple un lapin obèse et pourtant il a toutes les prairies à sa disposition. Et quelle est la raison pour laquelle ceux (très peu nombreux) qui essayent les différents moyens proposés pour éviter cela ne « tiennent pas le coup », d'où ce phénomène connu de « l'accordéon »?

On se prive. On est en manque. Assez vite ce manque

devient tel que l'on « craque ». Alors on se remet à manger plus qu'avant et surtout ce qui est le plus défendu.

« Chez les spécialistes de l'amaigrissement à la chaîne... vous dépérirez à vue d'œil, vous vous évanouirez pour un oui ou pour un non et toutes les maladies contagieuses trouveront chez vous porte ouverte. Alors un jour, excédé, vous vous remettrez au beaujolais et au gratin de pommes de terre. D'autant plus volontiers que vous le savez bien, quand vous voudrez, vous pourrez maigrir à nouveau.

« Il y a comme ça des gens – riches – qui chaque année s'en vont perdre dix ou quinze kilos dans des laminoirs esthétiques et qui reprennent consciencieusement leur poids pour la saison suivante » (Huguette Maure, *Les Médecins et nous,* Éd. Calmann-Lévy, 1979); ce fut le cas d'une dame qui en une trentaine d'années a maigri ainsi de près de 500 kilos.

On vient de découvrir, enfin, la réponse à toutes ces questions : on a compris pourquoi l'Humain moderne ne bénéficiait plus de cette barrière de protection que la nature avait prévue pour lui comme pour tous les autres animaux et qui empêche de trop manger.

On a donc trouvé le secret pour la rétablir. Pour le découvrir ensemble, posons-nous la question : quand nous arrêtons-nous de manger? dès que nous avons atteint la sensation de rassasiement que l'on appelle aussi la satiété ou la réplétion. Autrement dit en langage courant : quand on n'a plus faim.

Or nous avons retiré de beaucoup de nos aliments (sucres, farines) parce que l'on a cru longtemps que c'était inutile, et même gênant, sous prétexte que ce n'était pas assimilé par l'organisme, ce que maintenant l'on sait être très précieux pour cette satisfaction de la faim sans aller trop loin :

Les fibres alimentaires

C'est cela notre erreur de base : on vient d'en retrouver l'importance : ce sont elles qui, constituées de différentes matières organiques naturelles et surtout de cellulose et ne contenant aucune calorie, forment cette fameuse barrière naturelle.

Essayez donc de manger quinze carottes ou vingt pommes crues : vous saisirez tout de suite l'importance de ces fibres.

Et l'opération par laquelle on retire ces fibres alimentaires (et beaucoup d'autres éléments au moins aussi intéressants) s'appelle d'un mot vraiment très mal choisi : **le raffinage.**

Nous verrons dans ce même chapitre une autre conséquence de ce raffinage, encore plus nocive vis-à-vis de notre sommeil; mais déjà nous pouvons en tirer cette conclusion : il faut manger les sucres, les farines, les plus naturels possibles, tels que la nature dans sa sagesse, sa bienveillance à notre égard, nous les offre.

Le sucre est présent dans les fruits (fruits nature ou fruits secs) mais entouré de tout ce qu'il faut : fibres alimentaires, oligo-éléments (pour l'importance des oligo-éléments, cf. IIe partie : oligothérapie), etc., pour pouvoir au mieux en tirer parti; alors que les sucres tels qu'ils nous sont présentés sont devenus des calories « mortes », des calories « vides », des « antialiments ».

Les farines, qui sont des sucres (dits « indirects »), car en présence d'eau elles s'hydrolisent et leur amidon se transforme en glucose, doivent être les plus complètes possibles pour les mêmes raisons. Ceci dit il ne faut pas tomber dans l'excès inverse et penser que tout ce qui est naturel est bon : rien de plus naturel qu'une amanite panthère.

Cette solution résoudra le problème de notre embonpoint car elle s'attaque au problème de fond; elle ne peut aboutir à un échec car elle ne fait que très peu intervenir la volonté : seul un petit effort au début pour penser à changer légèrement ses habitudes d'achat, mais elles seront remplacées très vite par de nouvelles habitudes qui deviendront automatiques. Vous ne serez pas en état de manque et donc vous n'aurez pas de risque de retourner à vos anciennes habitudes. De plus elle est, dans nos pays, facile à mettre en pratique car les fruits se trouvent couramment, surtout les fruits secs en toute saison; et même les farines complètes se trouvent maintenant non seulement dans les magasins spécialisés dits d'alimentation naturelle, diététique, etc., mais même dans les grandes surfaces par exemple.

Le seul inconvénient, qui cesserait d'ailleurs si cette pratique des aliments plus naturels et plus complets était généralisée : ils coûtent plus cher, ce qui est un comble puisqu'ils sont plus pauvres; il est vrai que cette opération du raffinage, tout en amoindrissant notre nourriture, coûte de l'argent.

Dans *La Révolution du sommeil,* nous avons indiqué une

utilisation des tranches de vingt minutes de sommeil dans la journée comme « coupe-faim » en les pratiquant non pas après les deux principaux repas, mais avant.

D'autre part il faut savoir que le fait de trop manger oblige à trop dormir, ne serait-ce justement que parce que l'on dort moins bien; une des raisons pour laquelle les Japonais par exemple dorment nettement moins longtemps que beaucoup d'autres peuples est qu'ils mangent moins.

Enfin le fait de mal dormir s'accompagne d'un besoin accru en protéines et en sucre. Les insomniaques habituels ou occasionnels connaissent bien ces réveils au milieu de la nuit ou, même si l'on a bien dîné, on a la fringale et l'on dévore avec délices une cuisse de poulet froid, une tranche de jambon, un morceau de fromage ou du gâteau; d'ailleurs même dans la journée, étant « mal dans leur peau », certains essayent de compenser ce manque de sommeil et la fatigue qui en résulte par un excès de nourriture; en fait cela ne compense rien et ne fait qu'aggraver les problèmes : d'embonpoint et de sommeil.

Une autre grande raison de notre mauvais sommeil par mauvaise nutrition :

On met n'importe quoi dans son moteur

Un médecin s'étonnait de ceci :

« On voit des ingénieurs, des chimistes, étudier minutieusement la composition des carburants des différents moteurs que l'homme utilise, et puis ces mêmes ingénieurs, chimistes, leur travail terminé, prennent des repas auxquels ils ne prêtent que peu d'attention et ainsi ils absorbent n'importe quoi. »

Tout ce qui accroît la fatigue perturbe le sommeil et oblige à dormir trop longtemps; rappelons que le sommeil idéal est un sommeil relativement court et très profond.

Or on sait maintenant très bien ce qu'il convient de manger et d'éviter pour l'obtenir en ayant le plus d'énergie possible et une énergie constante au lieu de cette vie en « dents de scie » de l'homme moderne.

Certes la vie est « une alternance de temps forts et de temps faibles », mais ils deviennent « des montagnes russes »; nous allons découvrir pourquoi.

Manger n'importe quoi, c'est cela qui, en plus de créer la fatigue si préjudiciable à ce sommeil idéal, nous oblige à absorber tant d'excitants qui sont des antisommeil.

Tous ces effets se cumulent pour nous éloigner du super-sommeil.

Le seul et unique carburant dont a besoin en permanence, jour et nuit, le moteur humain, est le glucose; la réaction vitale énergétique est une réaction de combustion à basse température (37°) de ce glucose grâce à l'oxygène. Et pour avoir une énergie maximum et régulière, il faut à chaque instant un apport de glucose en chaque parcelle de notre organisme par notre sang qui doit pour cela contenir une teneur (en glucose) de 1 gramme par litre (de sang); c'est ce que réclame chacune de nos cent mille milliards de petites cellules, en particulier celles de notre cerveau.

Et il faut qu'il n'y ait ni plus ni moins que ce 1 gramme par litre; c'est pratiquement aussi mauvais dans un sens que dans l'autre.

Cela est si vrai qu'il y a en nous un système de régulation très sophistiqué chargé de maintenir constant ce taux.

En simplifiant, pour ne pas entrer dans des détails inutiles : c'est notre foie qui, après avoir transformé un certain nombre de nos aliments en glucose, est chargé de stocker le glucose en excédent et qui va injecter juste la dose voulue de ce sucre dans notre sang, sous l'action d'une hormone, l'insuline (que sécrète notre pancréas).

Lorsque nous mangeons un morceau de sucre par exemple : on peut l'avaler en un instant; ce sucre hyperconcentré est l'équivalent (s'il s'agit de sucre de canne) de six mètres de canne à sucre et il faudrait beaucoup plus de temps pour l'absorber.

Mais ce sucre, si on ne le met pas soi-même dans son café par exemple, on l'oublie : il est dissous, camouflé; et pourtant il y en a dans un certain nombre de plats et dans toutes les pâtisseries, crèmes, compotes, glaces, confitures, etc., et dans la confiserie, le chocolat, les boissons dites douces... Nous absorbons, à répétition, tout au long de la journée, du sucre hyperconcentré. Devant un envahissement instantané, une véritable inondation de sucre, notre pancréas va réagir, et même trop : il va « s'affoler » et sécréter trop d'insuline; alors on va aboutir à ce résultat incroyable : un manque instantané de sucre dans le sang ou **hypoglycémie.**

Celle-ci va créer d'abord un nouveau besoin de sucre, et c'est (avec le fait que l'on a créé en nous lorsque nous étions enfants, une accoutumance, une dépendance au sucre) une des raisons pour laquelle on en abuse. Mais en plus cette hypoglycémie va nous faire ressentir un « coup de pompe » et l'on sait maintenant que pour cette même raison on abuse aussi des excitants (le sucre étant d'ailleurs lui-même un excitant).

Observez cela : l'Humain moderne est constamment entre deux dopants; parce qu'il est toujours entre deux « coups de pompe ».

Cela commence dès l'aube, ce qui est un comble puisque même si l'on n'a pas très bien dormi on a passé une nuit de repos physique et psychique; mais cela n'étonne pourtant plus personne que l'on ait besoin d'un excitant pour « repartir » : café, thé, chocolat (le cacao qui entre dans sa composition contient de la caféine), maté, ou une pilule pour se réveiller, un « petit vin blanc », un petit « coup de gnole » ou plus fréquemment une cigarette (le tabac, comme l'alcool est un excitant de la cellule nerveuse)

... Jusqu'au dernier « whisky » le soir en passant par le café dans la matinée, après le déjeuner... et l'alcool avant, pendant, après le repas... attention! nous ne sommes pas pour l'ascétisme (qui ne conduit pas forcément au bon sommeil) ni contre l'alcool qui fait partie des plaisirs de la vie, mais contre son abus (plusieurs millions de Français).

Et tous ces dopants ne font qu'accentuer encore les « dents de scie » et accroissent la fatigue; car ce « coup de pouce » artificiel se paye très vite par un trou encore plus profond.

C'est un double engrenage car, en plus, cela démolit le sommeil et la récupération de cette fatigue supplémentaire s'effectue encore plus mal, ce qui accroît le besoin d'excitants et ainsi de suite...

Tous ces excitants sont grandement responsables de ces deux maux (on les appelle même les fléaux) du siècle : la fatigue et l'insomnie.

Attention! Beaucoup de médicaments contiennent de la caféine : c'est le cas par exemple de beaucoup de stimulants, d'analgésiques, de diurétiques, d'amaigrissants, de médicaments contre le rhume.

Que faire

La « chance », si l'on peut dire, est que toutes ces difficultés proviennent d'une seule et même cause : le fameux raffinage; en l'évitant on les résout toutes en même temps.

Il faut manger les farines, les sucres les plus naturels, les plus complets possibles. (Attention : le miel, tout en étant nettement meilleur que le sucre blanc, est aussi hyperconcentré.)

Mais bien sûr il ne faut pas manger n'importe quoi.

Pour avoir l'énergie maximum répartie de manière régulière, l'alimentation de base pour l'Humain doit être ce qu'elle est dans tous les pays du monde depuis des millénaires : *les céréales,* complétées avec des légumineuses :

– en Amérique du Sud : maïs et fèves noires.
– aux Indes : riz avec des lentilles.
– en Chine : riz avec du soja.
– aux Antilles : riz avec des fèves rouges.
– pour les Arabes : couscous (c'est-à-dire du blé) avec des pois chiches.

Le taux de conversion des céréales en glucose est voisin de 100 %.

Dans nos pays nous sommes très favorisés puisque nous avons à notre disposition, assez facilement, huit sortes de céréales : le blé (ou froment), le seigle, l'orge, l'avoine, le millet, le riz, le maïs et le sarrasin.

Précisons que lorsque l'on dit céréales, cela sous-entend tout ce qui en contient : par exemple le pain, les pâtes, etc.

Quant aux légumineuses ce sont : les pois, les fèves, les haricots, les lentilles, etc.

En France (et en Belgique plus encore), lorsque l'on a travaillé dur toute la matinée, pour se reconstituer on mange un bon bifteck-frites; eh bien (sans compter tous les dégâts de la viande elle-même et des graisses qu'elle contient), sur le plan de l'apport en glucose, c'est extrêmement faiblard :

• graisses : moins de 10 %.
• pommes de terre : moins de 18 %.
• protéines de la viande : environ 50 %.

Bien sûr il ne faut pas manger que des céréales ni même trop de céréales et il faut aussi augmenter la consommation de légumes qui apportent des oligo-éléments et des sels minéraux indispensables.

Pour nous résumer :

Il faut :

– diminuer fortement la viande et le sucre industriel.

– augmenter sensiblement les céréales (les plus complètes possible) en y allant toutefois progressivement pour ne pas créer de déséquilibre.

– augmenter les fruits : les fruits juteux et acides doivent être consommés de préférence loin des farineux, car il y a une certaine incompatibilité.

Et *pour que vous ayez une idée d'ensemble :*

Il faut :

– augmenter assez sensiblement les glucides : sucres naturels et farineux (complets).

– diminuer les lipides (graisse, huile) et surtout les graisses animales.

– Quant aux protides, la quantité que l'on consomme actuellement est assez bonne, mais le meilleur dosage pour le « moteur » humain est de : 50/50 protéines animales-protéines végétales; or la proportion actuelle est de 70/30; on absorbe donc moins de deux fois moins de protéines végétales que de protéines animales, qu'il faut donc très fortement diminuer. En fait c'est la viande qu'il faut surtout diminuer, en particulier les viandes grasses.

Ces protéines animales existent d'ailleurs dans les fromages (pas trop gras), le lait (semi-écrémé), les laitages et les œufs.

Notons que pour remplacer le sucre et pour aider à s'en déshabituer, à la place de la saccharine chimique et du cyclamate qui seraient cancérigènes (à dose élevée), il y a (le dernier-né des édulcorants) l'*Aspartam :* c'est une protéine qui est vendue sous différentes marques.

Voilà donc ce que vous devez mettre dans votre « moteur » pour que ça « tourne rond », y compris pour votre sommeil.

Réapprendre à boire

Très peu de manuels de diététique en parlent; or on commet aussi en ce domaine des erreurs préjudiciables au sommeil.

Le seul liquide dont notre corps a besoin, c'est l'eau. Tout le reste est du luxe, ou nocif.

L'eau n'est pas faite seulement pour nous laver extérieurement : elle nous nettoie intérieurement.

Toutes les réactions vitales provoquent des déchets. De plus quand on mange trop et qu'on mange ce qu'il ne faudrait pas, s'y ajoutent des toxines, des poisons, des surcharges; de tout cela résulte un encrassement de notre organisme aggravé par le fait que nos **émonctoires :** poumons, peau, reins, intestins ne fonctionnent pas suffisamment.

Savez-vous qu'un anthropophage qui mangerait un Humain moderne s'empoisonnerait? Un Humain fatigué et qui dort mal est un humain dont les liquides intérieurs (60 % environ de son poids total est de l'eau) sont sales; et l'on conçoit bien qu'un Humain ainsi intoxiqué ne peut pas avoir un sommeil « de tout repos ».

L'eau aide à l'élimination par la peau, par les reins et par les intestins.

– Il faut boire plus, mais en dehors des repas, et il faut boire par petites gorgées.

– Il faut boire un peu moins aux repas car cela oblige l'estomac à des sécrétions chlorhydriques et pepsidiques exagérées, ce qui allonge le temps de séjour gastrique des aliments. Cependant, ne pas supprimer la boisson pendant le repas.

– Il faut boire de l'eau la moins minérale possible (de manière suivie); les eaux du Mont-Roucous, de Volvic, Évian (dans l'ordre) sont bonnes; mais il faut changer de temps en temps et aussi (sauf pour les enfants en très bas âge) boire de l'eau du robinet.

– Il ne faut boire que peu au repas du soir et presque pas entre le repas du soir et le coucher sinon, surtout après un certain âge, le besoin d'évacuer pourrait vous réveiller; la vessie perd en effet peu à peu de son élasticité.

Nous avons rendu leur bon sommeil à un certain nombre de personnes seulement avec cette recommandation.

Pour cette même raison éviter au repas du soir les boissons et aliments diurétiques. Les personnes âgées, le soir, absorbent assez souvent des soupes, bouillons, potages en trop grande quantité.

– Contrairement à l'idée et à la pratique très répandues, finir un repas par une boisson trop chaude n'aide pas à la digestion, au contraire; de même, boire très frais ou glacé entraîne une « sidération » pylorique. Il est mieux de boire à température ambiante, ou, suivant la saison, légèrement frais ou tiède.

B. LE STRESS ET LE SOMMEIL

1. L'influence du stress sur le sommeil

On pourrait presque dire que le stress est à la mode, tout au moins le mot **stress** inventé voici environ quarante ans par un professeur canadien : Hans Selye.

Mais le stress lui-même est aussi malheureusement d'actualité, car il est un des maux de notre vie moderne; si nous lui consacrons un chapitre spécial et important, c'est qu'il a un impact profond et multiforme sur notre sommeil, la contrepartie positive étant que si l'on sait en éviter les effets destructeurs, on améliore très sensiblement son sommeil; tel est le but de ce chapitre.

a) *Le stress oblige à dormir plus longtemps*

– Sommeil paradoxal.

On sait, par de nombreuses expériences et mesures, que plus l'on subit de stress dans une journée, plus le sommeil paradoxal de la nuit suivante s'allonge; nous avons au chapitre 2 de cette première partie (A : Combien de temps dormir) énuméré à titre d'exemple un certain nombre de situations typiques où l'on constate une augmentation très sensible de ce type de sommeil.

– Ensemble du sommeil.

Le stress est une véritable « pompe à énergie vitale »; il met en effet notre organisme en état de mobilisation, ce qui absorbe beaucoup d'énergie; pour avoir la même récupération, le temps de sommeil doit être plus long. Pour conserver la même durée, il devrait être plus profond, malheureusement le stress provoque l'effet inverse.

b) *Le stress perturbe le sommeil*

Il est même une des causes principales des troubles du sommeil : beaucoup d'insomniaques sont des personnes très stressées. Il y a un paradoxe : à cause du stress on devrait dormir plus et mieux. Or souvent le stress gêne l'endormissement et diminue le pouvoir réparateur du sommeil.

– Il y a une latence de l'endormissement.

Cet état de mobilisation est un état contraire à celui en lequel on devrait se trouver pour s'endormir correctement.

C'est un état de surtension musculaire et nerveuse, de surpression, de surchauffe, de survitesse, d'agitation physique et mentale; et tout cela est hostile au sommeil.

Le stress sur-excite notre centre de l'éveil situé dans le tronc cérébral. Or pour s'endormir on doit d'abord (et progressivement) mettre en veilleuse son centre de l'éveil et laisser s'éveiller (progressivement) son centre du sommeil situé également dans le tronc cérébral.

L'endormissement résulte d'un « jeu de bascule » entre l'action du centre du sommeil et celle du centre de l'éveil : en gros, on s'endort quand l'influence du centre du sommeil a pris suffisamment le dessus sur celle du centre de l'éveil.

Quand on a des difficultés d'endormissement, c'est assez rarement notre centre du sommeil qui est en panne, c'est notre centre de l'éveil qui fonctionne trop.

Or non seulement le soir sous l'effet du stress de la journée notre centre de l'éveil s'est emballé car il correspond à l'effet d'une piqûre d'adrénaline, mais de plus notre centre de l'éveil, de ce fait, inhibe notre centre du sommeil.

– Le sommeil est moins réparateur.

Les stress de la journée désorganisent le sommeil de la nuit : nombreux réveils intempestifs avec souvent des difficultés de réendormissement, les cycles sont irréguliers, le sommeil moins profond, agité, et tout cela nuit à la qualité du sommeil.

c) *Le stress démolit notre santé*

Par effet de cumul de multiples stress, même faibles, ou par effet de choc d'un stress important, on aboutit à des désordres physiques et psychiques quelquefois très graves dont on n'avait pas jusqu'à ces dernières années décelé la cause; on a découvert en effet récemment que la plus grande partie de nos problèmes de santé de tous ordres est provoquée par le stress.

Voici une simple énumération des types généraux d'affections (dont la liste détaillée pour chaque type serait assez longue) :

– Troubles psychiques.
– Troubles cardio-vasculaires.
– Troubles digestifs.
– Troubles cutanés.
– Troubles sexuels et gynécologiques.
– Troubles articulaires et musculaires.
– Troubles nutritionnels.
– Troubles dentaires.
– Toxicomanie.

Etc.

Signalons à part le **cancer** : le Dr Almez nous dit que lorsque l'on détecte un cancer, on s'aperçoit que la plupart du temps il y a eu entre six et douze mois avant (et quelquefois plus) un traumatisme assez violent : deuil, rupture, divorce, perte de situation...

Or tout ce qui nuit à notre santé physique et psychique nuit à notre sommeil (et inversement).

2) Définition du stress – ses causes – ses effets

(Renseignements extraits en grande partie du livre du Dr Soly Bensabat : *Le Stress* – Éd. Hachette, 1980.)

On parle tout le temps du stress; le plus souvent à tort et à travers.

On croit par exemple qu'il faudrait supprimer le stress. Or c'est une réaction de défense, de survie; de plus c'est un aiguillon indispensable. Grâce à lui nous sommes stimulés et sans lui nous basculerions dans une sorte d'apathie, de mollesse; le stress est donc source de dynamisme et de progrès.

Définition : « Le stress est la réaction normale de notre organisme à tout changement quel qu'il soit, agréable ou désagréable. »

Il est donc la réponse de notre organisme à ce changement, pour y faire face par l'action, et ceci de deux manières principales : par le combat ou la fuite *(fight or flight)*.

Le grand mérite de Hans Selye a été de montrer que quelles que soient la nature du stress et donc son origine, les effets sur notre organisme sont exactement les mêmes; seule varie leur intensité qui est proportionnée à l'intensité de ce stress et aussi, nous le verrons, à la manière dont on le reçoit.

Causes : Elles peuvent être très diverses; en voici un aperçu :

– Causes personnelles :

• Facteurs sanitaires : douleur, maladie, handicap physique.

• Facteurs alimentaires : on pratique une alimentation stressante de par la nature des aliments, les quantités et les conditions dans lesquelles on mange; une bonne alimentation au contraire est destressante et ce d'autant plus que les repas, qui devraient être une trêve, se déroulent dans une ambiance extérieure et intérieure de calme et même de sérénité.

• Facteurs physiques : vie sédentaire (qui est stressante, contrairement à ce que l'on pourrait croire).

• Facteurs climatiques : de pollution, d'agressions sensorielles : bruit, lumière, etc.

• Facteurs psychologiques : timidité, obsessions, solitude, problèmes existentiels, absence de motivation et d'idéal...

– Causes familiales :

Mésentente avec ses parents, avec ses enfants, problèmes conjugaux...

– Causes professionnelles :

Travail non adapté : surmenage, mauvaise entente avec les autres, promotions...

Il y a en plus le *stress du manager :* stress de la décision, de la responsabilité, quelquefois de la réussite trop rapide...

Effets : A chaque stress, les réactions sont très nombreuses, merveilleusement adaptées, minutieusement organisées : un grand nombre de systèmes très compliqués et très sophistiqués entrent en état d'alerte.

Voici quelques-unes des principales réactions :

– Effets quasi instantanés :

Ils interviennent en urgence, déclenchés et maintenus un certain temps par notre système nerveux, avec apparition d'une hormone : l'**adrénaline** (et ses dérivés).

Sous son influence et pour pouvoir tout de suite faire face dans les meilleures conditions à ce changement par l'action et donc aux besoins énergétiques qu'elle nécessite pour nos muscles et pour notre cerveau, il va y avoir augmentation dans le sang du taux de sucre et aussi du taux de graisse qui sont les éléments les plus énergétiques.

Puis il y a une accélération du rythme cardiaque pour une meilleure alimentation en sang, et accélération du rythme pulmonaire pour une meilleure oxygénation du sang; et pour une meilleure perfusion de ce sang vers nos tissus à travers les vaisseaux, il y a élévation de la pression sanguine dans les artères (tension), par pincement de ces artères : exactement comme, lorsque l'on pince un tuyau d'arrosage, la pression intérieure de l'eau augmente.

– Puis le système endocrinien va prendre le relais pour prolonger cette action et elle se traduit par la sécrétion d'une autre hormone : la cortisone (et ses dérivés corticoïdes).

Pourquoi la vie moderne a-t-elle rendu le stress aussi nocif?

Le stress est une réaction de sauvegarde de notre organisme; malheureusement les conditions de la vie moderne ont retourné contre nous cette arme de défense.

D'abord elle multiplie les stress : c'est toute la journée, chez soi, dans la rue, à son travail et même dans ses distractions (par exemple dans les night-clubs où la musique est assourdissante et les lumières clignotantes) que l'on est agressé par le stress, et même la nuit (bruits).

Certes le plus souvent ce ne sont pas de gros stress : la plupart peuvent même paraître anodins et on n'y prête même plus attention parce qu'on les croit sans conséquences. Mais il y a un effet de cumul et une suite de petits stress a le même impact qu'un énorme stress.

De plus cet effet cumulatif est d'autant plus fort et fréquent que la vie moderne nous empêche d'**évacuer** nos stress, et ainsi d'en résorber les effets. Alors ils ont tout le temps de faire des dégâts.

Il est bien difficile de savoir si l'homme préhistorique était plus ou moins stressé que le citadin actuel; ce que l'on peut dire c'est que les causes du stress étaient différentes. Mais surtout l'homme préhistorique qui se trouvait par exemple en face d'un animal féroce subissait un très gros stress, mais il avait la possibilité de le combattre ou de s'enfuir : son corps était très rapidement démobilisé par l'action pour laquelle il avait été préparé; ainsi tout rentrait dans l'ordre.

Pour l'Humain moderne qui subit un stress (une contrariété par exemple) chez lui, à son bureau ou à son atelier, c'est assez rare qu'il puisse s'enfuir ou « cogner »; alors son corps reste mobilisé.

La profession où on vit le plus longtemps (en moyenne) et où on dort le mieux, c'est... toréador.

Et celles où on vit le moins longtemps et où on dort le plus mal, ce sont : journaliste (surtout ceux de l'actualité) et médecin. Et l'on comprend bien maintenant pourquoi.

3) Les armes anti-stress

Pour le combattre, il y a des armes qui vont nous faire progresser sur le chemin du très bon sommeil.

Même dans la vie moderne, vous n'êtes pas démunis pour éviter ou diminuer très fortement les dégâts du stress.

Encore faut-il connaître les moyens dont chacun peut disposer.

a) *Il y a des stress que l'on peut éviter*

Ils sont hélas peu nombreux, mais doivent être signalés car si on ne les évite pas, ce n'est pas par négligence mais le plus souvent parce qu'on ne se rend pas compte de leurs effets nocifs.

Les agressions sensorielles

– Contre notre vue.

Quatre-vingt-dix pour cent des informations reçues par nos sens nous arrivent par les yeux. On connaît bien maintenant l'impact des lumières et des couleurs sur les enfants et les adultes; suivant la couleur des murs par exemple on peut calmer (vert pastel) ou surexciter (rouge vif).

Ces couleurs sont importantes :

Chez soi, surtout celles de la pièce de séjour et de la chambre à coucher.

A son travail.

On sait aussi que les lumières trop fortes, trop directes, variables, et celles des tubes « fluo » (quand ils sont visibles et trop près) sont stressantes.

– Contre notre ouïe.

Le bruit est la **pollution numéro un** dans notre civilisation : il y a pourtant dans ce domaine une sorte de **« conspiration du silence »** et on ne fait pas grand-chose pour l'atténuer.

Nous sommes même devenus des **« drogués du bruit »** (avec dépendance et accoutumance), les jeunes surtout qui le recherchent.

Le bruit est extrêmement stressant pour l'ensemble de notre organisme et pas seulement pour nos oreilles; par exemple dans notre cerveau il crée du bruit au sens électronique du mot, c'est-à-dire de la « désinformation », d'où son incidence sur la mémoire par exemple, et en fait sur toutes nos autres facultés intellectuelles.

Le bruit est le stress le plus meurtrier vis-à-vis de notre sommeil.

Les bruits les plus stressants sont ceux trop forts, bien sûr (nombre de décibels élevé), et comme pour la lumière ceux variables en intensité : c'est pour cette raison que la sonnerie de votre téléphone n'est pas continue, ainsi son impact en est nettement augmenté.

Contre votre bon sommeil il y a les bruits subis le jour et ceux de la nuit. Et parmi ces derniers il y a ceux que l'on entend et ceux que l'on n'entend pas : les ultrasons (bruits des moteurs, même celui de votre réfrigérateur); il y a ceux qui vous réveillent et ceux qui ne vous réveillent pas; ils passent inaperçus et ce sont les plus insidieux car ils troublent votre sommeil à votre insu.

Mais surtout il y a le **« vacarme intérieur ».**

Il faut le plus longtemps et le plus souvent possible fuir le bruit et rechercher le silence : le silence autour de nous et en nous-mêmes. Il faut absolument se ménager plusieurs fois par jour des « zones » de silence, de silence si possible total. « Le silence c'est d'abord une chose du dedans » (R. Estaunié).

Un silence où, si on est seul dans la nature, « on entend l'herbe pousser », disent les orientaux.

Voici quelques phrases qui sont plus poétiques et meilleures que n'importe quel argument :

« Le silence de la forêt est encore plus beau quand les oiseaux se sont tus » (proverbe oriental).

« Écoute le silence en toi » (Eva Ruchpaul).

« La parole est d'argent mais le silence est d'or. » C'est sans doute pour cela qu'il coûte plus de se taire; et « qu'il faut 3 ans pour apprendre à parler et 50 ans pour apprendre à se taire » (Hemingway).

La foule

Sur les trottoirs aux heures de pointe et aussi dans les grands magasins par exemple, aux heures d'affluence, la foule est très stressante; de plus, dans beaucoup de grands magasins, il y a les lumières et la chaleur excessives et le manque d'ions négatifs.

Il faut savoir aussi se réserver des moments de solitude. « La solitude est le privilège des forts » (Charles de Gaulle). C'est parce qu'ils savent être seuls qu'ils sont forts et notamment pour lutter contre le stress; mais on ne sait plus être seul dans la vie moderne le jour, et cela favorise l'insomnie et la rend plus insupportable : car on la supporte encore moins la nuit lorsque l'on n'arrive pas à dormir.

Et même certains s'endorment mal parce qu'ils redoutent de se retrouver seuls avec eux-mêmes dans le sommeil. Nous devons réapprendre la solitude.

b) *On peut filtrer les stress*

Ceux que l'on ne peut pas éviter et qui sont le plus grand nombre.

« Nous restons des brontosaures. Une partie de notre cerveau, celle qui répond aux agressions, aux stress agréables ou désagréables mais en tout cas inévitables, reste aveugle aux données de la vie moderne. Elle réagit encore en sécrétant une cataracte d'hormones là où une goutte suffirait » (*Contre le stress et ses dégâts* – Odile Naudin, Prévention Santé, n° 31).

Il faut savoir que l'impact du stress dépend de la nature du stress et de ce que nous pourrions appeler sa puissance, mais surtout de la manière dont il est perçu, ressenti, vécu; il ne faut pas croire en effet qu'à un stress donné correspond un impact déterminé : tout dépend de la personne qui reçoit ce stress.

Pour être plus précis : il se peut très bien qu'un stress faible ait un impact terrible sur ceux qui « se font une montagne » d'un petit rien.

L'état de santé compte beaucoup et l'on est plus vulnérable au stress quand on est malade, mais aussi quand on est fatigué, déprimé et à certaines périodes de la vie où l'on est plus fragile : ménopause pour les femmes, andropause pour les hommes, etc.

Inversement un stress, même très fort, peut avoir un impact minime, voire nul si l'on sait le **filtrer**.

Comment? C'est le grand secret de ceux qui paraissent hors de portée du stress :

– Au lieu de tout dramatiser, d'exagérer en permanence l'importance de ce qui nous arrive ou de ce qui risque de nous arriver, il faut le minimiser : or nous « maximisons » nos stress; beaucoup d'événements n'ont d'importance que celle qu'on leur attribue.

Il faudrait savoir prendre constamment de la hauteur dans l'espace (physique et psychique) et du recul dans le temps par rapport à nous-mêmes, au lieu d'y rester enfermés. Et nous rappeler (et ce d'autant plus que nous nous croyons importants) que nous ne sommes, chacun d'entre nous, que de minuscules petits insectes éphémères collés par la pesanteur à la surface d'un énorme vaisseau spatial (la Terre) vis-à-vis duquel nous ne sommes rien; et lui-même n'est qu'un infime petit grain de poussière perdu dans l'immensité du cosmos dans lequel il se déplace d'un mouvement tourbillonnaire très compliqué et à des vitesses vertigineuses.

On devrait plus souvent regarder sa vie et ses péripéties du « point de vue cosmique ».

« Je contemple les étoiles pour me pénétrer de l'insignifiance de toute chose » (De Gaulle).

« Atome dérisoire perdu dans le cosmos démesuré, il doit savoir que ses valeurs ne valent que pour lui et que, du point de vue sidéral, même la chute d'un empire ne compte pas plus que l'effondrement d'une fourmilière sous les pas d'un passant distrait » (Jean Rostand, *L'Homme*).

Et sous une autre forme plus poétique :

« Ne pas prendre les campanules pour les fleurs de la passion » (Aragon).

Essayons d'imaginer quels étaient nos soucis, ceux qui nous ont bouleversés il y a cinq ans; et les grands événements de l'actualité, quand nous les relisons sur le journal seulement une semaine après : comme ils paraissent lointains, dépassés et même quelquefois sans intérêt; rien de plus vieux qu'un quotidien... de la veille.

Il faut toujours beaucoup de recul avant de savoir vraiment si ce qui nous arrive (même de dramatique) est bon ou mauvais; nous avons l'habitude de citer le cas d'un ami qui, à un certain âge, a perdu sa situation; sur le moment cela a été pour lui catastrophique mais, quelque temps après, ayant appris qu'il était cardiaque, il a remercié « le ciel » de ce qui lui était arrivé; il avait une très bonne situation, mais très stressante, et son licenciement lui a probablement sauvé la vie. Or ne vaut-il pas mieux être un chômeur vivant qu'un « non-chômeur » mort?

– Il faut adopter constamment dans sa vie une attitude positive :

• En évitant de ne voir que le côté négatif de toutes choses : il y a toujours en elles un côté positif.

• En évitant de ne voir que ce qui est négatif dans sa vie; pour la plupart, une seule chose qui ne va pas leur cache tout le reste qui va bien.

• En se programmant positivement et en prenant l'habitude (qui s'acquiert très vite) de fuir les pensées, les sentiments dits négatifs; il y en a une quarantaine : la peur, la haine, la jalousie, les remords, l'esprit de vengeance, etc.

Notre propre psychisme a une puissance extraordinaire, capable de nous guérir (effet placebo) ou bien de nous rendre malade et même de nous tuer en accéléré ou au ralenti.

Mais le plus souvent on utilise cette force considérable contre soi-même : « Pourquoi nourrissez-vous en vous-même le venin qui vous tue? » (Racine, *Britannicus*).

Le plus stressant et le plus destructeur est sans doute le sentiment de **l'échec**. Or, « il n'y a pas d'échec, il n'y a que des insuccès provisoires ».

Tous ceux qui ont très bien réussi ne sont pas ceux qui n'ont jamais eu d'échecs, mais ceux qui ont su en tirer parti et même dans certains cas en tirer profit; tout échec nous rend plus compétents, plus expérimentés, et le seul véritable échec est justement de le considérer comme un échec.

Dale Carnegie (qui fut un très grand homme d'affaires américain) nous recommande, dans *Triompher de vos soucis* (Éd. Flammarion, 1975) :

Pour dissiper vos appréhensions, une formule magique : elle est extrêmement simple, à la portée de tout le monde.

Elle consiste en trois étapes :

1° – Je procédais à une analyse courageuse et honnête de la situation; ensuite je déterminais quelles pouvaient être les conséquences les plus graves de mon échec.

2° – Après avoir envisagé les conséquences les plus désastreuses qui eussent pu se produire, je me résignais à les accepter au cas où cela devrait devenir nécessaire.

3° – A partir de cet instant, je consacrais très calmement tout mon temps et toute mon énergie à la recherche d'un moyen susceptible d'atténuer ces conséquences que mentalement j'avais déjà acceptées.

(Extrait de *Vivre sans tension* de René Boirel, Éd. Marabout, 1981).

– Enfin il faut essayer de vivre beaucoup plus dans le présent, être plus **« présent à son présent »** (Lanza del Vasto) au lieu de ruminer le passé (qui n'est que les cendres de la vie) ou de trop se projeter dans le futur; certains sont toujours en train d'imaginer tout ce qui pourrait leur arriver de pire; on peut le faire dans des circonstances bien précises, comme nous le recommande Dale Carnegie, mais pas en permanence : car il a toujours des sujets d'inquiétude pour les esprits inquiets.

c) *Les anti-stress*

Les stress que l'on ne peut éviter, ni filtrer suffisamment, il faut **les évacuer le plus rapidement possible.**

Pour cela, trois grands moyens :

L'exercice

• La **marche.** Point n'est besoin d'aller forcément dans les champs ou en forêt, ce qui est bien sûr l'idéal; on peut par exemple prendre ou quitter son autobus ou son métro à une station plus éloignée de son domicile ou de son lieu de travail; de même pour le parking de sa voiture.

On peut monter les escaliers à pied (doucement).

Si l'on pratique la marche ou le jogging, il faut que ce soit en souplesse, sur terrain pas trop dur et en atmosphère non polluée.

Attention au jogging trop poussé, il est stressant. L'Américain Jim Fixx, que l'on a appelé le père du jogging, vient de mourir à cinquante-deux ans (en faisant du jogging).

En ville il est plutôt nocif aux heures de pointe parce que courir (mais pas marcher) une demi-heure en ville équivaut à fumer vingt cigarettes : c'est ce qu'a découvert un chercheur américain et naturellement cela est vrai aussi en Europe.

D'autre part, vis-à-vis du stress il vaut beaucoup mieux faire dix à quinze minutes d'exercice (ou un peu plus si possible) chaque jour en fin de journée que quatre à cinq heures le dimanche; rappelez-vous : le stress doit être évacué le plus tôt possible.

• Il y a aussi la **bicyclette,** la **natation...** Tout exercice violent (certains sports par exemple) est extrêmement stressant, notamment si l'on n'est pas entraîné. Mais cela est vrai aussi pour certains sports à partir d'un certain âge, même si l'on est entraîné.

Le rêve

Le rêve est fait pour « s'éclater » car il nous libère de toutes les contraintes, les refoulements; il est une soupape de sûreté incomparable. Ce n'est d'ailleurs pas l'exercice **ou** le rêve, mais l'exercice **et** le rêve, car l'un est fait pour évacuer notre stress sur le plan physique et l'autre sur le plan psychique.

Le rêve est l'antidote naturel des stress de la vie moderne et de leurs effets destructeurs; et le grand intérêt qu'il présente est qu'il a lieu chaque nuit.

Nous devons réapprendre à rêver. Pour cela voir *La Révolution du rêve,* chap. IX et chap. XIV, Le rêve, anti-stress par excellence.

La relaxation

Dans notre vie moderne suractive, tant de sollicitations nous harponnent; on cherche tellement à avoir plus, à être et à paraître plus; et l'on court tout le temps après... le temps, et peut-être plus encore qu'après l'argent. Et après une journée agitée, surmenée, ce sont d'autres stress dans les distractions ou le soir chez soi.

Et souvent en week-end et même en vacances, c'est pareil tout en étant différent.

Heureusement, il y a la **relaxation.**

1) Ce qu'elle n'est pas :

Le mot relaxation a été très galvaudé. « Le terme de relaxation est de compréhension tellement évidente que chacun croit pouvoir y parvenir seul et sans difficulté s'il le désire, comme s'il suffisait de le vouloir » (Dr Lemaire).

Les plus avisés d'entre nous sentent bien qu'il leur faut, pour pouvoir tenir le coup, s'arrêter et se détendre. Alors ils disent je vais me relaxer, et ils s'écroulent, avachis, dans un fauteuil (quelquefois appelé fauteuil relax) en fermant les yeux; c'est bien, mais cela leur permet seulement d'être un peu moins contractés. Ce n'est pas cela la relaxation.

D'autres pratiquent des activités qui les aident à se détendre : bricoler s'ils sont des intellectuels, lire s'ils sont des manuels, rire pour tous, ou bien jouer avec ses enfants, son chien ou son train électrique, regarder la télévision (pas les émissions stressantes), prendre un bain (plutôt qu'une douche).

Tout cela est très bien aussi, mais ce n'est pas encore cela la relaxation.

Enfin certains vous disent, apparemment très décontractés : oh! moi je suis toujours très « reelax »! (prononcez rilax) et ils sursautent à la première sonnerie de téléphone.

2) Ce qu'elle est :

Elle est un moyen naturel, mis en œuvre par le sujet lui-même, de relâchement de ses tensions physiques et psychiques (les deux sont liées).

Relaxe : libération d'un prévenu (Larousse).

Il s'agit de se libérer de ses tensions qui emprisonnent et dont la plupart sont d'ailleurs inconscientes.

Ce relâchement doit être le plus total possible et il concerne l'ensemble de nos muscles : nous en avons 631 qui représentent la moitié du poids total de notre corps; par « sympathie », il y aura relâchement de l'autre moitié, et aussi de notre psychisme.

Il y a des techniques précises, très bien mises au point pour y parvenir, car cette relaxation cache sous sa simplicité apparente des mécanismes physiologiques très complexes.

3) L'intérêt de la relaxation :

Aiguillonnés, transpercés par les stress permanents qui nous agressent, nous vivons constamment, répétons-le, en état de surtension, de surpression, de surchauffe, de survitesse, de surexcitation, de suragitation.

Alors en résultent des conséquences qui vont en s'aggravant; cela commence par de simples tics qui traduisent la nervosité, puis la sensation que « l'on ne va pas y arriver ».

Et l'on est de plus en plus pressé, agité; on est constamment en état d'alerte ou au contraire d'inhibition qui aboutit parfois à des blocages énergétiques, par exemple des blocages sexuels. On devient inquiet, pessimiste, irritable, agressif, même et l'on est de plus en plus rarement de bonne humeur.

Puis à la longue (quelquefois rapidement) des troubles plus sérieux apparaissent, ceux que nous avons cités à propos du stress.

Le point de rencontre de tout ce qui se passe en nous est notre cerveau qui agit sur nos muscles et toutes nos fonctions. Il est aussi le centre de notre affectivité (ce n'est pas le cœur). C'est le cerveau, cet organe central de réception des informations, de leur intégration, de coordination, de commande et de contrôle qui crée cette interdépendance et qui fait que, par exemple, lorsque le mental est tendu, les muscles le sont aussi : si vous vous mettez en colère vous serrez les poings.

La relaxation utilise dans le sens inverse cette interdépendance : en relâchant nos muscles elle libère notre mental et toutes nos fonctions.

Relaxation et stress

Tous les effets physiologiques du stress que nous avons décrits (et tous ceux aussi que nous n'avons pas décrits) disparaissent un à un lorsque l'on se relaxe : par exemple le cœur ralentit son rythme, la respiration aussi, la tension (artérielle) baisse, la composition du sang redevient plus normale, etc.

Quelqu'un a écrit que la relaxation équivalait à une piqûre « d'antiadrénaline ». Elle est donc un merveilleux anti-stress. Si l'on sait se relaxer souvent et bien, les effets nocifs du stress à court et à long termes sont supprimés, en particulier ceux vis-à-vis du sommeil.

Le Dr Philippe Gallois, neurologue, a reçu en 1983 le prix Malakoff d'encouragement à la recherche pour ses « travaux neurophysiologiques et métaboliques sur la relaxation dans la prévention des maladies dues au stress ».

Relaxation et sommeil

« Le sommeil et les insomnies globalement considérés sont concernés par les difficultés fréquentes aujourd'hui de l'obtention d'une détente suffisante pour un endormissement facile et un sommeil " heureux ". Il existe des formes aisées de redécouverte ou d'apprentissage de l'abandon à l'immobilité paisible. Un praticien formé à une technique de détente est susceptible d'apporter une aide durable » (Dr J.-C. Benoît – *Insomnie et relaxation; Insomnuit,* de Y. Pélicier, Éd. Economica, 1980).

De nombreuses expériences ont démontré que bien peu d'insomnies, d'endormissement ou de réendormissement résistent à plus d'un quart d'heure d'immobilité; la relaxation nous réapprend ce que presque aucun humain occidental ne sait plus faire : rester immobile.

Mais pas l'immobilité dans la raideur d'un gisant de marbre, celle, sans effort, dans la souplesse « d'un foulard de soie »; en état de relaxation c'est pour bouger qu'il faudrait faire un effort.

Nous avons déjà relaté dans les grandes lignes les effets destructeurs du stress vis-à-vis de notre sommeil. La relaxation par son pouvoir déstressant va éviter ces effets.

Le Dr Philippe Gallois propose la relaxation comme remède aux troubles nerveux banals mais perturbants, créateurs d'insomnie; car elle permet un « rééquilibrage du système nerveux ». Il a été constaté que pratiquement tous les insomniaques qui avaient appris sérieusement et pratiquaient la relaxation avaient écourté leur endormissement et amélioré leur sommeil : il était devenu plus calme, plus profond, plus réparateur, plus agréable, et leur réveil aussi était devenu meilleur; ainsi beaucoup d'insomniaques ont été guéris.

Mais, nous le verrons, la relaxation a des effets si puissants qu'elle peut, vis-à-vis de notre sommeil, aller plus loin encore.

En fait, il y a beaucoup d'autres raisons d'apprendre la relaxation; et comme toutes concourent à un meilleur sommeil, nous les mentionnerons en les résumant en quelques phrases courtes :

– Elle aboutit à un état relaxé de parfait bien-être; et elle rend ainsi l'ensemble de la vie plus agréable; on se sent mieux « dans sa peau »; elle est un « euphorisant naturel ».

– On est plus calme, mieux équilibré : elle est un « tranquillisant naturel ».

– On constate un regain important de vitalité (contrairement à ce que l'on pourrait croire); cette hémorragie d'énergie continuelle et perdue inutilement (le stress est une « pompe à énergie vitale ») cesse et la relaxation est un des grands moyens de se mettre hors de portée de la fatigue.

– Elle prolonge la jeunesse et la vie mais, dans le présent, (et très vite), elle **change véritablement la vie.**

Ajoutons enfin qu'elle est facile à apprendre à n'importe quel âge.

4) La relaxation, cela s'apprend :

Cela ne s'improvise pas : seul un apprentissage peut conduire à cet état dont nous avons esquissé la description.

Un enfant sait d'instinct (sauf cas exceptionnel) se relaxer totalement. Un animal aussi, encore que certains semblent plus « doués » que d'autres : ce sont ceux qui se sentent en sécurité, par exemple le chat domestique ou les animaux chasseurs, tels le lion. Par contre les animaux chassés qui se sentent traqués, le lièvre par exemple, restent sur le qui-vive; en état de détente certes parfois, mais jamais relaxés. L'Humain moderne adulte non plus. Il doit le réapprendre.

Il y a des méthodes très précises qui ont été inventées pour cela et très longuement expérimentées; elles ont fait leurs preuves et ont été encore perfectionnées. Il serait dommage de ne pas profiter de tout cet acquit. Pour certains, plus ils essayent et s'efforcent de se relaxer seuls, plus ils se tendent, se contractent; et tous les autres, qui veulent être des autodidactes de la relaxation, n'aboutissent qu'à une relaxation très incomplète : sur les 631 muscles de notre corps il y en a 500 environ (les muscles striés) qui sont sous l'influence de la volonté, et ils en oublient un grand nombre; de plus cette relaxation est superficielle.

Pour le comprendre, donnons un aperçu des différents états possibles d'un muscle :

– L'état de tonus : c'est l'état normal à l'état de veille du muscle au repos et dans lequel règne une tension moyenne, plutôt faible.

– L'état de contraction : dès que l'on a besoin de se servir de certains muscles pour faire un geste, marcher, parler..., il y a une augmentation importante de la tension.

C'est le cas aussi lorsqu'un stress met un muscle dans cet état : il y a mobilisation du muscle qui est en état d'alerte pour être prêt à l'action.

Mais rappelez-vous (nos cerveaux de brontosaures) que cette contraction est exagérée; de plus elle va se prolonger si l'action n'a pas eu lieu, ce qui est le cas le plus fréquent.

– L'état de contracture : c'est un état permanent de contraction alors que le besoin, la cause ont disparu ou même n'ont jamais existé; ainsi par exemple beaucoup sans s'en rendre compte vivent en permanence à l'état d'éveil : les mains fermées, les mâchoires serrées, le front plissé, les muscles du cou et les épaules durcis, etc.

De même dès qu'ils travaillent : écrivent, parlent, frappent à la machine, etc., ils se crispent; ainsi explique-t-on qu'un orateur ou une dactylo dépensent plus d'énergie qu'un forgeron ou un bûcheron.

– L'état de décontraction : qui peut être plus ou moins profond; en état d'éveil peu de gens atteignent une certaine profondeur.

Dans le sommeil on est de plus en plus décontracté au fur et à mesure où, partant du sommeil léger, on va vers le sommeil profond, puis très profond : le tonus diminue mais garde toujours cependant une certaine valeur.

– L'état de surdécontraction : c'est un état où le tonus devient extrêmement faible; seul l'apprentissage de la relaxation permet de l'atteindre et on voit bien en quoi elle nous rapproche du sommeil.

C'est seulement pendant les phases de sommeil paradoxal que le tonus de nos muscles tombe à zéro, sauf celui de certains petits muscles qui doivent rester en tension : par exemple ceux qui ferment nos yeux.

5) Comment apprendre la relaxation :

a) Nous n'aborderons pas la relaxation médicale qui s'adresse en fait surtout aux cas pathologiques ou qui risquent de le devenir; elle est enseignée dans certains hôpitaux suivant des méthodes spécifiques à ceux qui les enseignent et surtout aux maladies à traiter ou à éviter.

b) Nous n'aborderons pas non plus la relaxation sportive pour les sportifs de compétition et les professionnels du sport : des méthodes ont été mises au point ces dernières années dans la section recherche du département médical de l'Institut National des Sports à Vincennes.

c) Nous développerons la relaxation qui s'adresse à tous les autres. Mais attention!

• Elle doit être apprise avec quelqu'un qui a suivi une formation poussée de **relaxologue** dans un centre sérieux dont les enseignants ont de très sérieuses références, formation qui dure plusieurs années.

• Elle ne peut donc pas être enseignée par n'importe qui, même par quelqu'un qui a appris lui-même à se relaxer; donc attention aux amateurs.

• Mais on peut être diplômé de relaxologie et ne pas être pour autant compétent : « La relation avec la personne qui apprend la relaxation est capitale : cette personne apportant une présence physique détendue et harmonieuse qui peut servir de modèle à l'élève » (Dr J.-C. Benoît – *Science et Vie,* n° spécial : *Le Sommeil et les rêves,* mars 1983).

Pour cette raison, nous déconseillons d'apprendre la relaxation dans un manuel; d'autres raisons encore plus importantes s'y ajoutent : outre les échecs très fréquents que l'on constate, dans la quasi-totalité des cas de mauvaises habitudes s'installent qui, soit ne sont jamais décelées, soit, si elles le sont plus tard, sont presque impossibles à faire disparaître; or il faut apprendre une méthode de relaxation avec une grande exactitude.

Enfin et surtout certaines méthodes, même les plus courantes, ne conviennent pas à tous et celles qui conviennent doivent être personnalisées et adaptées à chacun quant à leur chronologie (plus ou moins rapide); et même dans quelques cas, certaines séquences doivent être sautées car contre-indiquées à une personne en raison de ses antécédents médicaux ou de son état psychique du moment. C'est pourquoi la relaxation doit être apprise avec un professeur, soit individuellement soit en petits groupes (6 à 7 personnes au maximum) après d'ailleurs un interrogatoire sur les antécédents médicaux principaux.

On propose maintenant l'apprentissage de la relaxation par cassettes : ce procédé présente hélas les mêmes lacunes que celles que nous venons de décrire.

6) Les différentes méthodes de relaxation :

Nous n'entrerons pas dans le détail de ces méthodes puisqu'elles doivent être apprises avec un moniteur ou une monitrice compétents; il est intéressant d'avoir une idée de chacune des trois grandes méthodes existant actuellement : celle de Schultz (Allemand), de Jacobson (Américain), de Vittoz (Suisse) curieusement nées toutes les trois au début de ce siècle.

Méthode de Schultz

Il était psychiatre-psychothérapeute. Cette méthode, dite « globale à point de départ psychothérapique », s'appelle aussi méthode de **training autogène,** de l'anglais « training » : pratique, exercice, et du français « autogène » : venant de soi-même. Elle est basée en effet sur l'autosuggestion et a été introduite en France par le Dr Durand de Bousinguen.

Son point de départ est l'hypnose, très en vogue à ce moment-là en Allemagne et à Vienne, mais qui présentait des inconvénients : passivité du sujet, dépendance...

Freud, voulant éviter cela, créa la psychanalyse et Schultz

(qui fut d'ailleurs élève et disciple de Freud) créa sa méthode : elle est avant tout une méthode d'auto-hypnose.

Il avait remarqué que le phénomène d'hypnose entraîne une sensation de pesanteur due à la décontraction musculaire, puis de chaleur due à la dilatation des vaisseaux sanguins.

Schultz pensa qu'à l'inverse, en induisant par autosuggestion ces deux sensations on aboutirait à un état hypnoïde : il avait trouvé le chemin pour aboutir à un état de « déconnexion », état psychologique particulier, intermédiaire entre l'état de veille et l'état d'hypnose, et voisin du sommeil.

Description

Elle se pratique au début en position couchée (par la suite elle peut se pratiquer soit assis confortablement dans un fauteuil, soit assis sur une chaise, le tronc affaissé mais d'aplomb, la tête penchée en avant, avant-bras appuyés sur les cuisses (position dite du « cocher de fiacre »).

Voici une simple énumération des séquences :

- Fermeture des yeux.
- Induction au calme.
- Expérience de la pesanteur.
- Expérience de la chaleur.
- Exercice de relaxation cardiaque.
- Exercice respiratoire.
- Exercice au niveau de l'abdomen.
- Exercice spécial au niveau de la tête.

Par la suite, au bout de quelques mois, il peut y avoir un perfectionnement par ce que l'on appelle « le cycle supérieur ».

Notons à titre d'information que ces phénomènes de lourdeur et de chaleur ne sont pas illusoires : on a constaté, par des mesures, un accroissement effectif des températures locales allant jusqu'à trois degrés et demi, ainsi que des augmentations de volume du bras.

Méthode de Jacobson

Il était physiologiste des systèmes neuro-musculaires. Cette méthode, dite « analytique à point de départ physiologique », s'appelle aussi méthode de *relaxation progressive*.

Étudiant les phénomènes d'émotivité, Jacobson est parti de la constatation que l'anxiété s'accompagne de tensions musculaires. Il émit l'hypothèse que si à l'inverse les muscles étaient détendus, l'anxiété devait disparaître; la pratique lui donna raison. Notons au passage la remarquable identité de raisonnement entre Schultz et Jacobson : partant d'une observation simple, une corrélation, et tirant leur méthode de l'inversion de cette corrélation pour aboutir, par une base et des méthodes différentes, au même état.

La méthode de Jacobson part de la relaxation locale d'un muscle ou d'un petit groupe de muscles pour arriver à une relaxation générale.

Description

Jacobson recommande, pour apprendre sa méthode, la position couchée. Il y a six étapes pour arriver à la relaxation de tout l'organisme :

- Détente des bras.
- Détente des jambes.
- La respiration.
- Détente du front.
- Détente des yeux.
- Détente des muscles de la région vocale.

La méthode de Jacobson cherche, en partant d'un simple état de repos, à atteindre une tension neuro-musculaire quasi nulle : cette tension augmente simplement, sans bouger, à la pensée d'un acte ou si une émotivité non contrôlée apparaît : peur, simple inquiétude...

L'apprentissage de la méthode de Jacobson est un peu plus long que pour celle de Schultz. De plus elle ne réussit pas avec ceux qui opposent une obstruction psychique (même inconsciente) à une détente purement mécanique.

Méthode Vittoz ou « penser avec ses sens »

C'est une méthode de détente cérébrale, elle-même entraînant la détente musculaire.

Elle est basée sur la redécouverte de la sensorialité (réceptivité des vibrations du monde extérieur).

Notre cerveau est fait pour recevoir des informations par nos sens, fonction primordiale, et en émettre : ordres, pensées, sentiments.

Or l'adulte moderne privilégie l'émissivité au détriment de la réceptivité; la base de la méthode Vittoz est la conquête de cette réceptivité : enregistrer les messages sensoriels sans émissivité et mieux sentir sa musculature. Cela demande une mise à l'écart de la pensée des idées parasites qui entravent les perceptions naturelles par le cerveau des informations qui lui arrivent du monde extérieur; ainsi le sujet, dans cet état retrouvé de « réceptivité pure », prend beaucoup mieux conscience même des infimes tensions qui empêchent son corps de se détendre et il apprend en retour à les supprimer.

Cela procure effectivement la maîtrise de soi et un meilleur équilibre du cerveau; cette méthode s'adresse particulièrement aux gens nerveux, mais aussi à ceux qui souhaitent améliorer cette faculté si précieuse et en partie perdue de l'attention.

On peut grâce à la méthode Vittoz devenir capable d'empêcher son esprit de se tourmenter quand on veut s'endormir ou bien au contraire de se concentrer sur un travail quand la vigilance s'estompe.

La méthode Vittoz enseigne des exercices très simples à répéter quotidiennement pendant la période d'apprentissage; par exemple on vous demande de fermer les yeux et de sentir une pomme que vous avez prise dans la main : est-elle lisse, rugueuse, fraîche, dure...? C'est en fait une reprise de contact avec son corps.

Autre exercice : marcher en pensant à sa cheville, à son mollet, à son talon qui appuie sur le sol... Puis on apprend avec les yeux à regarder, ce qu'on ne sait plus faire; tout cela est moins simple qu'il n'y paraît. On peut d'ailleurs inventer des exercices à sa guise. Ils constituent la première étape de la méthode.

La deuxième étape consiste à contrôler ses images mentales, ses pulsions, ses pensées pour ne plus être esclave de son mental, et les exercices, là encore, sont simples, par exemple : les yeux clos, imaginer un huit (le chiffre 8) mais couché.

Certaines personnes n'y arrivent pourtant que difficilement. Or maîtriser l'émission d'une image, c'est aussi avoir prise sur le vagabondage des idées; le contrôle de l'imagerie mentale peut accomplir de petits « miracles » : se débarrasser d'une idée obsédante qui vous empêche de vous endormir, ou d'une peur, etc.

En faisant disparaître tous ces états de tensions psychologiques, nerveuses, les tensions musculaires se résorbent.

7) La respiration :

On ne peut dissocier l'apprentissage de la relaxation de celle de la respiration : vous avez constaté que chacune des deux méthodes de Schultz et de Jacobson comporte une étape respiratoire. Une relaxation, en effet, ne peut être complète sans amélioration de cette fonction vitale majeure qui est pourtant celle que l'on a laissé le plus s'atrophier.

« On respire juste assez pour ne pas mourir », a écrit le Dr Jockel.

Or il est facile et même assez rapide de réapprendre à respirer et cela apporte une grande détente, un grand apaisement. Bien respirer est un anti-stress et un anti-insomnie.

De plus, pratiquement toutes nos autres fonctions sont améliorées, notamment les fonctions circulatoire, digestive, hépatique, endocrinienne, et cela aide encore à l'amélioration du sommeil.

8) Quand pratiquer la relaxation :

La durée de l'apprentissage de la relaxation peut varier de quelques semaines à quelques mois suivant la personne concernée et la fréquence des séances : pendant toute la période de l'apprentissage et entre les séances, on doit répéter ce que l'on a appris chez soi pour ne pas l'oublier et suivre la progression.

Lorsque cet apprentissage est terminé vous pouvez pratiquer vos séances de relaxation à la cadence qui vous convient le mieux et en fonction de vos disponibilités de temps. Mais ce temps, arrangez-vous pour le trouver, vous le regagnerez très largement par une plus grande efficacité. De plus, vos séances deviendront vite « des rendez-vous de plaisir » (Dr Segal) que vous ne voudrez pas manquer.

Mais il en est de la relaxation comme du yoga; un yogi n'est pas seulement quelqu'un qui pratique de temps en temps des postures de yoga. L'état de yogi est un « état d'être » permanent comme l'état de relaxation.

Il faut, car c'est cela le vrai grand intérêt d'avoir appris la relaxation, la pratiquer n'importe quand, n'importe où, que l'on soit couché, assis ou même debout.

Signalons à ce propos cette erreur : certains s'imaginent que s'ils sont trop relaxés, ils vont perdre leur énergie, leur dynamisme et même devenir « mous »; il n'en est rien et c'est même l'inverse : c'est de s'énerver, de gaspiller son énergie qui met à plat; en pratiquant la relaxation, merveilleux anti-stress, on devient au contraire débordant d'énergie.

• On doit se relaxer : le soir chez soi (ou à l'hôtel) en s'isolant dix à vingt minutes si on le peut ou si on ne le veut pas, au milieu des autres, en lisant, en regardant la télévision.

• On doit aussi se relaxer à son bureau : aux États-Unis, tout l'encadrement dans l'industrie, le commerce, l'administration, dans les usines, les sièges sociaux, les grands magasins, y compris pour le « big boss », a dans son bureau un bon fauteuil de relaxation à son propre usage et non pas à celui des visiteurs : en Europe cela choquerait sans doute. Et pourtant les managers sont ceux qui actuellement subissent les stress les plus nocifs et qui donc ont le besoin le plus grand et le plus urgent de se relaxer.

Il y a aux U.S.A. et au Japon une salle de relaxation, en semi-obscurité, silencieuse avec des fauteuils confortables, où chacun peut aller quand il le désire, et même c'est très recommandé.

En France nous avons des cafétérias trop bien éclairées où l'on discute et où l'on boit des excitants (qui sont stressants).

• On doit se relaxer en voiture (après s'être garé) ou dans les encombrements; cela permet de recharger rapidement ses propres « batteries » au lieu de s'énerver inutilement et de gaspiller ainsi son énergie.

• On doit aussi se relaxer avant toute épreuve, importante ou non : un examen, une réunion, parler en public...

Cela augmente très sensiblement ses performances car le stress (dû au trac par exemple) inhibe le physique et le mental et l'on ne peut ainsi mettre à profit qu'une partie de ses capacités; et même le stress rend bête : exemple typique, une poule qui est effrayée par une voiture se précipite dessous.

• On devrait aussi se relaxer avant chaque repas principal (déjeuner – dîner) et naturellement avant d'aller se coucher, surtout si l'on a eu une journée difficile.

Mais, pour ne pas que vous pensiez que vous allez passer vos journées à vous relaxer, sachez qu'avec la pratique on arrive en quelques minutes (ou à la rigueur en quelques secondes) à une relaxation assez profonde et complète.

Bref, si vous avez appris correctement la relaxation, vous la pratiquerez de vous-même, presque sans y penser, en tous lieux et en toutes circonstances, toute votre vie; ce sera vraiment pour vous le début d'une « autre vie ».

9) La relaxation pour remplacer le sommeil :

On peut avoir de temps en temps des sortes de « blocages » du sommeil pour différentes raisons :

– Effort physique ou mental trop intense et trop prolongé, trop près du sommeil.

– Avoir bu trop de café.

– Tous les 27 à 28 jours (cycle lunaire).

Ou quelquefois même sans raison apparente.

Si vous avez appris la relaxation, celle-ci va vous aider bien sûr à induire le sommeil car elle va vous conduire à un état très proche de l'état crépusculaire de l'endormissement, donc au seuil même de la porte du sommeil.

Mais si, malgré cela, le sommeil ne vous envahit pas, cela n'a que peu d'incidence; en effet la relaxation complète et profonde (donc apprise) va remplacer le sommeil.

Et même à la limite si vous restez ainsi sans vous endormir (ce qui est pratiquement impossible) toute une nuit, le lendemain vous ne serez ni fatigué ni même somnolent car reposé presque à l'équivalent.

Si votre relaxation est suffisamment « poussée » sur le plan physique et cérébral, elle vous apportera presque la même restauration que le sommeil très profond.

Si elle est surtout « poussée » sur le plan physique (tonus musculaire très voisin de zéro) mais que votre mental a continué sa course folle et même s'est emballé, vous aurez eu l'équivalent du sommeil paradoxal.

Ajoutons que dans la journée, si vous avez beaucoup de sommeil en retard et que vous ne pouvez pas attendre la nuit suivante pour le rattraper parce que vous tombez littéralement de sommeil, ou par prudence, si vous avez par exemple à conduire une voiture, sachez que vingt minutes de relaxation très profonde même sans dormir équivalent presque à un cycle de sommeil.

Bien sûr il vaudrait encore mieux dormir, car on n'a encore rien trouvé de mieux, mais ce n'est pas toujours réalisable.

10) Quelques renseignements complémentaires :

– La sophrologie, le yoga, vous apportent aussi, entre autres, la relaxation, mais vont bien au-delà : étant donné leur importance, nous leur consacrerons plusieurs pages dans la IIe partie.

– Aucun calmant, tranquillisant, euphorisant... aucun produit chimique ne conduit à la relaxation.

– Deux moyens nous sont maintenant offerts pour favoriser la relaxation :

• La détente subliminale.

• Le vaisseau (ou tanking, ou caisson, ou bulle) d'isolation sensorielle.

Ces deux sujets seront abordés ultérieurement.

– La carte dite **analyseur de stress** : d'un format carte de crédit, et qui vous indique en fait l'état de décontraction ou de contraction dans lequel vous êtes dans l'instant; on trouve maintenant cette carte un peu partout; elle nous vient des U.S.A. où elle est très répandue et elle a été notamment adoptée par la marine américaine. En appuyant un doigt pendant dix secondes sur un petit carré, la couleur obtenue (il y en a quatre) vous renseigne de manière simple.

– Où apprendre à se relaxer : beaucoup de centres ou de particuliers vous la proposent mais un grand nombre ne sont pas très qualifiés; demandez les références. De plus, souvent, les groupes sont trop importants, et il n'y a pas d'entretien préalable suffisant.

– Pour devenir **relaxologue** : au départ avoir en soi certaines qualités humaines naturelles (qui ne s'apprennent pas) : un don pour enseigner, la communication facile, un calme intérieur et un certain charisme.

C'est une profession sympathique qui offre des débouchés à condition d'être actif. Et il faut savoir choisir un centre ayant de sérieuses références.

POUR VOUS AIDER

– Pour apprendre à se relaxer : écrire pour tous renseignements :

Club du Sommeil et du Rêve
3, rue Anatole de la Forge
75017 Paris.
Institut Supérieur de Psychologie
9 bis, rue Gueniot
75011 Paris.
Istor
17, avenue de Paris
94300 Vincennes.

Dans ces deux derniers centres vous pouvez apprendre à devenir relaxologue.

Contre le stress

Livre : L'Anti-Stress, du Dr André Bonneton (Éd. Hélios, 59, rue de Ponthieu, 75008 – Paris).

CHAPITRE 4

Les deux moyens les plus agréables pour un sommeil de qualité

A. L'HUMOUR ET LE SOMMEIL

« Nous devons prendre les choses plus gaiement qu'elles ne le méritent » (F. Nietzsche, *Aurore*).

« Je suis heureux moi aussi de faire partie de la famille de ceux qui veulent rire avant qu'on les pleure. Combien de gens prennent beaucoup trop au sérieux notre court passage sur terre. Ils vivent comme s'ils étaient éternels en poussant gravement leur triste pion sur des casiers noirs » (Sim, *Elle est chouette ma gueule,* Éd. J'ai Lu).

Beaucoup d'entre nous sont atteints d'une maladie déjà assez répandue et qui continue à s'étendre car elle est contagieuse et assez difficilement réversible : **la sériosite.** Nous nous prenons trop au sérieux et cela a des conséquences nombreuses, fâcheuses et insoupçonnées.

Mais pour ne pas risquer d'assombrir encore le climat général, nous préférons vous montrer les vertus de la gaieté sous toutes ses formes : l'optimisme, l'humour, le rire... Cependant, à l'appui de cette affirmation que la tendance est plutôt à la morosité (car on pourrait nous accuser à notre tour de pessimisme), voici le résultat d'une enquête (très sérieuse) :

Actuellement, en moyenne, les Français rient moins de six minutes par jour; en 1939, ils riaient trois fois plus; on dit que nos ancêtres les Gaulois riaient beaucoup plus que nous. Précisons que ce chapitre est un des plus importants pour votre sommeil (pour le cas où vous l'auriez cru un peu fantaisiste) et nous espérons (avec aussi la deuxième partie de ce chapitre) qu'il sera le plus agréable.

Les effets du rire sur notre sommeil

1) Les effets indirects

Rire c'est la santé

« Un cœur joyeux guérit comme une médecine mais un esprit chagrin dessèche les os » (*La Bible,* Les Proverbes).

« Le vieillard éclata d'un rire tonitruant qui le secoua des pieds à la tête; puis après avoir retrouvé son calme, dit que de se payer une telle " pinte de bon sang " valait de l'or, qu'il ne connaissait rien de plus efficace pour réduire les frais de médecin » (*Les Aventures de Tom Sawyer,* Mark Twain).

Citons aussi la fameuse équation du médecin américain Walsh :

« La santé d'un individu est proportionnelle à la quantité de son rire », extraite de son livre *Laughter and Health* (*Le Rire et la Santé,* 1928).

Mais plus près de nous voici, extrait du livre du Dr Henri Rubinstein, *Psychosomatique du rire* (Éd. R. Laffont) : « N'ayez pas honte de rire aux plaisanteries les plus stupides, aux films comiques les plus bêtes. Allez-y de bon cœur, vous ne pouvez faire rien de mieux pour votre santé. Le rire est l'un des plus efficaces remèdes préventifs naturels et il est capable de soulager un grand nombre de nos maux. »

On a dit du rire qu'il était un véritable « jogging immobile ». Le rire est aussi un moyen thérapeutique.

Saviez-vous par exemple qu'il fait baisser le taux du fameux cholestérol, et aussi que certaines maladies ne peuvent guérir qu'avec le rire; c'est pour cette raison (et je vous assure que ce n'est pas une plaisanterie) que l'on fait venir, pour traiter des cas précis, des clowns dans des hôpitaux.

Un exemple datant de quelques années et devenu célèbre (*La Volonté de guérir,* Éd. du Seuil) est celui de Norman Cousins, rédacteur en chef de la grande revue *Saturday Review;* atteint d'une spondylarthrite ankylosante (une chance sur cinq cents de s'en sortir) il était cloué au lit où le moindre mouvement était terriblement douloureux. Il résolut de guérir par la gaieté, le rire, et aussi par la vitamine C; ce fut d'abord pour lui un antidouleur : « Je découvre que dix minutes d'un bon gros rire ont un effet anesthésiant. »

On sait maintenant que le rire déclenche la sécrétion de morphines naturelles : les endomorphines; mais il a bien d'autres effets contre la maladie, entre autres de stimuler l'ensemble de l'organisme et ses défenses naturelles. C'est un tonique.

Kant, dans sa *Critique de la raison pure,* écrit : « Le rire renforce les phénomènes physiques vitaux. »

Robert Burton, il y a plus de quatre cents ans, dans son *Anatomie de la Mélancolie,* écrit avec force preuves que « l'humour purge le sang, rend le corps plus jeune, plus vif et suffit souvent comme seul traitement ».

Le Dr Rubinstein nous dit qu'il est possible par exemple d'arrêter une crise d'asthme en faisant rire celui qui en est atteint.

Inversement d'ailleurs le pessimisme, les idées noires, la tristesse... nous démolissent la santé.

Les expressions populaires telles que « se faire du mauvais sang », « être de mauvaise humeur », « ça m'empoisonne », « ça me rend malade », « ça me fait mal au ventre », « j'en ai plein le dos », « se faire de la bile », « être écœuré », ne sont pas seulement symboliques, elles correspondent à des réalités physiques.

Le rire anti-stress

C'est un des plus puissants. Or le stress est un antisommeil.

Le rire est le moyen le plus intelligent et le plus agréable de « s'éclater »; d'ailleurs on dit « éclater de rire », « rire aux éclats ». On a constaté par des expériences et même des mesures que le rire avait exactement les effets physiques, physiologiques inverses de ceux du stress; on peut donc par le rire évacuer son stress, le résorber, s'en libérer; par exemple, entre autres, il fait baisser la tension qui est l'antisommeil typique.

Il y a d'ailleurs à propos du stress ce paradoxe : le rire étant très déstressant, plus on subit de stress plus on devrait rire; or c'est exactement l'inverse que l'on constate. « Pour se débarrasser des soucis et de l'idée de la mort, l'homme a le rire et le rêve » (Raymond Devos, grand spécialiste du rire).

Le rire pour se relaxer

Il y a aussi, quand on rit, un abaissement de la tension musculaire : essayez donc de tenir un crayon en riant.

C'est un merveilleux moyen de détente nerveuse et cela provoque une libération des tensions émotionnelles; le rire est la méthode de relaxation la plus simple; c'est le visage qui d'abord se détend puis tout le corps, envahi par une onde bienfaisante. Notons cependant qu'il ne peut, à lui seul, aboutir à une relaxation complète et profonde.

2) Les effets directs sur le sommeil

Si on trouve la vie triste, si l'on vit « à contrecœur » on dormira mal. La gaieté est le meilleur des somnifères et le plus naturel.

Rappelons que si le rire est un médicament contre l'insomnie que l'Humain est seul à posséder puisque « le rire est le propre de l'homme », il est vrai qu'il est aussi le seul animal insomniaque.

Il est très rare que quelqu'un de gai soit insomniaque, par contre, presque tous les insomniaques sont tristes.

Peut-être dans certains cas est-ce d'être insomniaques qui les a rendus tristes, mais dans beaucoup d'autres la tristesse a précédé et même déclenché l'insomnie. On a dit que « les idées noires donnent des nuits blanches ».

Il y a d'ailleurs un effet réciproque : l'insomnie rend triste et cette tristesse va encore aggraver l'insomnie; si bien que le remède pour s'en sortir (et il en est de même lorsqu'on est trop stressé) est d'abord d'être gai même si, au début, il faut un peu se forcer.

Rien de tel pour passer une bonne nuit qu'une soirée gaie, amusante.

Les différentes manières de cultiver l'humour et de le manifester

La gaieté intérieure, l'optimisme

Le sourire

Pour avoir l'air sombre, renfrogné, il faut contracter soixante-cinq muscles; et pour sourire, dix seulement. Quelle économie d'énergie!

Personne ne résiste à un sourire; on a dit qu'il était un véritable « lubrifiant social »; en plus il est lui aussi contagieux. « Souriez et tout vous sourira. » « Un sourire ça coûte moins cher que l'électricité et ça donne autant de lumière » (L'Abbé Pierre).

« Il ne coûte rien
et produit beaucoup
Il enrichit celui qui le reçoit
sans appauvrir celui qui le donne
il ne dure qu'un instant
mais son souvenir
est parfois immortel
Un sourire c'est du repos
pour l'être fatigué, du courage
pour l'âme abattue, de la consolation
pour le cœur endeuillé
C'est un véritable antidote
que la nature tient en réserve
pour toutes les peines
Et si l'on refuse
le sourire que vous méritez
soyez généreux, donnez le vôtre
Nul en effet n'a autant besoin
d'un sourire que celui qui ne sait pas
en donner aux autres. »

Le Don du sourire

Le rire

« Je ne crois pas à ceux qui ne rient jamais, ce ne sont sûrement pas des gens sérieux », a dit Frédéric Chopin qui était lui-même assez gai; et il est à regretter que sa composition la plus connue du grand public soit *Tristesse.*

La fête

On n'a plus le sens de la fête comme autrefois! Car dans ces fêtes on s'amusait vraiment; même les jeunes, dans les fêtes, dans les bals, n'ont plus l'air gai; en dansant on se déchaîne physiquement : c'est burlesque, presque hystérique mais « ce n'est pas la joie ».

« Les fêtes devraient être de véritables soupapes de sûreté » (Dr Jacques Donnars).

Chanter c'est la « chanté » (proverbe auvergnat)

« Les gens ne chantent plus, c'est triste » (Tino Rossi).

On disait autrefois qu'en France tout se terminait par des chansons, mais ce n'est plus vrai maintenant.

Il n'y a plus guère pour chanter en travaillant que les peintres en bâtiment et un peu aussi les menuisiers. Mais jamais les P.-D.G. (l'un d'eux nous a dit dans un séminaire : « ils déchantent »).

Des études ont montré que chanter faisait exactement le même effet qu'un traitement d'acupuncture qui est une médecine de rééquilibrage énergétique (cf. IIe partie).

Une ancienne cantatrice, Marie-Louise Aucher, a même dressé une carte des points de notre corps qui vibrent aux différentes notes de musique; ce sont des points d'acupuncture : par exemple le DO_2 vibre au talon, le DO_6 au sommet du crâne, etc.

Il faut chanter souvent et fort; et même quand on peut « à tue-tête ». Même faux, ça n'a pas d'importance (sauf pour les autres). Certains disent : « Chanter, d'accord, mais où? Je ne peux pas chanter à mon bureau ou dans la rue! » Mais si on cherche un peu on trouvera toujours des occasions :

– dans son bain.
– dans sa voiture.
– en faisant la cuisine, etc.

Alors chantez quand ça va bien; chantez surtout quand ça va mal et ça ira beaucoup mieux; même en situation dramatique un rire énorme (intérieur si on ne peut l'exprimer) fait aussitôt « tomber la pression ».

Et maintenant pour vous faire rire ou sourire

– Il n'y a aucune contre-indication au rire sauf si vous venez de subir une intervention chirurgicale au ventre – et il est faux que l'on peut « mourir de rire »; au contraire cela retarde l'échéance; cependant le rire peut déclencher une crise subite de sommeil chez un narcoleptique (cf. IIIe partie, chap. 7 : les cas particuliers).

– Le rire est entièrement gratuit.

Et pourtant Raymond Devos a dit : « le rire est tellement important pour la santé qu'il devrait être remboursé par la Sécurité Sociale ».

– L'American Medical Association s'est demandé (très sérieusement) si on ne pourrait pas injecter le sens de l'humour à quelqu'un ou le transfuser d'une personne à une autre; ils ont d'ailleurs cherché (mais ne l'ont pas encore trouvé) le virus du rire qui le rend si contagieux.

– En Californie, on a mis au point un test sur le sens de l'humour comportant toute une batterie d'histoires drôles, de dessins humoristiques; ce test permet aux psychologues de mesurer le Q. H. (Quotient d'Humour); ils disent que c'est très important pour bien se porter et aussi important que le Q.I. pour réussir.

– Il existe une thérapie par le rire en France (clinique de Neuilly du docteur, au nom prédestiné, Charry) : c'est la *Rigolothérapie* ou *Ha-Ha-Thérapie*.

– Il existe des gens qui, par principe, ne rient jamais. Ces hypercoincés, ces indéridables sont appelés en langage scientifique les agelostiques.

– Et pour passer aux « travaux pratiques », voici quelques histoires amusantes concernant le sommeil :

« Le lit est un meuble où on se repose quand on est seul et où on se fatigue quand on est deux » (André Prévost).

« Le lit est l'endroit le plus dangereux du monde : plus de 80 % des gens meurent dans leur lit » (Mark Twain).

On a dit à un candidat garde-barrière, avant qu'il ne prenne son poste : « Attention, la première semaine vous ne dormirez pas bien. » Il a répondu : « Oh! ça ne fait rien, la première semaine j'irai coucher à l'hôtel! »

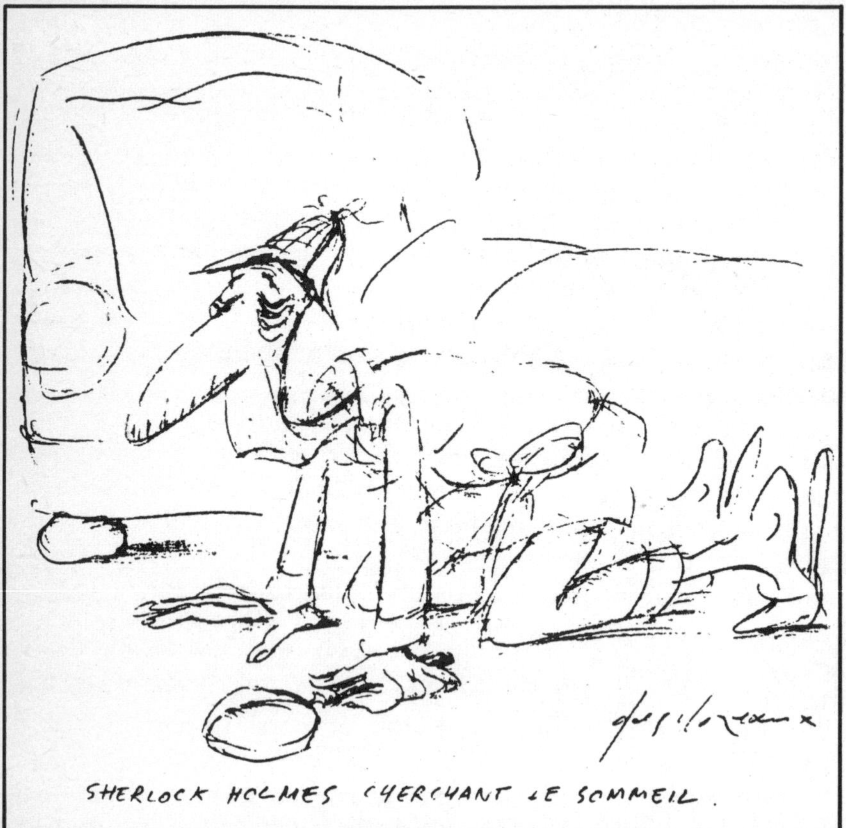

Le Nouvel Observateur (15 mai 1982).

Voici deux histoires authentiques :

• En 1981 un habitant d'Istanbul dormait la bouche ouverte; une souris s'est introduite dans son estomac et y a vécu quelques jours. (Nous ne connaissons pas la suite de l'histoire).

• Voici cette lettre (non anonyme) que nous avons reçue : « Monsieur, j'aurais souhaité vous écrire plus tôt mais j'ai été pris par mes activités... sans pour autant oublier que je vous dois un grand merci. En 1983 j'ai été sélectionné pour Paris-Colmar à la marche. Hélas! le sommeil m'a terrassé dans la troisième nuit. Sélectionné en 1984, j'avais lu cette fois vos deux livres *Bien dormir pour mieux vivre* et surtout *La Révolution du sommeil.* Je n'ai connu absolument aucun problème de sommeil (sauf à cinq kilomètres de l'arrivée, mais j'étais au milieu de ma quatrième nuit de marche). Si j'ai terminé l'épreuve en 1984, c'est un peu à vous que je le dois et je tenais à vous le dire. Encore merci. Bien sportivement. » (Mais le plus drôle est que nos livres sont faits pour bien dormir!)

Enfin quelques proverbes :

– Trop au lit pour être honnête.

– Pour vivre heureux, vivons couchés, etc.

Donc : « Faites l'humour ».

Et nous laisserons la conclusion à une de nos auditrices : « Somme toute, a-t-elle dit, si j'ai bien compris il faut prendre plus au sérieux les choses drôles et moins au sérieux les choses tristes. »

B. L'AMOUR ET LE SOMMEIL

« C'est l'amour qui meut le soleil et les autres étoiles » (Dante, *Le Paradis*).

La grande loi de notre univers, celle de l'attraction universelle (ou gravitation), est donc celle de l'amour universel.

C'est lui qui attire les corps les uns vers les autres et fait tourner les planètes sur elles-mêmes et autour de leur étoile et les étoiles autour de l'axe de leur galaxie.

Et c'est aussi l'amour qui rapproche les humains les uns des autres et leur fait « tourner la tête »; dans la vie humaine d'ailleurs tout (ou presque) « tourne » autour de l'amour; mais chez l'Humain l'amour n'est pas seulement physique : il prend une tout autre dimension et s'accompagne aussi de sa petite sœur, la tendresse.

Si pour certains la sexualité ne va pas forcément avec l'amour sentiment, pour la plupart l'un ne va pas sans l'autre, même si cet amour ne doit pas être « éternel ».

Les « relations » entre l'amour et le sommeil

Ce sont des liens réciproques qui unissent l'amour et le sommeil et ils ne se réduisent pas aux rêves érotiques ni au fait que l'un et l'autre ont le même décor : le lit.

Notre sommeil a une influence majeure sur notre sexualité; inversement, de notre épanouissement sexuel vont dépendre notre endormissement et la qualité de notre sommeil.

Cette influence « partagée » est telle que si l'un se dégrade, l'autre va se dégrader aussi; mais aussi toute amélioration de l'un est très bénéfique à l'autre.

Nous dirons plus poétiquement qu'il n'y a pas de meilleur ami du dieu Hypnos, dieu du sommeil et aussi de son fils Morphée, dieu des songes que le dieu Éros, dieu de l'amour et que cette amitié, cet amour peut-être, ce dernier le leur rend bien. **Soyons plus précis :** Le bon équilibre sexuel est primordial pour notre sommeil. L'abstinence, de même qu'une sexualité débordante, peuvent entraîner l'insomnie; la ménopause crée un déséquilibre sexuel qui perturbe le sommeil.

Chez les jeunes mariés et les amants qui dorment ensemble, l'amour semble en concurrence avec le sommeil et ce dernier est le plus souvent le perdant; mais c'est une apparence seulement car si sa durée est plus courte elle est compensée par sa profondeur : « Des ébats passionnés écornant largement la nuit laissent les amants exténués; ils sombrent l'un et l'autre dans un sommeil qui ne pourra être que profond; s'ils s'éveillent, ce sera pour se " fatiguer " davantage; ils se réendormiront dans les bras l'un de l'autre en cette béatitude que procure le contentement simultané du cœur et des sens » (Marcel Rouet, *Triomphez de l'insomnie*).

Puis les années vont passer; le couple adoptera des habitudes de modération en dormant davantage mais souvent moins bien, peut-être parce que s'aimant moins souvent.

En réalité il ne faut jamais considérer l'amour et le sommeil comme des rivaux, bien au contraire.

Une enquête récente effectuée par *Premutan* montre que seulement 11,3 % des Français interrogés pensent qu'une activité sexuelle est favorable au sommeil.

A tout âge nous avons besoin d'un contact physique avec d'autres humains : se serrer la main, s'embrasser, se caresser ou le « corps à corps ». Un rapport sexuel de bonne qualité est suivi d'un sommeil réparateur : la fatigue de l'acte sexuel vécu complètement procure un besoin de dormir et il n'est pas nécessaire pour cela que les ébats amoureux s'apparentent à des performances sportives.

Le Dr Marc Schwob, dans son livre *De l'amour plein la tête* (Éd. Hachette) nous indique que le plaisir sexuel provoque la sécrétion de morphines endogènes aux mêmes vertus que celle extraite de l'opium du pavot : tranquillisantes et euphorisantes.

Et le Dr Jean Gautier : « Les ébats amoureux, qui correspondent à une activité thyroïdienne intense, facilitent le sommeil qui est un état de repos dû à une insuffisance de notre ensemble glandulaire déclenché par la thyroïde » (*Dernières et nouvelles connaissances sur l'homme,* Éd. La Vie Claire).

Mais si l'acte sexuel a abouti à une insatisfaction et si l'on reste sur son désir cela risque au contraire de gêner l'endormissement; si la satisfaction n'a été que partielle et la fatigue insuffisante, on peut s'endormir mais on va se réveiller assez vite avec des difficultés de réendormissement.

L'amour est le plus agréable des somnifères, mais il ne dispense jamais de la tendresse avant ou après. Sinon il justifie son appellation de « somnifère de l'homme de Cro-Magnon ».

Il ne faut pas que l'acte sexuel soit accompli uniquement dans ce but et on ne doit jamais prendre l'amour comme un cachet, un remède à l'insomnie.

Pour réapprendre à bien dormir il faut réapprendre à aimer

Pour cela il faut débarrasser l'amour d'un certain nombre d'idées fausses, de tabous. « Une incroyable bizarrerie distingue le singe vêtu de tous les autres animaux : il a peur du plaisir » (Emmanuelle Arsan, *L'Hypothèse d'Éros,* Éd. Filipacchi).

Bien sûr le temps n'est plus où le sexe était un sujet dont on n'osait ni parler ni écrire, mais il faut aller plus loin et faire disparaître de l'amour physique, de la sexualité, cette image culpabilisante de désir illicite, de péché.

Ce qui ne veut pas dire que l'on puisse faire n'importe quoi.

Il répond à une loi fondamentale de l'univers, en particulier de l'univers vivant et en nous-même à une pulsion tout ce qu'il y a de plus naturelle. Dans sa grande majorité, la littérature spirituelle envisage la sexualité sous les auspices du péché; les Pères de l'Église chrétienne, déjà, ramenaient l'activité sexuelle à cette notion de péché en identifiant toute sensation, tout désir sexuels à la luxure.

Telle est d'ailleurs aussi l'attitude générale des tenants du surnaturel envers la sexualité qui pour eux est essentiellement fautive, négative.

La femme devient le symbole et l'incarnation même de la tentatrice : dans la **Genèse** de la **Bible :** c'est **Ève** qui présente à **Adam** le fruit défendu de l'arbre.

Et actuellement encore, certains associent la sexualité au mal et à une activité dégradante et bestiale en « vertu » d'un puritanisme « mal placé ».

Cet anathème jeté depuis longtemps dans notre civilisation sur la sexualité revient à cette conception aberrante, qui existe aussi dans d'autres domaines, d'opposer la spiritualité au monde de la nature et elle est typiquement occidentale.

La sexualité doit être considérée comme le symbole de l'amour universel qui devrait rapprocher les êtres, et de leur unité retrouvée.

– Cette pulsion, nous disent maintenant les biologistes, ne sert pas qu'à la prolongation de l'espèce (la reproduction), mais aussi à se prolonger soi-même : sa vitalité, sa jeunesse et sa vie. Car elle dispense lors de l'acte sexuel « à la fois la graine, la semence et la sève intérieure » (Dr Besançon).

– Une idée communément admise est que l'activité sexuelle décline avec l'âge; les spécialistes nous affirment le contraire : nous pourrions accumuler les citations; nous nous contenterons de celle-ci :

« Le maximum de capacité sexuelle ne dépend absolument pas de l'âge mais de l'intensité du désir et de " l'objet " qui lui est offert » (Dr Wilhelm Steker).

Au Caucase où il y a beaucoup de centenaires, quand à 100 ans ou plus on n'exerce pas normalement son activité sexuelle, on est considéré comme étant malade. Le seul moyen que l'on ait de conserver cette fonction (comme d'ailleurs toutes les autres fonctions) en bon « état de marche », c'est de s'en servir.

On peut dire du sexe ce que l'on dit de notre cerveau (d'ailleurs « ça se passe surtout dans la tête ») : « ne s'use que si on ne s'en sert pas ». .Et aussi : « on a l'âge de son sexe ». Si la sexualité diminue (sauf tare ou déchéance physique générale), c'est presque uniquement parce que l'on croit que c'est inéluctable.

Il faut donc bannir les expressions du genre : « ce n'est plus de mon âge ». C'est comme si on disait : « respirer, ce n'est plus de mon âge ». Et comme on l'a écrit, mais c'est une boutade : dans le mot sexagénaire il y a le mot sexe; pas seulement une boutade d'ailleurs car beaucoup de peuples et les yogis nous disent que la cinquantaine est le printemps de la vie et que c'est à partir de soixante ans que l'on commence à être en pleine possession de tous ses moyens même physiques (d'ailleurs ne dit-on pas chez nous : « la force de l'âge ») et quatre-vingt-dix ans l'âge d'or.

– De même on entend cette expression « il faut que je me ménage ». C'est également aussi bête que si l'on disait : maintenant je vais moins respirer pour me ménager; les sexologues occidentaux rejoignent maintenant ce que disent les sages hindous et chinois depuis des millénaires : « L'activité sexuelle à n'importe quel âge est source de jeunesse. »

C'est ainsi que l'on a prolongé la jeunesse du roi David, en lui mettant des jolies filles dans son lit.

S'il est vrai que l'acte sexuel provoque une fatigue ponctuelle (c'est l'équivalent, a-t-on mesuré, de monter plusieurs étages en courant), en réalité cela stimule l'ensemble de notre organisme.

On a dit que l'activité sexuelle était le baromètre de la vitalité, de la vigueur générale pour la femme comme pour l'homme. Naturellement il ne faut pas en abuser et nous ne sommes pas en train de vous encourager à la débauche sexuelle, mais simplement à ne pas laisser s'atrophier cette fonction si importante pour l'ensemble de votre organisme et pour votre bon sommeil. De même qu'à l'inverse :

« La vertu pas trop n'en faut
L'excès en tout est un défaut »
(Ancien dicton).

D'ailleurs en ce domaine, à partir d'un certain âge, si l'on « pèche » c'est plutôt... par défaut.

– Il y a chez les femmes une erreur préjudiciable : elles confondent, au moment de la ménopause, l'arrêt de la fécondité avec l'arrêt de la sexualité; on pourrait dire que si elles ne sont plus fertiles c'est pour qu'elles puissent au contraire exercer leur sexualité en toute liberté.

Excitation sexuelle pendant le sommeil

La nuit, pendant toutes les tranches de sommeil paradoxal, les organes sexuels sont excités pour la femme comme pour l'homme, pour le petit enfant comme pour le vieillard; et cela n'a presque rien à voir avec le contenu érotique des rêves.

A ce propos il existe en Amérique, pour les hommes qui sont un peu déficients en ce domaine, un petit appareil qui réveille le dormeur à ces moments-là pour qu'il puisse « honorer » sa compagne.

En étudiant ce phénomène et d'après les travaux d'un chirurgien tchécoslovaque et d'un médecin danois, le Dr Virag (ancien chef de clinique à la faculté de Médecine de Paris) a fondé à Paris un centre d'études et de recherches sur l'impuissance (masculine). On peut distinguer en effet, grâce à ce phénomène, la vraie de la fausse impuissance : si l'excitation a lieu normalement pendant le sommeil paradoxal (et des appareils permettent de la détecter et de l'enregistrer chez les hommes), il s'agit d'une impuissance essentiellement d'ordre psychologique. Sinon il s'agit d'une impuissance d'ordre physique. Notons que même dans ce cas il existe maintenant des prothèses qui permettent à l'homme une sexualité normale.

Faut-il dormir ensemble

On nous pose assez souvent cette question et il est bien difficile d'y donner une réponse qui soit valable pour tout le monde.

Voici cependant quelques réflexions :

Certains ne supportent pas de rester seuls, surtout la nuit : ils se sentent en manque de chaleur, de sécurité, de compagnie; mais pour bien dormir ensemble, il faut qu'il n'y ait pas de dissensions ni physiques ni affectives. L'habitude certes compte beaucoup, mais surtout le degré d'entente, d'harmonie du couple. Pensez aussi que si l'un est insomniaque, l'autre risque de le devenir.

Mais si ce n'est pas le cas, « à deux le sommeil aussi peut être contagieux et la présence de l'autre crée un " champ ", une ambiance de sécurité, de confiance qui facilite le passage » (J. Beradou).

Et voici, extrait des *Confidences de la nuit* (Revue *Vital* – janvier 1981) :

« *Denise :* Lorsque l'on dort à deux, c'est un partage, c'est un plaisir physique partagé qu'il est difficile de décrire.

Louis : Il me semble que dans ce partage on s'endort plus vite, comme si la présence de l'autre accélérait le sommeil.

Denise : Seule je dors toutes lumières allumées que ce soit à la maison ou à l'hôtel. Sans doute parce que j'ai vraiment besoin de quelqu'un à mes côtés pour m'endormir. Seule je ne parviens à m'endormir qu'au petit matin.

Louis : C'est vrai, on a moins d'angoisses lorsque l'on dort à deux... C'est un plaisir fou de s'endormir à deux, en couple, un départ en voyage magique... et une découverte de l'autre sans cesse renouvelée. »

Denise et Louis : documentaliste et libraire.

Mais attention : avec le temps, le lit commun peut devenir un antiaphrodisiaque. Et comme il y a 41 % des personnes interrogées (lors d'une enquête) qui préfèrent dormir à deux contre seulement 27 % qui préfèrent dormir seules (27 % disent : ça m'est égal), voici une autre solution :

Changez de lit, pas de partenaire

Solution : dormir ensemble mais séparément dans des lits jumeaux, très employés dans les pays anglo-saxons mais encore assez peu en France; cependant ils commencent à envahir la chambre à coucher, un peu paradoxalement surtout chez les jeunes; et aussi chez les moins jeunes, non pas parce que l'on a passé l'âge des gros câlins ou parce que l'on est fâché mais parce que l'on dort mieux chacun de son côté sans être vraiment séparés. Cela « n'empêche rien » et quand on est réunis, on peut dire que c'est vraiment par amour et non par habitude.

Les lits jumeaux évitent, lorsqu'il y a une différence de poids importante entre les deux, que le plus lourd « attire » irrésistiblement l'autre non par penchant mais parce que le lit penche de son côté.

Ou alors il faut prendre des lits modernes où la suspension est telle qu'elle rend les sommeils indépendants.

D'autre part si l'un des compagnons de sommeil a tendance à être envahissant, la solution des lits jumeaux est un frein à cette expansion.

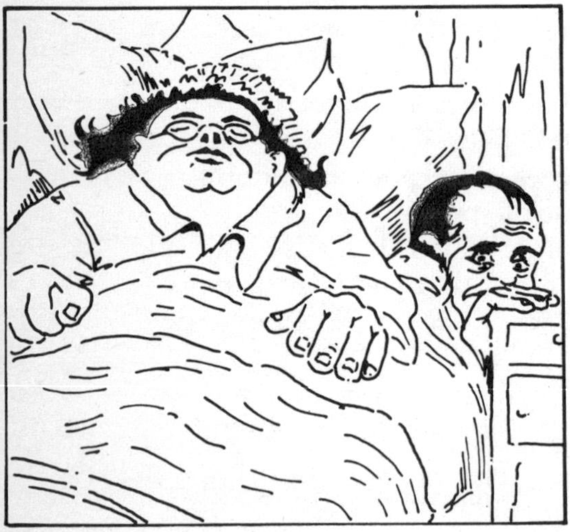

« Quand l'un dort et l'autre pas, mieux vaut adopter l'humour ou les lits jumeaux. » *Journal Le rire* du 23 juin 1900. Illustration : d'après une caricature d'Abel Faivre, sur la vie conjugale.

Il existe des lits en forme de cœur : outre l'aspect sentimental ils permettent de moins se gêner en ouvrant l'angle au lieu de dormir parallèlement; seuls les pieds se touchent ce qui est, dit-on, très érotique.

Et il y a aussi les lits ronds qui présentent le même avantage avec en plus celui de moins risquer la chute sur la descente de lit en cas d'ébats un peu trop fous.

« Qu'il y ait des espaces dans votre communion » (Khalil Gibran, *Le Prophète*).

Renseignements utiles

Société française de Sexologie
75, Bd de Courcelles 75008 Paris

Institut de Sexologie
30, rue Saint-Dominique 75007 Paris
I.F.R.E.S.
Institut de Formation, de Recherche et d'Études sur la sexualité et la planification familiale
11, rue Chardon-Lagache 75781 Paris Cedex 16.
Institut de Sexologie humaniste.
Écrire : P. Fassiaux. 47 bis Av. Oudinot 94340 Joinville-le-Pont.
Institut de Sexologie relationnelle
24, rue du Docteur Potain 75019 Paris.
Sexologie humaniste analytique et secrétariat du Syndicat national des praticiens en psychothérapies
B.P. N° 9 – 78340 Louveciennes
Institut de Psychosexologie
31, Av. Dunois 94240 L'Hay-les-Roses
Centre d'exploration et de traitement de l'impuissance, CETI :
Dr D. Frydman (qui travaille avec le Dr Virag)
18, rue Boissière 75116 Paris

En *Homéopathie :* Onosmodium, Ginseng, Damiana, augmentent le désir sexuel.
En *Acupuncture :* le point R7 Fou Leou ranime les virilités défaillantes, et le point VC7 Inn Tsiao libère l'énergie sexuelle.

Et pour « marier » ensemble l'humour et l'amour

Voici un extrait du *Méridional* du 7 juillet 1984 (malgré le nom du journal ce n'est pas une galéjade, c'est authentique); cet extrait nous a été envoyé par un de nos lecteurs qui soupçonnait sa femme de lui « jeter un sort » pendant qu'il dormait : nous n'avons pu résister au plaisir, le nôtre et le vôtre, nous l'espérons, de vous le communiquer (voir page suivante).

« Faites l'amour, pas la guerre » (slogan de mai 68)

On ne peut pas faire les deux en même temps; et les peuples où l'amour est le plus à l'honneur sont les peuples les plus pacifiques et qui dorment le mieux.

« L'érotisme n'est pas une mode, il nous préserve des déclins mortels » (Emmanuelle Arsan). Ne serait-ce que parce qu'il protège notre sommeil.

Et nous ne pouvions terminer autrement ce si beau sujet que par ce texte merveilleux de Pauline Réage dans *O m'a dit* (Éd. Pauvert) : « Cette inexplicable confiance que suppose le simple fait d'ouvrir à quelqu'un d'autre son corps, cette fraternité des hommes et des femmes entre eux, qu'on n'évite pas quand on s'aime... tendresse qui demeure quand le désir, quand le plaisir sont passés... Extraordinaire cadeau de la vie... le plaisir, l'amour, la seule chose par quoi nous participons à toute la création et qui soit donnée à tous les êtres... Bénissez le ciel pour les moments où quelqu'un s'évanouit dans vos bras et vous dans les siens. Là, vous touchez aux nuages, à l'eau courante, vous êtes un souffle dans le vent. Le reste, c'est la dure vie, incompréhensible, qu'on nous a faite et que nous nous faisons. »

Libéré ainsi merveilleusement de tous les soucis du monde, quel sommeil « de rêve »!

Soupe au bromure pour le bûcheron trop ardent

Vous voulez que je vous dise ? L'amour et le sommeil, ça ne va pas ensemble. Mme Régime Le Guilloux, 53 ans, le savait. Elle en avait ras-le-bol des assauts lubriques et répétés de son mari Gaëtan, 54 ans, bûcheron de son état, et vigoureux comme un chêne. Chaque soir, la pauvrette, déjà mère de sept garçons, devait subir les ardeurs de son homme qui ne jetait le manche qu'après la cognée.

Une fois, ça va ; à sept, bonjour les dégâts. Régine calculait comment abattre ce chêne : le devoir conjugal a ses limites. Mettez-vous à sa place !

« Eurêka ! », dit-elle à propos de pistolet. « Je vais lui faire prendre des tranquillisants et il me fichera la paix... ». Et tous les soirs, elle introduisait des poudres et des mixtures dans la soupe du travailleur. Gaëtan continuait à couper son bois, mais il ne tenait plus sur ses quilles le soir venu. Après la soupe, comme par hasard. Il ne lui restait quelques forces que pour se traîner au lit. Et pas

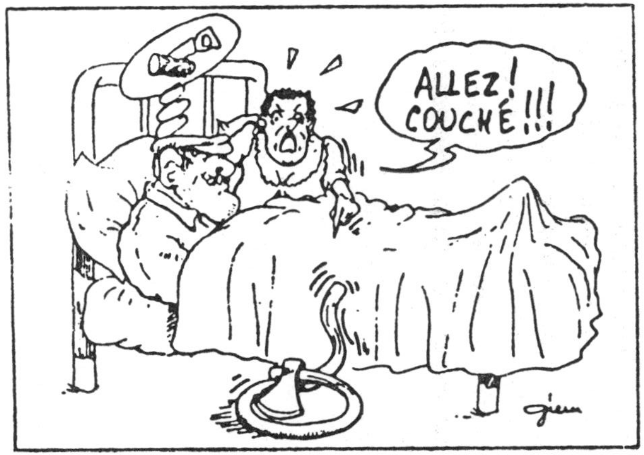

question de songer à la bagatelle. Aussitôt dans les toiles, le bûcheron ronflait comme un sonneur. Tandis que sa moitié savourait son repos.

Comme le bûcheron était de plus en plus fatigué, il s'est dit : « Je suis drôlement épuisé, ça doit être l'air de la forêt (tu parles !), il faut que j'aille voir le médecin ». Le docteur consulté a, bien entendu, tout de suite repéré la cause du mal : « Vous abusez des tranquillisants, mon ami ».

— J'abuse de quoi ?

— Des tranquillisants ?

— Mais je n'en prends jamais, dit le malheureux d'abord ahuri, ensuite soupçonneux. Si je n'en prends pas, c'est donc qu'on m'en fait prendre. Ah ! la garce. Et après le médecin, le Gaëtan furieux va consulter les gendarmes.

Finalement Régine a avoué. En précisant — voyez comme elle est bonne — « J'ai acheté un livre de médecine pour ne pas donner à mon mari des doses trop fortes qui pourraient altérer sa santé ». Bien sûr, il fallait qu'il ait encore assez de muscle pour couper ses arbres.

On a appris que la quinquagénaire lasse de son mari n'était pas pour autant insensible aux voluptés de la couche. Elle avait, dit-on, plusieurs amants à qui, vraisemblablement, elle ne faisait pas boire du bromure. Plutôt manger des céleris.

Régine comparaît mercredi devant le tribunal correctionnel d'Alençon. Elle risque un mois à cinq ans de prison et une amende de 60 à 80.000 F. Sans compter les coups d'arquebuse que lui réserve, par vengeance, son seigneur et maître regaillardi.

THEOPHRASTE.

CHAPITRE 5

Devenir un dormeur champion

1) QU'EST-CE QU'UN DORMEUR CHAMPION?

Rappelons brièvement les attributs principaux du dormeur champion tel que nous l'avons défini dans *La Révolution du sommeil* (IVe partie).

– Il dort très bien toutes les nuits, quels que soient le lieu, les péripéties de sa vie.

– Il sait très bien conduire son sommeil; c'est un grand « manager » de son sommeil. Par exemple il sait :

• se coucher plus tard, se lever plus tôt sans inconvénient,

• faire la sieste, la grasse matinée pour qu'elles soient très bénéfiques,

• faire des tranches de sommeil dans la journée pour se mettre hors de portée de la fatigue, etc.

– Il sait dormir peu de temps, d'un sommeil court mais très profond, très efficace, très réparateur.

– Il sait aussi que le sommeil cela ne sert pas qu'à « dormir », c'est-à-dire à la seule récupération physique et psychique, mais à bien d'autres usages très intéressants, par exemple :

• résoudre tous ses problèmes, de quelque nature qu'ils soient, personnels ou professionnels, sentimentaux ou scientifiques, et surtout les plus ardus.

• être créatif grâce à ses rêves qui sont le moyen le plus puissant (certains disent le seul) de créativité.

Etc.

Le dormeur champion sait utiliser son temps de sommeil et en tirer de grands profits.

– Il sait s'endormir en quelques instants à n'importe quelle heure du jour et de la nuit, n'importe où, même au milieu de la foule, du bruit, en pleine lumière.

– Il sait dormir pendant le temps qu'il a choisi, qu'il s'est lui-même fixé en s'endormant; et au bout de cette durée, il s'éveille tout seul et d'un éveil « triomphant », etc.

2) TOUT LE MONDE PEUT DEVENIR UN DORMEUR CHAMPION

Quel que soit son âge, quel que soit son sommeil; cela n'est pas réservé à une sorte d'élite du sommeil.

Il faut le redire : il n'y a pas de don du sommeil ou s'il existe, nous l'avons tous; et même on peut affirmer que nous sommes tous des « surdoués » du sommeil.

Il n'y a pas d'un côté les mauvais dormeurs et de l'autre les bons, les très bons dormeurs qui auraient reçu du ciel, du hasard ou de leurs parents un talent spécial, très précieux, comme on reçoit les yeux bleus, la beauté ou la fortune.

Il y a ceux qui savent dormir soit d'instinct (comme le savent tous les enfants), soit parce qu'ils l'ont appris, et il y a ceux qui ne savent plus dormir mais qui peuvent le réapprendre.

Pour vous en convaincre, nous évoquerons notre propre expérience puis celle des autres. Nous n'avons jamais été insomniaque, mais nous n'étions pas un très bon dormeur. Nous nous le sommes appris et déjà cela nous a tellement apporté sur tous les plans que nous avons cherché à le perfectionner encore en suivant les découvertes des savants du sommeil dans les laboratoires de recherches (une quinzaine dans le monde); ainsi nous avons acquis cette supermaîtrise du sommeil.

Ayant apprécié les bienfaits très divers, très nombreux, incomparables, que cela nous a procuré nous avons décidé de faire profiter notre entourage : parents, amis... de notre expérience : alors nous étant aperçu que ce perfectionnement de son sommeil était accessible à tous, nous avons de plus en plus formalisé, élargi notre enseignement.

Maintenant, avec le recul d'un certain nombre d'années, et l'audience d'un grand nombre « d'élèves », nous pouvons affirmer que tout le monde (sauf tare exceptionnelle) peut devenir un dormeur champion.

3) LES CONDITIONS POUR DEVENIR UN DORMEUR CHAMPION

Première condition : y croire

Il en est ainsi d'ailleurs dans tous les autres domaines. « Tout ce que nous sommes est le résultat de ce que nous avons pensé être » (Le Bouddha).

L'Américain John Lily (rendu célèbre par son invention du caisson à isolation sensorielle), médecin psychanalyste et neurophysiologiste, nous dit la même chose sous une autre forme : « Tout ce que l'on croit vrai est vrai ou le deviendra. »

Comment s'expliquent ces propos assez surprenants? Par la force incroyable de notre psychisme et aussi par le fait que nous avons en nous des potentialités énormes (notamment sur le plan cérébral) et que nous n'en utilisons, nous disent les scientifiques, qu'une très faible part : quelques pour cent. Cela est particulièrement vrai dans le domaine du sommeil. « L'homme dispose du plus grand ordinateur de la galaxie, mais il s'en sert comme d'un boulier » (Arthur Koestler).

Deuxième condition : le devenir par étapes

Progressivement, et surtout ne pas essayer de « brûler les étapes ».

Un proverbe musulman dit : « même avec neuf femmes on ne peut pas faire un enfant en un mois ».

Et une chanson de Jacques Douai : « Laisse au temps le temps de jouer c'est le maître, c'est le souverain. »

On doit d'abord, en prenant tout son temps s'il le faut, acquérir un bon sommeil : puis progressivement acquérir une bonne maîtrise de son sommeil.

Alors on peut commencer à passer à la dernière étape en pensant qu'elle n'est jamais terminée car on peut toujours perfectionner encore son sommeil.

Il est impossible de fixer une durée, même approximative,

pour devenir un dormeur champion car elle peut varier énormément d'un individu à un autre. Naturellement c'est un peu plus long si au départ on est insomniaque.

Acquérir la supermaîtrise de son sommeil est donc avant tout une question de persévérance.

4) POUR VOUS MOTIVER À LE DEVENIR

Être un dormeur champion, c'est formidable!

Nous l'avons dit : c'est l'une des plus grandes forces et l'un des plus grands plaisirs de la vie.

Rappelons qu'Edison (qui a été sans doute le plus grand champion du sommeil) a dit : « En réalité nous ne sommes jamais ni complètement endormis la nuit ni complètement éveillés le jour. » Eh bien, en étant beaucoup mieux endormi la nuit on est beaucoup mieux éveillé le jour : on est même hyperéveillé.

Napoléon lui-même (autre champion du sommeil) a révélé que c'était de son sommeil qu'il tirait sa prodigieuse énergie, sa vitalité sans égale et aussi ses idées géniales.

C'est vrai, la grande maîtrise de son sommeil est un atout formidable de succès; en général les Superman sont aussi des dormeurs champions.

On peut même dire que c'est une condition indispensable pour très bien réussir dans la vie et, mieux encore, pour très bien réussir sa vie.

Une enquête a été réalisée il y a quelques années par une grande revue auprès de personnes ayant très bien réussi dans des domaines très divers; on leur a soumis un questionnaire leur demandant : à quel facteur attribuez-vous le plus votre réussite? Argent, savoir, chance, relations, bon sommeil... A plus de 85 % ils ont répondu : le bon sommeil.

Presque tous donc avaient ressenti à quel point leur très bon sommeil, quelles que soient les difficultés qu'ils avaient rencontrées pour « arriver » avait été pour eux essentiel.

Alors qu'au contraire mal dormir, ou même avoir un sommeil moyen, entraîne des difficultés supplémentaires physiques et psychiques; notamment la fatigue qui est finalement ce qui limite le plus.

Pour réussir, quels que soient les autres facteurs, on sait qu'il faut un « **plus** » par rapport aux autres; ce plus c'est dans la quasi-totalité des cas le dynamisme, la pugnacité, la persévérance, être impossible à décourager, « tenir le coup » plus longtemps, résister aux passages difficiles... et tout cela est étroitement lié au bon sommeil.

En fait, mieux que n'importe quel argument ou raisonnement ou même exemples, c'est en le vivant que l'on découvre, lorsque l'on devient dormeur champion, les grands profits que l'on retire constamment de cette supermaîtrise du sommeil et à quel point la vie tout entière s'en trouve profondément transformée.

5) SAVOIR S'ENDORMIR EN QUELQUES INSTANTS

C'est cette faculté qu'utilise le plus fréquemment le dormeur champion; en ce qui concerne ses autres « attributs » nous avons déjà expliqué dans nos deux autres livres sur le sommeil comment :

– bien dormir chaque nuit : Cf. *Bien dormir pour mieux vivre,*

– bien conduire son sommeil, dormir peu de temps, faire des tranches de sommeil dans la journée, se servir de son sommeil, dormir juste la durée choisie : Cf. *La Révolution du sommeil.*

En fait, dans *Bien dormir pour mieux vivre,* nous avons déjà montré également comment s'endormir sans problèmes : chap. IV, La peur et le sommeil, chap. V, Personnalisez votre sommeil, et chap. VII, Ne tournez pas le dos au sommeil. Mais cela vaut vraiment la peine d'approfondir encore cette faculté importante.

Ce que nous exposerons dans ce chapitre est surtout valable pour l'endormissement nocturne ou le réendormissement lors d'un réveil intempestif ou non (à la fin d'un cycle) au cours du sommeil; cependant on peut utiliser certains de ces conseils pour s'endormir dans la journée « à volonté » et dans n'importe quelles conditions.

S'endormir en quelques instants est le rêve de chacun : s'éteindre chaque soir comme on éteint sa télévision ou sa lampe de chevet. Il nous paraît invraisemblable qu'à notre siècle de la vitesse et du supersonique le seul endroit où l'on n'ait pas appris à aller à grande vitesse, c'est le sommeil : alors que ce voyage, cette traversée, nous l'effectuons chaque soir.

Les hommes et les femmes capables de s'endormir en quelques

instants ont toujours été enviés, tels Napoléon, Goethe, les présidents Truman, Kennedy...

Mais nous pouvons tous acquérir cette si utile et si merveilleuse faculté.

a. S'endormir en quelques instants : c'est une question de confiance »

« Je n'aime pas, dit Dieu, l'homme qui ne dort pas... on ne lui demande qu'un peu de confiance... un peu d'abandon entre mes mains. » (Charles Péguy, *Le Mystère des Saints Innocents.*)

Nous rappellerons seulement cette parole de Bergson : **« Dormir, c'est se désintéresser »,** et cette autre d'un grand maître Zen auquel on avait demandé : « Comment faites-vous pour vous endormir en quelques secondes? »; il a répondu : « J'ai confiance et c'est tout. »

L'endormissement est un décrochement du monde extérieur; la condition indispensable et en principe suffisante est un abandon total et confiant.

Tel est le premier grand secret de l'endormissement quasi instantané.

b. Ne pas lutter contre son mental

« Il n'est point facile de maîtriser son esprit, ce singe affolé. » (Vivekananda.)

Déconnecter, nous entendons souvent ce verbe lorsque nous interrogeons des personnes qui n'arrivent pas à trouver l'endormissement; mais pour elles, il signifie faire le vide, arrêter leurs pensées, etc. Et voilà pourquoi elles ne peuvent être facilement en état de sommeil.

Ce n'est absolument pas le fonctionnement interne du cerveau qu'il faut stopper, c'est seulement notre intérêt au monde extérieur et nos sens qu'il faut débrancher comme si l'on coupait ces fils invisibles qui nous relient à notre environnement.

Le cerveau ne s'arrête pas pendant le sommeil, cela, c'est la conception romaine du sommeil; la science actuelle nous apprend qu'il fonctionne au moins autant à l'état de sommeil qu'à l'état d'éveil; mais il fonctionne *tout seul,* ce qui est très différent, et surtout sans intervention de notre volonté.

Nous ne savons pas en Occident aller « au-delà de la pensée » et pour y arriver il nous faut lutter contre notre mental; or cela, et maintenant vous saisissez bien pourquoi, c'est un antisommeil.

Pour s'endormir en quelques instants, il ne faut absolument pas, comme on l'entend ou le lit souvent, savoir maîtriser son cerveau mais au contraire savoir s'y soumettre, s'en remettre à lui, le laisser faire même et surtout s'il a décidé par exemple de nous faire penser à nos soucis.

Se désintéresser pour s'endormir, ce n'est pas essayer de se désintéresser de ses soucis si tel est le cas, c'est se désintéresser, c'est-à-dire ne pas se préoccuper de ce à quoi votre cerveau a décidé de vous faire penser, même s'il s'agit de vos soucis; ce n'est pas une distinction subtile, elle est au contraire fondamentale. Toute la clef de l'endormissement est là.

Le meilleur moyen de ne plus penser à ses soucis, c'est encore de s'endormir.

Bien sûr ce serait encore mieux si on était capable de tout oublier avant de s'endormir. Malheureusement, à l'école, on nous a appris seulement à retenir; alors on ne sait pas oublier et ce n'est surtout pas au moment de s'endormir qu'il faut essayer.

Lorsque l'on nous demande : que faut-il faire pour s'endormir en quelques instants? nous répondons : « surtout plus rien ». Mais cela non plus on ne nous l'a pas appris; on nous a appris seulement à faire.

Le grand philosophe Alain a dit : « S'endormir, c'est accepter. » Le signe de la tête de l'homme qui s'endort, c'est **oui.** Et pour se réveiller, on secoue la tête, c'est **non,** le refus.

c. Quelques moyens qui vous aideront à vous endormir en quelques instants

– Nous rappellerons d'abord que s'endormir au moment du passage du « train » du sommeil est une aide très puissante car tout se passe comme si, à ce moment-là, la nature nous versait un soporifique naturel très puissant.

Le train passe, même dans la journée, à des intervalles de temps égaux à la durée de notre cycle (cf. 1re partie, chap. I –

A). En plus s'endormir à ces moments-là est « voluptueux » (Mme J. Bouton).

– Nous rappellerons aussi que l'on peut utiliser l'auto-hypnose (Cf. *La Révolution du sommeil,* IVe partie : Le dormeur champion).

Mais en France il y a une grande prévention contre l'hypnose et même la science officielle a été longtemps réticente envers elle; pourtant dans certains pays comme l'URSS et aux USA elle est enseignée officiellement aux médecins.

Il est important que vous fassiez disparaître vos propres réserves : elles viennent du fait que l'hypnose est très mal connue du public. On croit par exemple qu'un hypnotiseur possède des pouvoirs mystérieux, magiques, alors que, mises à part ses aptitudes à ce métier et des qualités humaines, il possède surtout très bien une technique.

On a l'impression que l'hypnose présente certains dangers : par exemple on croit que l'on perd totalement conscience en état d'hypnose, alors qu'il reste toujours une certaine vigilance : de ce fait il n'est pas exact que l'on puisse faire faire ce que l'on veut à quelqu'un en état d'hypnose, en particulier lui faire révéler ses secrets.

De même, il n'y a pas de danger de ne pas se réveiller. Mais il faut cependant bien choisir son hypnotiseur : qu'il soit compétent, et pour cela vérifier ses références et se méfier des amateurs, les fuir même.

De même il faut un hypnotiseur en lequel on ait confiance et qui ne vous induira que des suggestions bénéfiques et puissantes.

Peut-être ces quelques lignes sur ce grand sujet vous aideront-elles à ne plus rester éloigné de l'hypnose et de l'auto-hypnose, car elles sont très efficaces pour s'endormir en quelques instants.

– La sophrologie : l'état sophronique est un état situé entre la veille et le sommeil à un niveau appelé sophroliminal.

En détendant ses muscles, en prêtant attention à ses modifications sensorielles, en se penchant sur son monde intérieur, on se laisse descendre à ce niveau de vigilance réduite situé à la limite du sommeil.

La sophrologie est une aide précieuse à l'approche du sommeil.

– Le basculement des yeux vers le haut. Lorsque passe le

« train » du sommeil (ou lorsque l'on s'endort) la pupille de nos yeux monte vers le haut (du visage), on dit que le regard « plafonne ».

Inversement le fait de regarder vers le haut induit le sommeil : il s'agit bien sûr de regarder quelque chose d'imaginaire puisque vous êtes les yeux fermés et souvent dans le noir.

Mme Jeannette Bouton (la grande endormeuse comme l'appellent affectueusement les enfants) donne ce conseil : « Pour aider un enfant à s'endormir, il faut toujours se placer à la tête de son lit pour que ses globes oculaires se dirigent vers le haut. »

Savez-vous à ce propos que pour arrêter le bâillement il suffit au contraire de regarder vers le bas?

– Autre moyen pour aider à l'endormissement : les yeux fermés, appuyer légèrement avec ses doigts joints sur ses paupières baissées : cette pression sur les globes oculaires endort car elle entraîne un ralentissement du rythme cardiaque; mais il faut surtout ne pas appuyer trop fort et ce moyen est déconseillé aux cardiaques.

– Méthode du Professeur Kelly : vers l'âge de 70 ans, le professeur américain Charles Kelly, qui avait toujours bien dormi, devint insomniaque.

Alors, étant à la retraite, il décida d'occuper ses jours et ses nuits blanches à chercher des méthodes pour retrouver son bon sommeil; y étant parvenu, il publia à 86 ans, pour aider ses « frères en insomnie », un livre intitulé *L'Insomnie vaincue sans drogue,* qui le rendit célèbre.

Voici le moyen qu'il préconise, assez puissant, pour faire basculer dans le sommeil. Il avait observé par des recherches scientifiques que le taux de gaz carbonique dans le sang augmentait sensiblement pendant le sommeil; alors il eut l'idée d'utiliser ce phénomène : si l'on provoque une augmentation de ce taux cela doit induire le sommeil.

Il l'expérimenta sur lui-même et il constata aussi par de nombreux essais sur d'autres que cela « marchait » pour tout le monde.

Des recherches ultérieures ont confirmé que le gaz carbonique exerce une action sur le centre du sommeil (situé dans le tronc cérébral à la base du cerveau).

Si l'on est très nombreux dans une pièce dont le volume n'est pas très grand, au bout d'un certain temps on ressent une somnolence due à l'élévation du taux de gaz carbonique; ceux qui souffrent d'insuffisance respiratoire ont tendance à s'assoupir partout dans la journée : les obèses par exemple. Le gaz carbonique est donc une sorte de somnifère naturel assez puissant que le corps fabrique.

Comment faire augmenter (provisoirement) et sensiblement le taux de gaz carbonique dans le sang? Le professeur Kelly a mis au point une méthode respiratoire. La voici :

1 – Faire trois inspirations expirations profondes et lentes réparties sur 15 à 20 secondes environ suivies d'un arrêt respiratoire de 40 secondes à peu près.

2 – Faire trois inspirations expirations lentes; puis, après avoir vidé les poumons, effectuer une série de respirations très courtes jusqu'à ce que le besoin de respirer normalement se manifeste de façon assez impérative.

3 – Faire trois inspirations expirations profondes suivies par une respiration d'amplitude normale mais effectuée deux fois plus lentement qu'une respiration ordinaire.

Cette méthode est simple à apprendre; pour cela s'y exercer de nombreuses fois pendant plusieurs jours avant de l'utiliser afin qu'elle devienne automatique.

Mais voici encore plus simple (mais un peu moins efficace) : respirer normalement au moment de l'endormissement en mettant le bord du drap juste en-dessous du nez; ainsi pendant un certain temps on respire (par la bouche) sa propre respiration et cet état de « semi-asphyxie » favorise automatiquement l'élévation du taux de gaz carbonique dans le sang. Cette méthode est sans danger car dès que l'on s'endort on a le réflexe de repousser un peu le drap; à condition bien sûr de ne pas se mettre la tête sous le drap sous prétexte de rendre la méthode encore plus efficace.

Et voici, à l'attention de ceux d'entre vous qui portent la barbe, cette anecdote : nous étions allés à l'École Polytechnique parler aux élèves du sommeil; après notre exposé un beau barbu s'est levé et nous a demandé : « Faut-il dormir avec la barbe en-dessus ou en-dessous? » Alors, après avoir exposé la méthode Kelly, nous lui avons conseillé de toujours s'endormir avec la barbe en dessous.

Mais ne déduisez pas de cette méthode, comme certains, qu'il vaut peut-être mieux dormir dans une chambre toute petite; en effet, au début les taux de gaz carbonique et d'oxygène étant normaux cela ne facilite pas l'endormissement. Mais au fur et à mesure où l'on s'avance dans la nuit, dans une chambre trop petite, le taux de gaz carbonique augmente anormalement; ce taux, augmentant déjà dans votre sang du fait du sommeil, augmente alors trop et vous arrivez à un mauvais sommeil, un réveil « de plomb » avec en plus risque de maux de tête.

– L'immobilité physique. Nous sommes des agités; la relaxation nous apprend cette immobilité. Elle est un puissant somnifère à action rapide et auquel ne résistent que très peu d'insomnies. Mais lorsque le sommeil tarde on commence au contraire à se tourner, à se retourner, et le sommeil fuit; il y a beaucoup d'insomnies par impatience.

Le deuxième grand secret de l'endormissement est de savoir devenir totalement passif par un complet abandon de toute volonté à commencer par celle de dormir. C'est le Dr J. Lhermitte, grand spécialiste du sommeil, un des pionniers des années 30, qui a écrit :

« La volonté ne peut pas servir à faire venir le sommeil, elle ne sert qu'à le retarder. »

Une dame, un jour, nous a dit : « Moi j'ai trouvé un truc qui marche presque toujours : je fais semblant de dormir. » C'est bien, mais dans faire semblant il y a encore une petite velléité et c'est pourquoi cela ne marche pas toujours. Tandis que ce que nous venons de vous conseiller marche toujours.

– Les moyens que nous employons nous-même (en plus des précédents).

• Lorsque nous nous préparons pour aller au lit, nous ne sommes déjà plus là, nous sommes déjà « de l'autre côté »; le monde de l'état de veille, nous l'avons quitté, il s'est éloigné et il est même déjà très loin pour nous.

Certains pensent à leur journée qui vient de s'écouler et cela équivaut à essayer d'entrer dans le sommeil « à reculons »; d'autres pensent à leur journée du lendemain : ils regardent trop loin et ils ont déjà « sauté » la nuit.

Nous-même « songeons » à la nuit qui va s'écouler et nous nous imprégnons de ce sommeil qui va, qui a déjà commencé à nous envahir comme une onde bienfaisante. Emerson a dit : « On avance du côté où on porte le regard. »

• Dès que nous avons éteint la lumière nous favorisons la sensation physique et mentale d'un appel irrésistible du dedans; alors nous nous intériorisons pour aider encore au décrochement du monde extérieur; c'est cela le sommeil : c'est regagner sa maison, son foyer intérieur; c'est « rentrer chez soi ».

• Alors une sorte d'engourdissement très agréable nous saisit qui gagne et se généralise : nous avons vraiment l'impression physique de nous dissoudre et plus rien ne nous baigne que ce merveilleux sommeil; plus poétiquement : « Se fondre et être un ruisseau coulant qui chante sa mélodie à la nuit » (Khalil Gibran, *Le Prophète*).

– Le bercement : les enfants aiment pour s'endormir être bercés, d'où le nom de berceau et aussi celui des berceuses qu'autrefois on leur chantait.

Mais les adultes aussi aimeraient être bercés : pour s'endormir il faut redevenir un enfant.

Aussi les rythmes réguliers sont toujours favorables à l'endormissement : celui du balancement d'un hamac ou d'un rocking-chair; celui du bruit des vagues en bord de mer ou du tic-tac d'un réveil à condition que ce bruit ne soit pas trop fort.

Il y a la musique douce à un rythme lent; tout rythme régulier pas trop rapide endort et c'est ainsi que s'expliquent certains endormissements au volant par le défilement monotone des arbres le long de la route.

Mais dans son lit on peut aussi mentalement recréer ce balancement, ce bercement au rythme par exemple de sa propre respiration. Certains d'ailleurs, et cela est plus fréquent chez les enfants, ne peuvent s'endormir sans balancer réellement leur tête de droite à gauche et de gauche à droite, ou même leur corps à un rythme bien précis.

– Utiliser le « réflexe conditionné » sommeil : pour cela il faut que votre chambre à coucher soit associée à l'idée sommeil et à rien d'autre; pour créer ce que Caycedo (l'inventeur de la sophrologie) appelle le « **signe-signal** ». De la même manière que par exemple lorsque vous voyez un feu rouge, vous freinez automatiquement sans même y penser.

C'est pour cette raison qu'il faut éviter de travailler par

exemple dans sa chambre à coucher ou de discuter, d'y recevoir des amis : ce n'est pas un salon où l'on cause.

Dans ce même but, il faut respecter le rituel du déshabillage; si vous vous observez, vous remarquerez que ce rituel est toujours le même, c'est-à-dire que vous accomplissez toujours les mêmes gestes dans le même ordre et ce jusqu'à ce que, même dans votre lit, vous ayez retrouvé votre position habituelle d'endormissement. Souvent ce rituel nous vient de l'enfance et il est important de n'y apporter aucun changement car il engendre le fameux réflexe conditionné, celui en l'occurrence du sommeil.

Ainsi s'explique que lorsque l'on ne dort pas chez soi, parce qu'il y a eu des modifications même minimes de ce rituel, l'endormissement est souvent plus long, et l'on croit que c'est parce qu'on a changé de lit.

Il y a aussi les objets fétiches qui font partie de ce rituel : le nounours de bébé (et nous connaissons un P.-D.G. qui l'a gardé pour s'endormir), la tisane de grand-mère, le coup de rouge du poivrot aussi bien que la prière de l'ermite; et même, pourquoi pas, des amulettes si cela doit éloigner les « mauvais esprits » qui (dans votre tête) pourraient empêcher votre sommeil.

d. Ce qui ne marche pas pour s'endormir

Compter des moutons. Lorsque l'on nous pose la question : « est-ce bon? », nous répondons par cette boutade : « c'est formidable de compter des moutons; dès que l'on s'arrête on s'endort ».

Nous ajouterons cette anecdote humoristique : en comptant, un boxeur, toutes les fois qu'il arrivait à *neuf,* se dressait dans son lit.

Parmi tous ces moyens qui vous aideront à vous endormir très rapidement, c'est à vous de choisir ceux qui vous conviennent le mieux, c'est-à-dire ceux qui pour vous sont les plus efficaces.

Et notre mot de la fin (de l'éveil) : le sommeil ne s'obtient pas, il se gagne; ou plutôt c'est lui qui vous gagne si vous l'avez mérité par votre confiance.

DEUXIÈME PARTIE

CE QUE NOUS APPORTENT MAINTENANT DE NOUVEAU POUR NOTRE SOMMEIL A L'AUBE DE L'AN 2000 L'ORIENT ET L'OCCIDENT

I

L'ORIENT

La plupart de nos contemporains occidentaux ignorent l'Orient; certes ils en ont vu quelques images vivantes par la télévision, le cinéma; ils ont lu à son sujet quelques articles, plus rarement des livres. Mais pour eux l'Orient reste assez incompréhensible, un univers étrange et même étranger, comme s'il s'agissait d'une autre planète, d'un autre univers.

Certains s'en détournent parce que beaucoup de philosophies, d'idées, de pratiques, les surprennent, les déconcertent; les aphorismes par exemple les déroutent, parfois les choquent.

D'autres voudraient pénétrer ce monde différent qu'ils découvrent : il y a l'attrait de l'inconnu, du nouveau, du mystère, de l'exotisme; mais ils ne savent comment faire.

Et puis, quelques-uns sont très « orientés » et même ne jurent que par l'Orient, reniant presque leur culture, leur éducation occidentale qui tout d'un coup pour eux ne valent plus rien.

En réalité, ce sont deux civilisations qui se complètent admirablement.

L'une, la nôtre, trop matérialiste, ayant oublié les vraies valeurs et que l'homme n'est pas seulement un corps d'un côté et un intellect de l'autre auquel il a donné la préséance et beaucoup trop d'importance. L'autre, très spiritualiste, mais ayant oublié le concret et dans ce domaine très en retard.

La science occidentale la plus avancée a redécouvert tout ce que les **Grandes Lumières** de l'Orient avaient trouvé par intuition et ont enseigné depuis des millénaires, par exemple : que tout est énergie, la relativité du temps et son union avec l'espace, etc.

L'Occident a été très, très long à être perméable et à accepter ce qui nous venait d'Orient, mais il y a eu depuis une vingtaine d'années une grande ouverture, quoique très progressive.

Grâce probablement aux progrès spectaculaires des moyens de transport, de communication; grâce aussi à certaines grandes figures occidentales qui se sont intéressées et ont su faire comprendre et admettre cette autre façon d'être : Jean Hébert en France, Alan Watts aux États-Unis...

Et de grands **éveillés** orientaux sont venus nous offrir leurs richesses intérieures tel Siddhes Warânanda qui décida de vivre à Paris.

Maintenant, pour notre très grande chance (et celle de notre sommeil), les enseignements de l'Orient se sont répandus chez nous, Occidentaux; à nous de savoir en profiter; mais il faut trier entre ceux qui ont su garder et transmettre les trésors authentiques et incomparables de cet Orient fabuleux et les soi-disant gourous, les charlatans, les marchands de « poudre aux yeux » qui vous font payer très cher (dans tous les sens de ce terme) avec un esprit affiché comme pur, mais en réalité très mercantile, de l'exotisme au rabais; et puis il y a, sous couvert de spiritualisme, certaines sectes parfois ultra-dangereuses, surtout pour les jeunes.

Trois autres dangers

– Attention à ce que cet apport très précieux et irremplaçable de l'Orient ne soit pas trop occidentalisé et pour que cela se vende mieux accommodé « à la sauce occidentale ».

– Attention à ce que l'on n'ait pas perdu le sens philosophique, la profondeur, l'élévation, la globalité, même dans ce que nous pourrions appeler les techniques orientales, ne gardant que leur aspect physique, mécanique, le côté purement exercice, gymnastique (fût-elle la meilleure), car on perd ainsi la plus grande partie de ce qui en fait l'intérêt et la nouveauté pour l'Occident.

– Attention à ceux qui, prétendant vous apporter l'éveil, la libération, et qui en réalité, par une sorte de drogue psychique et physique subtile et même machiavélique et très bien mise au point, vous enchaînent en vous rendant dépendant d'eux pour mieux vous tenir et vous exploiter.

Pénétrons maintenant ensemble dans ce monde oriental qui ne nous a pas apporté que la boussole, la poudre à feu et la poudre de riz et dont la présence en Occident ne se limite pas seulement, maintenant, à celle de ses vases aux formes et aux couleurs fascinantes et à ses meubles aux admirables dentelles.

Voici qu'il nous offre des méthodes traditionnelles qui sont un mélange savant de philosophie, d'art et de technique; elles peuvent être une aide décisive pour résoudre tous nos problèmes, en particulier celui du sommeil.

CHAPITRE 1

Le Taï-Chi-Chuan

Prononcez phonétiquement **Taï-Tchi-Tchuan.**

Les initiés l'appellent familièrement le « Taï-Chi »; c'est ainsi que nous le nommerons pour simplifier.

On lui donne d'ailleurs d'autres noms qui sont des variantes : Taï-Chi-Chouan, Taï-Ki-Tchuan, Taï-Ji-Quan ou Taï-Ji-Kuan.

Paris : jardin du Luxembourg, entre 8 h et 9 h du matin.

Un square du XIIIe arrondissement le dimanche matin.

San Francisco : quelque part dans China-Town.

Tout Pékin (ou presque) : dans la rue, sur les terrasses, etc. Tous les matins vers 7 h (de même à Shangai, à Canton...).

Une vision un peu étrange : des hommes, des femmes, des enfants, de tous âges, de toutes conditions, tournés dans la même direction (le nord si possible) sont rassemblés à quelque distance les uns des autres et exécutent au ralenti un bien curieux ballet silencieux avec des gestes inhabituels pour nous et d'une grande esthétique chorégraphique.

Le passant sourit ou est intrigué et s'interroge : un groupe de gymnastique, de danseurs qui répètent, une secte peut-être?

Mais son ironie ou peut-être sa vague appréhension tombent vite et il se prend à éviter de faire du bruit et à parler bas comme s'il était dans une église. Mais ces acteurs semblent être dans un autre monde (celui que nous avons perdu) avec un regard à la fois vague et très présent à eux-mêmes.

Ils font leur Taï-Chi. Et très vite on est charmé, conquis par la beauté du spectacle après avoir été rassuré; car comme l'a dit le chef intrigué d'un car de police qui s'était arrêté (et vidé) en les voyant : « A cette vitesse-là, ils ne peuvent pas être dangereux. »

Mieux connaître le Taï-Chi

... Et comprendre ce que l'on peut y trouver. Il est très ancien; ses origines semblent remonter aux environs des années 250 après Jésus-Christ : un célèbre chirurgien, Hua-To, recommandait la pratique d'exercices « imitant les animaux ».

Puis les secrets du Taï-Chi se transmirent de père en fils dans le clan familial des Chan. Et c'est à Yang-Lu-Chan au XIXe siècle qu'est attribué le mérite de les avoir révélés.

En 1953 le gouvernement de la Chine Populaire édicte sur le Taï-Tchi un manuel d'instruction; Mao l'a fait descendre dans la rue et l'a officialisé dans les bureaux et ateliers où l'on pratique dans la journée la pause Taï-Chi.

Curieusement la révolution culturelle de 1967 l'a un peu occidentalisé et à Formose (Chine nationaliste) il est resté plus près de ses origines.

Dans les années 40, un Chinois, Choy-Hak-Pang, en fut le pionnier aux U.S.A. : en Europe il prit racine d'abord en Grande-Bretagne, puis en France et en Belgique dans les années 70, après la parution en 1969 de la traduction d'un livre de l'Américain Edward Maisel, qui a été suivi depuis par un certain nombre d'ouvrages sur ce même sujet.

Malgré son ancienneté, le Taï-Chi, méthode « éternelle » qui a été polie, perfectionnée pendant tant de siècles en Orient, est moderne, parfaitement d'actualité et même très « en pointe »; il convient très bien aussi aux Occidentaux.

En lui sont condensés plus de cinq mille ans de sagesse chinoise bien qu'il ne date que de 1 750 ans, et la science de l'homme complet.

Ce qu'il est

On lui attribue différents qualificatifs, la plupart très beaux :
« Éveil de la longue force ».
« Danse de longue vie ».
« Méditation en mouvement », etc.
Il tient à la fois du yoga (mais où l'on est toujours en

mouvement), de la gymnastique (mais très souple et très douce), de la danse (au lent déroulement), du mime, de la méditation...

Il est tout cela à la fois, et plus encore! « Pratiqué en groupe, il fait penser aux mouvements souples et ondoyants des algues bercées par les vagues » (J.-Cl. Guyard).

Deux termes pourraient le caractériser : légèreté, fluidité.

Il est fondé sur l'entente harmonieuse du physique et du psychisme et on est séduit par l'émouvante splendeur des mouvements qui se succèdent en un « fondu enchaîné » très délicat; tout y est élégance.

Son esprit, d'émanation philosophique et poétique, se retrouve dans le nom des mouvements : « Le sourire respire, mouvoir les mains dans les nuages, caresser la queue de l'oiseau, couler comme la rivière profonde »...

Ce qu'il n'est pas

Il n'est jamais une exhibition, contraire à son esprit.

Il n'y a jamais de compétition car chacun progresse par rapport à soi, mais « hors du temps » car on a l'éternité devant soi.

Pas de championnats de France, d'Europe, du monde, de jeux olympiques; point de grade, de Dan ou de couleur de la ceinture (ceci sans aucune intention péjorative vis-à-vis des arts martiaux qui sont « autre chose »). C'est peut-être pour cela, et c'est bien mieux ainsi (bien que ce soit une raison pour laquelle il est moins connu) qu'il ne fait l'objet d'aucune publicité tapageuse, telle celle-ci (authentique) : « Devenez un Karatéka complet en 14 leçons » ou tel professeur de Kung-Fu qui se gratifie lui-même d'un 9e Dan alors qu'il n'en existe pas dans cette discipline.

Ceux qui pratiquent le Taï-Chi de manière sérieuse paraissent transformés intérieurement aux yeux de leur entourage : parents, amis, voisins et à leur travail, mais sans ostentation : ils « ne roulent pas des mécaniques » comme dans beaucoup d'autres disciplines.

Il n'est pas une gymnastique au sens occidental (des anti-gymnastiques sont apparues qui sont enseignées souvent comme des combats contre le corps).

N'attendez pas de lui qu'il vous muscle : les pratiques « en force » sont écartées et aucun effort physique n'est nécessaire. Une règle d'or est de ne jamais forcer; de même il ne fait ni maigrir ni grossir.

Ce qu'il peut vous apporter tout ce que vous pouvez en attendre

– Une grande détente; et même une relaxation, avec élimination des tensions qui sont de véritables poisons de l'existence.

– Il procure aussi une grande attention et même concentration détendue.

Et déjà tout cela, par retombée : une manière d'exister, de se comporter, de bouger et même d'être immobile, différente, à la fois plus autonome et plus ouverte au monde; plus de présence à soi-même et à ce que l'on fait et aussi un meilleur échange avec les autres : grâce à une meilleure confiance en soi on s'extériorise mieux; on est moins figé, on a moins de tics, de gestes machinaux et d'absence au monde et à soi-même.

« Écouter son corps ne fut plus une expression vaine; j'ai acquis une nouvelle façon d'être » (Dominique de Wespin, *Sur les traces du Kaï-Ki-Tchuan,* Éd. Marabout).

En fait tout cela est déjà en nous; le Taï-Chi nous aide à le trouver, à le libérer en faisant appel à notre **Guru** (libérateur) intérieur.

– Un équilibre général retrouvé.

L'équilibre physique compte beaucoup pour bien exécuter les mouvements et on prend très vite conscience de ses insuffisances.

Il est aussi une source d'équilibre psychique car il relie le corps et l'esprit : il se fonde sur la paix psychosomatique.

– L'énergie : il a un effet tonique; il y a une énergie visible : celle du travail de nos muscles; il y a une énergie non visible qui se traduit en chaleur et en flux divers.

Et il y a une énergie totalement subtile, immatérielle, impalpable : c'est cette dernière (le *Chi* en Chine, le *Ki* au Japon) qui dort en nous et que le Taï-Chi fait monter du fond de nous-même; comme l'a exprimé un pratiquant : « Avant je n'étais qu'une coquille vide, je n'avais pas d'énergie intérieure. »

Il donne du dynamisme, mais avec moins d'agressivité inutile.

De tous ces effets résultent des bienfaits dans tout l'organisme, et en particulier sur les systèmes nerveux, circulatoire, respiratoire, digestif.

Cela est vrai aussi pour nos différentes facultés cérébrales, en particulier la mémoire.

Il y a des déblocages physiques, musculaires, articulaires et psychiques avec ouverture de l'esprit; on a dit qu'il faisait « refluer le stress ».

Et tout cela est éminemment favorable au sommeil.

Le Taï-Chi a un rôle aussi bien **préventif** que thérapeutique.

« Soigner ce qui n'est pas encore frappé par la maladie est le propre du bon ouvrier; le mauvais ouvrier se contente lui d'essayer de guérir ce qu'il n'a pas su préserver de la maladie » (Pienn Tsiao, ve siècle avant Jésus-Christ). Et on dit aussi en Chine : « les poissons qui se laissent prendre sont des poissons qui ne savent pas nager ».

- Ses effets anti-stress nous prémunissent contre ses ravages.
- Avec le Taï-Chi on se « repose avant d'être fatigué ».
- Il permet de mieux se connaître, ne serait-ce qu'en découvrant ses lacunes, et donc de mieux se traiter, de manière très adaptée à sa personnalité.

« On n'offre pas une graine à la rose et on n'arrose pas un oiseau... Un jour un oiseau de mer épuisé par un long voyage vint chercher refuge dans un jardin. Le marquis de Cou sortit de son palais pour accueillir l'oiseau. Il lui offrit du vin. Puis il pria ses musiciens de jouer. Enfin il fit tuer un bœuf. Cependant l'oiseau mourut. Le marquis de Cou l'avait traité comme il eût aimé être traité lui-même au lieu... de le traiter en oiseau » (Dominique de Wespin).

Mais attention! Le Taï-Chi ne peut pas, à lui seul, vous protéger de tout.

Il est aussi une technique de longue vie et de longue jeunesse; les Chinois disent que grâce à lui « ils vieillissent moins vite et plus tard ». « Nous mourrons jeune le plus tard possible », car il apprend à vivre « sans se tuer ».

Il vise à l'épanouissement de l'homme par une harmonie, une unité retrouvée; il contribue à la santé et donne la sérénité.

Pourquoi le Taï-Chi vous apporte-t-il tout cela?

Comment, par une sorte d'alchimie interne, nous transforme-t-il ainsi?

Nous ne donnerons que quelques-unes des raisons : – On

s'embourbe dans la fatigue nerveuse, le corps et l'esprit s'ignorent et même sont antagonistes; l'un a toujours le dessus sur l'autre. La plupart sont déséquilibrés par une cérébralité trop forte, trop lourde à porter par un corps affaibli. Pour le Taï-Chi le corps et l'esprit doivent vivre en « osmose totale ».

– Il nous recentre en déchargeant le haut, car notre énergie part du ventre, du Hara : centre situé un peu en dessous du nombril alors que nous avons l'habitude de la faire partir de la tête et des épaules.

– L'arrondi des gestes du Taï-Chi est importante. Ils sont tous en cercles, en courbes, en spirales de toutes dimensions. Ils doivent être pratiqués, nous dit James Kou : « Comme si vous dérouliez le fil de soie fragile d'un cocon » et doivent être très coordonnés; cela économise l'énergie, ce qui est l'inverse pour les gestes en ligne droite et anguleux.

– La lenteur des gestes : elle surprend ainsi que leur régularité; sans arrêt ni à-coups, sans accélération ni ralentissement; quelle maîtrise! et c'est peut-être cela le plus difficile pour un Occidental et qui lui apporte le plus; les pieds glissent et pivotent de manière subtile.

Or la vie quotidienne nous impose des gestes rapides, brusques, heurtés et qui sont générateurs de stress.

Ces seuls critères expliquent déjà en partie la transformation.

Mais il ne faut surtout pas attendre de miracle tout de suite car la guérison, comme la maladie, ne s'instaure pas en un seul jour.

Pour les Chinois, c'est notre éducation qui est responsable de notre « mal-être » et de nos difficultés; une autre éducation peut les faire disparaître.

Le Taï-Chi va dissoudre nos mauvaises habitudes et nous faire retrouver nos rythmes originels.

Il vous aide à « cesser de vivre n'importe comment, dans la confusion, pensant à n'importe quoi dans le vacarme » (Karl Fried Von Durkeim).

Mais le meilleur moyen pour se convaincre de son efficacité est de le pratiquer.

Ce qu'il faut avant de faire du Taï-Chi

La tension nerveuse, les conflits psychologiques, l'angoisse, les soucis, le surmenage, ou simplement la mauvaise humeur sont autant d'obstacles à une bonne exécution des mouvements du Taï-Chi.

Aussi y a-t-il une petite mise en condition qu'il faut apprendre, afin d'arrêter en soi le torrent des pensées et l'anarchie des sensations.

Il faut aborder le Taï-Chi avec humilité, patience, régularité, persévérance : les premières séances sont plutôt décevantes, décourageantes même car elles font ressortir tous nos défauts; il est quelquefois un petit peu désagréable de recommencer vingt fois de suite le même mouvement. Mais il ne faut jamais se prendre trop au sérieux en le pratiquant car la gaieté et le sourire intérieurs sont nécessaires.

Comment le pratiquer

Il faut trente ans pour bien pratiquer le Taï-Chi; raison de plus pour commencer tout de suite et il est merveilleux de penser que l'on va progresser pendant trente ans.

Il est certainement le plus simple qui soit à pratiquer car il ne nécessite absolument rien : aucun vêtement spécial pourvu qu'il n'entrave pas les mouvements; l'ampleur des vêtements chinois s'y prête très bien; pour un Occidental : ôter sa veste, desserrer son col et sa cravate.

Les chaussures à hauts talons (femmes) sont à proscrire.

Tout sol stable convient; il n'y a besoin que d'une dizaine de mètres carrés, si possible en plein air, dans un parc, sur une terrasse, sinon dans une pièce bien aérée. Rappelons qu'il est mieux de s'orienter vers le nord.

Si le Taï-Chi est pratiqué collectivement le plus souvent, c'est que cela aide à persévérer et à se repérer sur les voisins pour les mouvements.

Mais on peut le pratiquer seul après l'avoir appris. Il n'y a ni besoin de musique ni de tapis au sol; on peut le pratiquer à n'importe quelle heure (sauf juste avant le sommeil).

Une séance (qui comporte 108 attitudes) dure, quand on connaît suffisamment le Taï-Chi, une vingtaine de minutes. Mais il vaut mieux scinder la séance en deux parties plutôt que d'accélérer les mouvements.

Enfin il n'y a aucune contre-indication et il est sans danger.

Il est temps maintenant d'expliquer dans les grandes lignes :

En quoi consiste le Taï-Chi

Le nombre de 108 (attitudes gestuelles) est un nombre mystique en Chine, au Tibet et en Inde.

Voici l'essentiel :

– Il y a d'abord à apprendre neuf attitudes préliminaires dont les noms sont très évocateurs : « Soutenir le ciel, porter la montagne, tendre l'arc, arrêter le tigre, accrocher la lune, la cigogne déploie ses ailes, vider la coupe du soleil, faire courir la navette, étaler la récolte. »

– Le Taï-Chi met l'accent sur la respiration basse, donc abdominale; la respiration de chacun doit être harmonisée avec les mouvements; ce doit être une respiration profonde et naturelle en se concentrant sur le ventre.

– Quant aux 108 mouvements, il faut les suivre dans un ordre déterminé car il y a entre eux un enchaînement et une progression.

Comment l'apprendre

On ne peut l'apprendre seulement avec un manuel ou un magnétophone. Il faut un très bon professeur et comme les enseignants ont tendance à se multiplier, voici quelques indications utiles pour vous renseigner :

Fédération française de Taï-Chi-Chuan
24, rue de Babylone – 75007 Paris

Fédération européenne de Taï-Chi-Chuan
37, rue de Clisson – 75013 Paris

Par le Taï-Chi-Chuan sera en nous « le calme lumineux », reflet de notre univers, qui est « la lumière d'une perle; mais il faut du temps pour faire d'un grain de sable la perle lumineuse » (Dominique de Wespin).

CHAPITRE 2

Les massages orientaux

« Ce qu'il y a de plus profond en l'homme c'est sa peau. »

(Paul Valéry)

A) LE SHIATSU

Il s'adresse aux autres; nous verrons dans la deuxième partie de ce chapitre le Do-In qui s'applique soi-même et qui est donc de l'auto-Shiatsu.

Le Shiatsu ou Kuatsu nous vient du Japon et son nom de *Shi :* doigts et *Atsu :* pression. Au Japon il est très répandu; il est reconnu officiellement par la science et fait partie de l'enseignement officiel; de plus il est demeuré, sous une forme simplifiée, un art familial.

Son principe

Il allie les principes de l'acupuncture sans aiguille et ceux d'un message japonais (le Amma) à base de frictions et de pressions par les doigts et la paume des mains.

Il constitue, par rapport à ce qui existe en Occident, une nouvelle approche du corps; il s'intéresse à l'équilibre de l'ensemble du corps. Voyons quelques principes de base de l'acupuncture (qui nous serviront aussi ultérieurement) :

Notre corps ressemble à un réseau de communication où tout est lié; notre énergie vitale est véhiculée à travers le corps le long de 14 méridiens (circuits) non matérialisés mais que les travaux du Dr J.-C. Darras, du Professeur de Vernejoul (Médecine nucléaire de l'hôpital Necker) viennent de permettre de visualiser.

Il y a l'énergie *Yang* positive qui nous arrive du cosmos : elle part du sommet de la tête pour descendre vers le visage et elle aboutit par le tronc à l'extrémité des mains et des pieds; elle parcourt la face postéro-externe du corps.

Et il y a l'énergie *Yin* négative qui nous arrive de la Terre : elle part des orteils et remonte jusqu'à la tête et l'extrémité des mains par le tronc; elle parcourt la face antéro-interne du corps.

Il y a 6 méridiens Yang, à droite et à gauche symétriquement : trois dans chaque bras, trois dans chaque jambe, qui correspondent aux organes ou fonctions suivantes (dont ils portent les noms) : gros intestin, estomac, intestin grêle, vessie, le triple réchauffeur responsable de la production et de la répartition de la chaleur et celui de la vésicule biliaire. Un septième méridien Yang, unique et central, le plus important : le méridien *Gouverneur* qui sert à contrôler le flux d'énergie des autres méridiens et à coordonner leur activité.

Il y a 6 méridiens Yin à droite et à gauche symétriquement : trois dans chaque bras, trois dans chaque jambe et ils correspondent aux organes suivants (dont ils portent le nom) : poumons, reins, cœur, foie, rate, et circulation du sang. Ils sont contrôlés et coordonnés par un septième méridien Yin unique et central, le plus important : le méridien *Conception.*

Le praticien massera dans le sens de l'énergie ou à contre-courant selon qu'il souhaite augmenter ou diminuer le niveau énergétique de l'organe considéré. Sur ces méridiens : deux fois 361 *Tsubos* ou points de pression.

Ce que vous pouvez attendre du Shiatsu notamment vis-à-vis de votre sommeil

D'abord une grande détente; de plus le Shiatsu redonne aussi énergie et santé à l'organisme tout entier.

Toute séance de Shiatsu comporte un massage complet de tout le corps; il combat donc la fatigue et en particulier la fatigue nerveuse génératrice de tant d'insomnies chez les citadins modernes.

Il est une thérapeutique qui considère le corps dans sa globalité et cherchera à améliorer l'état général du patient en stimulant son pouvoir d'autoguérison. Donc si vous êtes malade, il va vous redonner peu à peu l'énergie nécessaire pour affronter la maladie et vous aider à la vaincre; de plus les massages le long de tel ou tel méridien traitent l'organe correspondant.

Le Shiatsu traite également beaucoup de douleurs qui sont des causes fréquentes d'insomnie (nous y reviendrons dans la IIIe partie); pour cela on accorde une attention particulière aux zones douloureuses, mais une douleur locale éprouvée est l'indice révélateur d'un dysfonctionnement de l'organe ou de la fonction correspondant au méridien concerné par cette douleur, organe ou fonction quelquefois très éloignés de l'endroit douloureux; en ne traitant que la partie affectée, les effets ne seraient que temporaires, les déséquilibres énergétiques subsistant.

Mais le Shiatsu est avant tout une méthode de **prévention** des maladies, fidèle en cela à l'état d'esprit médical oriental : il réveille les défenses de l'organisme par un meilleur équilibre de notre énergie vitale et il stimule et tonifie les organes paresseux ou fatigués.

Il est recommandé à tous; pour l'enfant, il favorise la formation d'une constitution robuste et lui évite la maladie; pour l'adulte, il est un rempart contre les affections et retarde le vieillissement.

A titre d'anecdote : au Japon on l'emploie pour réanimer et soigner les accidentés et les geishas l'utilisent aussi pour réanimer les « ardeurs » d'un partenaire défaillant.

Énergie, santé, détente : il est donc un précieux et puissant moyen pour retrouver son bon sommeil si on l'a perdu ou l'améliorer et le conserver si on dort bien.

Plus précisément et à titre d'exemple, voici certains massages locaux particulièrement utiles au sommeil :

Les pressions au niveau de la tête, en différents points, ont un effet bénéfique contre l'insomnie; d'autre part la pression des paumes des mains sur les yeux, par action sur les nerfs trijumeaux, améliore l'équilibre nerveux.

Les pressions sur le devant et le côté du cou le long de l'artère carotide jusqu'à la clavicule sont également très favorables au sommeil; il en est de même pour chacun des trois points situés de chaque côté, derrière la tête, sur la nuque.

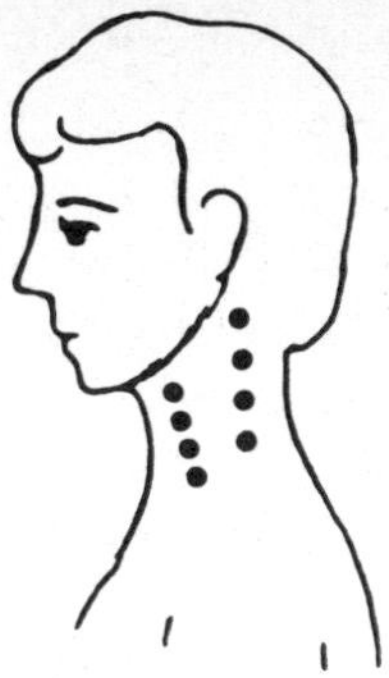

Points de pression sur le devant et le côté du cou.

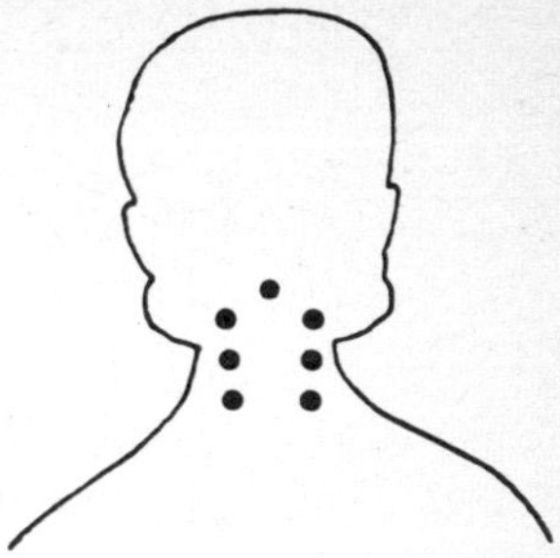

Points de pression pour guérir l'insomnie.

Comment se pratique le Shiatsu

Une séance de Shiatsu dure entre trente et soixante minutes; elle comporte des pressions et frictions locales et un massage complet de tout le corps. Il faut pour une séance s'installer confortablement et se laisser aller : pour cela écouter sa respiration; elle va se ralentir d'elle-même et l'on va inspirer, puis expirer selon un rythme calme, régulier.

A chaque expiration, le praticien va exercer sa pression, et la relâcher à l'inspiration; ainsi se crée un rythme d'alternance pressions, relâchements, expir, inspir et une harmonie entre votre corps et le traitement.

Pour qu'une séance de Shiatsu soit pleinement réussie

Le Shiatsu est une forme de communication par le toucher entre deux êtres humains; il doit donc se créer un climat de confiance entre le praticien et son sujet; il est essentiel que « le courant passe » entre eux.

Cela veut dire que vous devez bien choisir votre masseur ou masseuse Shiatsu : pour sa compétence, d'autant plus qu'il existe pour certaines affections des contre-indications; donc renseignez-vous sur ses références et choisissez-le (ou la) pour son harmonie humaine avec vous.

« L'âme du Shiatsu est semblable à l'affection maternelle », « la pression des mains fait jaillir la vie. »

Telles sont les conditions indispensables d'une séance efficace et agréable.

Il existe des lits Shiatsu

Nous y reviendrons ultérieurement; ils comportent des roues de caoutchouc qui simulent les doigts du masseur.

Vous pouvez vous l'offrir (il coûte plus de 10 000 francs) ou le trouver dans certains clubs de gymnastique ou instituts de beauté.

Par rapport au massage Shiatsu manuel, il a des avantages et des inconvénients.

Renseignements utiles

Pour acheter des lits Shiatsu :
Forme, Santé, Beauté
29, rue des Favorites – 75015 Paris

– Pour en savoir plus sur le Shiatsu

• *Le livre du Shiatsu,* de Wataru Ohashi, Éd. de l'Étincelle (Chiron Diffusion, Paris)

• *Shiatsu, méthode de thérapeutique manuelle japonaise,* de Tokujiro Namikoshi (Éd. Guy Le Prat, Paris)

• *Théorie et pratique du Shiatsu,* même auteur, même éditeur.

– Centres où l'on peut apprendre le Shiatsu :
C.E.M.D. – Centre d'Étude des Médecines Douces
J.-Cl. Guyard – 35, Chemin du Gigot 91100 Saintry
Le Corps conscient
J.-L. Abrassard – 19, rue Fortia 13001 Marseille.

B. LE DO.IN

« Le Do.In, c'est le yoga plus la précision et la rigueur du Zen » (Jean Rofidal, *Pour bien comprendre le Do.In* tome II, Au Signal, Lausanne, Chiron Diffusion, Paris).

Ce qui va suivre sur le Do.In est largement inspiré de ce livre et aussi du tome 1 : *Do.In* (mêmes références).

Le Do.In, nous dit-il, est « une sorte de micro-yoga de chaque partie du corps, de chaque articulation, de chaque muscle, de chaque os, le tout intégré dans un mouvement d'ensemble, en spirale, à l'image du cosmos, comme tous les phénomènes ».

Sa base – en quoi il consiste

Elle est la même que celle décrite pour le Shiatsu en ce qui concerne l'énergie vitale, sa circulation, les méridiens, etc.

Nous décrirons un peu plus loin le déroulement d'une séance de Do.In; voici une première approche.

– *Il comporte :*

• Des manipulations : massages, palpations, martèlements, passes à une certaine distance du corps.

• Des prises de **Prana;** de **Ki** (l'énergie cosmique) par des respirations et des gestes appropriés.

• Un recentrage de l'énergie dans le **Hara.**

– *Déroulement :*

• Il y a d'abord un échauffement, des déblocages et étirements des articulations.

• Des massages, étirements des muscles et des nerfs.

• Frappe sur les os et les grosses articulations pour les masser en profondeur par les vibrations.

• Stimulation de la circulation de l'énergie par des massages dans le sens de la circulation de l'énergie.

• Passes à courte distance.

• Relaxation pour harmoniser et intensifier l'effet des massages.

• Pour terminer : chant, vibration sonore et toujours un peu de méditation.

Les bienfaits du Do.In

C'est un art dont la pratique élève la santé et la vitalité de l'humain.

– Il stimule la vie des organes, fortifie toutes les fonctions et les harmonise; c'est un réveil énergétique car notre corps « dort ».

– Il prévient la maladie en rendant une vie normale aux

organes en train de s'affaiblir, de fonctionner au ralenti ou en dysharmonie avec le reste du corps.

– Il sert de diagnostic : quand un organe fonctionne mal, les zones, les méridiens et les points correspondants deviennent douloureux.

Souvent d'ailleurs quand on commence le Do.In, on a mal partout et peu à peu les douleurs régressent, cèdent, disparaissent parce que l'ordre et l'harmonie règnent de nouveau dans le corps.

– Il donne confiance en soi parce que l'on se sent plus fort; avec un sentiment agréable de liberté, d'indépendance; une sensibilité plus développée.

– Le Do.In a aussi un rôle important pour la vie de l'âme; et en construisant notre corps spirituel, il prépare notre vie future.

– Le Do.In améliore la communication entre les êtres; l'ayant appris et pratiqué sur vous-même, vous pouvez le pratiquer sur les autres (dans votre famille par exemple) et aussi l'apprendre aux autres.

C'est ce qui se passe en Chine et au Japon.

Cas particuliers

– Troisième âge : il faut bannir cette expression et l'appeler troisième jeunesse.

Chez les personnes d'un certain âge, l'énergie s'endort, se dégrade : grâce au Do.In, la paresse générale du corps disparaît comme si elles avaient encore un travail actif; elles retrouvent véritablement l'usage de leur corps.

– Rhumatismes : Le Do.In est pour ceux qui n'acceptent pas d'être condamnés peu à peu à l'immobilité et à la douleur. Les articulations retrouvent leur mobilité et les douleurs s'atténuent.

– Pour le sommeil : Rappelons que toute amélioration de la santé améliore aussi le sommeil. De plus, il y a :

Accélération de l'éveil du matin. Écoutons Évelyne Sanier-Torre (revue *Médecines douces,* n° spécial : 18-19) :

« Tout a commencé par un stage. Avant je me réveillais fatiguée, sans entrain et je restais toute la matinée à moitié endormie. Il me fallait parfois attendre midi pour être vraiment réveillée.

C'est la raison pour laquelle, très vite, je suis devenue une adepte du Do.In.

En moins de trente minutes, par ce massage et cet étirement de tout le corps, je me sens maintenant en pleine forme et les idées claires. Regardez un chat quand il s'éveille : la première chose qu'il fait, c'est de s'étirer dans tous les sens pour redonner vie à son corps. »

• Le Do.In diminue progressivement le besoin de sommeil; et aussi le besoin de nourriture, ce qui par répercussion entraîne encore des économies de sommeil.

• En calmant le mental et en harmonisant le physique, en chassant la fatigue, le Do.In favorise un meilleur sommeil.

• Le Do.In des oreilles pour se réveiller dans la journée : le premier Do.In nous a été enseigné à l'école : tirer les oreilles réveille l'attention; extrait du *Do.In* de J. Rofidal :

- Pratiquez sur les deux oreilles simultanément.
- Étirez le lobe.
- Étirez la partie médiane vers l'arrière.
- Étirez le lobe supérieur vers le haut.
- Pincez et massez soigneusement tout le tour du pavillon.
- Massez l'intérieur du pavillon en suivant le sillon avec l'extrémité de l'index et terminez en enfonçant profondément le doigt dans l'oreille et en vibrant.

• Le massage de la nuque et du cou sont bons contre les insomnies (voir paragraphe précédent : Shiatsu).

• Décalages horaires. En cas de traversée de fuseaux horaires rapidement (avion) il faut faire des séances de Do.In pour aider à remettre ses pendules intérieures à l'heure des pendules extérieures et notamment sa pendule sommeil.

Comment pratiquer le Do.In

Il est préférable de le pratiquer le matin, à jeun, car c'est au lever du lit que notre corps en a le plus besoin.

Il est notre « toilette énergétique » du matin.

On y consacre vingt à trente minutes par jour; quand on débute on est relativement lent : il faut pratiquer le Do.In des mains et des pieds, nos « antennes d'énergie ».

Lorsque l'on maîtrise bien le Do.In des mains et des pieds,

on ajoute celui de la tête, puis progressivement celui des autres parties du corps.

Chez vous, pratiquez-le si possible toujours au même endroit : rien que le fait de vous agenouiller à cet endroit habituel vous prédisposera déjà à une détente.

En voyage, choisissez un lieu calme et aéré mais, si c'est impossible, vous pouvez faire votre Do.In n'importe où, même dans un train ou un avion.

Et si vous ne disposez que de quelques minutes, faites le Do.In des mains : vous vous sentirez revitalisé et « rafraîchi » car cela agit sur tout le corps.

Une séance de Do.In

Voici une deuxième approche du Do.In un peu plus précise pour que vous puissiez vous aussi devenir un adepte en connaissance de cause :

Son déroulement doit avoir lieu dans un ordre précis déterminé par les circuits d'énergie qui parcourent votre corps.

– On s'assoit en **seisa,** ou en « diamant », à la japonaise, les jambes repliées sous les cuisses

– Puis quelques salutations respirations, en se penchant en avant, le dos restant droit.

– Do.In des mains : chaque doigt correspond à un organe; chaque main est un pôle énergétique; en les réunissant, nous faisons UN en nous-même et cela calme le mental : c'est l'attitude de la prière, de la méditation.

Si on frotte énergiquement (l'on devrait dire énergétiquement) les mains l'une contre l'autre (et on le fait instinctivement quelquefois) on se sent revitalisé; donc n'hésitez pas à le faire en cours de journée si vous vous sentez un peu fatigué. Il y a aussi le pouvoir guérisseur des mains.

– Do.In des bras avec passes à distance, frottements, massages, frappe et points particuliers à traiter. Nos bras sont de véritables récepteurs de l'énergie cosmique : pour se recharger en énergie, les tendre vers le haut en V.

– Ensuite, dans l'ordre, vient : le Do.In du crâne, du visage, des oreilles, de la nuque, du cou, des épaules, de la zone (importante) entre les omoplates, de la poitrine.

– La respiration **(Prâna),** la taille, les pieds, les jambes, le bassin, les reins, le dos, le ventre.

– Le massage au sol avec concentration dans le **hara,** étirement, relaxation.

– Chants : prononcer calmement les voyelles A, E, I, O, U... puis ÔM : Ô grave, profond, au niveau du ventre et monter progressivement jusqu'au front pour terminer par le M « d'une voix de tête murmurée » (Jean Rofidal).

Le Do.In pour qui?

Le Do.In est simple. Tout le monde peut le pratiquer : il n'y a pas de contre-indication.

Tous en tireront de grands bienfaits, qu'ils soient ouvriers, employés de bureau ou P.-D.G., qu'ils soient commerçants, instituteurs ou prêtres...

Pour les artistes, musiciens, peintres, danseurs... le Do.In est remarquable; « ils seront reliés », dit Jean Rofidal; nous dirions peut-être « branchés ».

Programme de formation

On peut apprendre le Do.In par des stages (c'est mieux) ou à la rigueur avec des livres; ceux de J. Rofidal sont remarquables (livres et stages). Il l'a appris lui-même de maîtres japonais et il s'est consacré depuis plus de quinze années à son enseignement direct par la pratique et maintenant, pour le répandre plus largement, par ses livres.

On peut le joindre par Éd. Chiron, 40, rue de Seine, 75006 Paris.

Le Do.In vous rendra la vie plus harmonieuse, plus agréable le jour et la nuit.

Et vous découvrirez cet état merveilleux que les Japonais appellent le **satori.**

Par le Do.In **« renouvelle-toi chaque jour »** (J. Rofidal).

CHAPITRE 3

Le yoga

Pour la plupart de nos contemporains occidentaux, le mot yoga ne suscite qu'un peu de curiosité, de temps en temps. Si on leur demande : « Pourquoi ne faites-vous pas du yoga? » en dehors de ceux qui disent : « je ne sais pas trop ce que c'est », la plupart : « Oh! la, la! pensez-vous, je n'ai pas le temps », et certains : « ça n'est pas pour moi » et si on insiste : « mais pourquoi? C'est trop compliqué! »

Un très grand nombre n'a qu'une idée très vague, grossière, du yoga; seules quelques postures ont retenu leur attention et si on leur demande ce qu'évoque le mot yoga comme image en eux : « Quelqu'un qui se tient en équilibre acrobatiquement sur la tête », ou « quelqu'un d'assis les yeux fermés, les jambes croisées, paraissant dormir *(sic)* comme un Bouddha ».

Et parmi les réponses, entre autres, que nous avons obtenues à : « à votre avis, sur quoi est-il assis? » – « Je ne sais pas; peut-être une planche à clous » (fakir), ou « sur rien » (état de lévitation).

Certains même fuient le yoga.

– Une dame nous a dit : « Oh! moi je ne ferai jamais du yoga, je suis catholique! »

– Un monsieur : « Oh! moi, vous savez, les sectes!... »

– Un jeune : « Pour faire du yoga, il faut être doué, avoir la vocation; moi je ne suis pas fait pour ça. »

– Enfin une jeune fille, très sérieusement : « Pour faire du yoga, il faut être un peu cinglé. »

Quelques-uns se sont mis au yoga parce que ça fait bien, d'autres parce que « ça fait du bien », entraînés souvent par quelqu'un d'autre, ou après avoir essayé généralement beaucoup d'autres pratiques pour résoudre leurs problèmes de nature d'ailleurs extrêmement variés.

Certains au début pensaient y trouver un tranquillisant pour la journée ou un somnifère pour la nuit; ils ont découvert eux-mêmes que le yoga c'est bien autre chose (tout en y ayant trouvé ce qu'ils cherchaient); et presque tous disent que c'est mieux que tout ce qu'ils auraient pu imaginer.

D'où nous vient le yoga
Où en est-il en Occident

Les plus anciens témoignages de la pratique du yoga le font remonter à environ trois mille ans avant Jésus-Christ en Inde.

Quant à son évolution, il est difficile de la suivre car la transmission des connaissances de cet ordre se fait oralement de maître à disciple. Les textes (très rares d'ailleurs) pour sauvegarder cette tradition en cas de rupture de la chaîne initiatique sont volontairement hermétiques pour éloigner, décourager le profane mû par la simple curiosité.

Ainsi on trouve :

- Les **Vedas** (1 500 à 800 avant Jésus-Christ).
- Les **Upanishads** (800 à 500 avant Jésus-Christ).
- La **Bhagavad Gîtâ** (Ier siècle).

Au IIe siècle avant Jésus-Christ, Patanjali présente l'enseignement traditionnel du yoga (yoga sutra) sous forme de ses célèbres aphorismes; les auteurs qui le suivront ne feront qu'approfondir ou commenter son œuvre.

Le yoga classique y est présenté dans ses huit étapes :

- Principes moraux.
- Purification.
- Postures (Asanas).
- Contrôle de la respiration (Pranayama).
- Libération des sens et des objets extérieurs.
- Concentration de la pensée.
- Méditation.
- Fusion de l'âme avec l'absolu (Samadhi).

Si nous avons énuméré ces étapes, c'est parce que tous les types et formes du yoga ne diffèrent qu'en ce qu'ils privilégient davantage telles ou telles de ces étapes : Hatha-Yoga, Tantra-Yoga, Karma-Yoga, Bhakti-Yoga, Jnana-Yoga, Raja-Yoga...

Le mot sanscrit **yoga** a la même origine que le mot joindre; on retrouve cette même signification dans la racine latine : Jug, allemande Joch, anglaise Jok.

Le yoga c'est l'union pour arriver à l'unité intérieure de l'homme par l'« union du corps et du mental, du mental avec l'intelligence, de l'intelligence avec la conscience. » (B.K.S. Iyengar).

Et unité de l'homme avec le tout par union de la conscience personnelle et de la conscience universelle.

Pour l'Hindou qui croit (Tous) aux réincarnations successives à travers « le petit pont de la mort », il aspire à une délivrance de ses réincarnations pour atteindre tout de suite l'état de béatitude en réalisant dans sa vie actuelle la plus grande perfection possible (dans n'importe quel domaine); il cherche donc par le yoga cet état de libération sans évidemment pour autant entrer dans un ashram ou un monastère.

Beaucoup d'Hindous vivent cependant le yoga (qui est enseigné officiellement à l'école et dans l'armée) de manière moins intense, pratiquant postures et contrôle du souffle, mais en gardant toujours le côté métaphysique qui est chez eux atavique.

C'est ce yoga : recherche de l'équilibre psychosomatique, qui s'est le plus répandu dans le monde.

Dans les années 1920, un Hindou créa à New York un premier institut de yoga; puis ce yoga traversa les U.S.A. et s'y développa énormément à partir des années 60. C'est aussi dans ces années que commencèrent à naître en Europe les groupes, associations, centres, fédérations... de yoga, avec congrès, séminaires... et une certaine profusion de littérature (à rapprocher en antithèse de la parcimonie orientale).

Auparavant le yoga y était pratiquement inexistant et il figurait très discrètement dans certaines revues d'avant-garde, très ésotériques, mêlé dans la même rubrique pour la santé que les pierres magiques, les bracelets magnétiques ou les médailles miraculeuses.

Le yoga a maintenant perdu (mais pas pour tous) fort heureusement sa teinte religieuse ou ésotérique.

Cette « explosion » mondiale du yoga est aussi étonnante et

bien plus importante, nous dit André Van Lysebeth (un des grands maîtres du yoga en Europe (Belgique) que celle de l'ordinateur ou les découvertes atomiques... et elle offre une chance de salut à notre espèce à condition, ajoute-t-il, de « ne pas le dénaturer » et aussi de le faire mieux connaître.

Ce qu'il n'est pas – Ce qu'il est

Ce sera juste un aperçu en quelques phrases.

– **Il n'est pas** une supergymnastique ni à l'autre extrême une sorte de méditation divine éphémère; ni une thérapeutique, ni un repli sur soi-même, ni une philosophie ou une nouvelle religion; il n'est pas non plus ni une doctrine ni une discipline.

Il ne donne aucun pouvoir surnaturel.

– **Il est :**

• Revenir à ce que l'on est vraiment.

• Se prendre en charge.

• Voir la réalité et non pas à travers le flot d'idées et d'images déformantes.

• Une présence à chaque instant.

• Une prise de conscience.

• Un refus de survivre par automatisme.

• Une libération, notamment des contraintes et pesanteurs de son corps par les postures qui ne sont qu'une étape.

• Un art de vivre.

Être un yogi devrait devenir pour quelqu'un un « état d'être » permanent car il n'empêche pas (bien au contraire) d'être parfaitement et pleinement intégré à la vie moderne, quels que soient son activité et son niveau.

A titre d'anecdote : A la question « comment vous représentez-vous un yogi? », ce qui revient le plus souvent est : « Un monsieur (pratiquement jamais une dame) très maigre, vêtu d'un pagne. »

Personne ne nous a dit ce que nous aurions aimé entendre : « Ce peut être monsieur ou madame tout le monde ».

N'est-il pas grand temps de changer cette « image de marque » du yoga auprès du public pour qu'un plus grand nombre en bénéficie; nous allons en montrer les mérites bien qu'un yogi ne soit pas un militant, un prosélyte et qu'il ne tente de convaincre que par son exemple; car il doit considérer que la recherche et les démarches sont des actes personnels.

Ce qu'il peut vous apporter

« Par une pratique régulière, certains troubles comme l'angoisse, l'hyperémotivité, la fatigue, l'insomnie, l'état stressé disparaissent. Le Hatha-Yoga (yoga du corps) est non seulement un excellent moyen de défense, mais aussi une prévention contre l'usure générale, et surtout une façon, peut-être la seule façon, de maintenir un dialogue équilibré entre le corps et l'esprit » (Eva Ruchpaul).

Le yoga :

– Rend la souplesse à la colonne vertébrale, véritable axe vital.

– Calme les nerfs surexcités.

– Relaxe les muscles.

– Vivifie les organes et les centres nerveux.

(André Van Lysebeth)

Le yoga s'adresse essentiellement à des êtres bien portants, c'est-à-dire ne relevant pas de la pathologie; cependant on a pu remarquer chez certains yogis la disparition des rhumatismes inflammatoires, des sciatiques chroniques, des douleurs articulaires ou la réapparition du bon sommeil, de l'appétit, de l'énergie.

Mais le but du yoga n'est pas thérapeutique; tout au plus peut-on parler d'amélioration de terrain.

Par exemple il n'est pas accessible à ceux en état de dépression, mais il l'est aux prédépressifs ou aux personnes déjà assez stabilisées après dépression pour éviter une rechute. Certes les postures peuvent agir au niveau des organes mais le rôle le plus important du yoga se situe sur le plan psychosomatique : stabiliser l'attitude mentale à travers la stabilité physique par les postures va assainir par effet de retour le fonctionnement organique.

Voici par des exemples précis :

Quelques effets directs des postures

– « Certaines postures sont de véritables massages viscéraux qui favorisent transit et élimination » (Dr Daupleix).

– Les postures inversées :

Nous sommes soumis à la pesanteur et à des champs électromagnétiques présentant entre notre tête et nos pieds, que nous soyons debout ou assis, une différence de potentiel et un sens; les postures inversées du yoga vont inverser l'action de ces deux forces.

De ce fait : cela décongestionne tous les organes qui sont habituellement en dessous du cœur : les reins, l'estomac, l'intestin, les jambes; deux de nos glandes sont mieux alimentées et stimulées : la thyroïde et l'hypophyse, véritables chefs d'orchestre de toutes nos autres glandes endocrines.

Notre cerveau aussi est beaucoup mieux irrigué; or il a besoin de 2 000 litres de sang frais par jour, car normalement notre cerveau est on ne peut plus mal placé : tout à fait au « top sommet » de notre corps.

« Maître cerveau sur son homme perché » (Paul Valéry).

Ainsi par les postures inversées du yoga, toutes nos facultés intellectuelles s'améliorent et en particulier la mémoire et le pouvoir de concentration, si précieux l'un et l'autre.

On pourrait dire que le yoga rend plus intelligent, et ce n'est pas un hasard si pratiquement tous les prix Nobel font du yoga. Et puis grâce à ces poses inversées, notre visage est mieux nourri, ce qui lui procure un rajeunissement; nos cheveux aussi sont mieux nourris, ce qui retarde leur chute (calvitie) et leur blanchiment (canitie).

Tous nos sens sont situés dans la tête, sauf celui du toucher qui est réparti sur tout le corps : la vue, l'ouïe, l'odorat, le goût. Ils vont s'améliorer.

Vis-à-vis de notre sommeil

« Au bout de quelques mois de yoga, vous dormez mieux sans l'avoir cherché » (Josette Lyon).

Le yoga favorise l'endormissement et l'ensemble du sommeil soit directement soit indirectement par tous ses autres effets.

Le yoga n'impose rien. Par exemple il ne prône aucun régime particulier; mais parvenu à un certain niveau de yoga, les adeptes prennent conscience que ce qu'ils mangent et leur façon de manger compte, d'où rectification de nombreuses erreurs préjudiciables;

ceci est typique du mode d'action du yoga qui agit par une ouverture de l'esprit.

Mais le yoga va en fait bien au-delà des postures et de la respiration; ceux-ci ne constituent qu'une première étape pour se libérer des lourdeurs et des entraves de son corps.

Le yoga embrasse l'Homme dans sa totalité, son intégralité physiologique, psychologique, spirituelle.

Les Hindous ne considèrent le Hatha-Yoga que comme une voie d'accès au yoga.

Si l'on veut essayer de résumer en quelques mots ce qu'il apporte, il est un excellent moyen, sans doute le plus complet, même pour un Occidental :

– **D'éliminer** les tensions, ce qui procure détente physique et mentale très complètes.

– **De libérer** les blocages et **rétablir** les circuits d'énergie, d'où une bien meilleure résistance à la fatigue.

– **De normaliser** ses fonctions vitales.

– **D'augmenter** ses potentialités sur tous les plans.

– **De connaître** l'harmonie du corps et de l'esprit et **retrouver** la paix intérieure.

– **D'élargir** son champ de conscience.

Il est une voie vers **l'épanouissement.**

Il serait particulièrement important et même urgent, pour qu'ils soient mieux armés, sur tous les plans, pour affronter la vie moderne, de l'apprendre aux enfants.

On attribue aux yogis des pouvoirs exceptionnels : ceux qui vous le disent ne sont pas des yogis.

Certains vous diront par exemple qu'il conduit à l'immortalité : cela est vrai au sens où l'entendent les Hindous (réincarnation).

D'autres parlent de lévitation : cela est vrai au sens où « elle serait un état intérieur par lequel le yogi se sentirait hors de l'attraction terrestre comme soulevé au-dessus du sol » (Pr Monod Herzen).

En quoi consiste le yoga

Nous ne décrirons que la partie physique du yoga; une séance se compose essentiellement de respirations et de postures.

La respiration yogique

La respiration est la fonction la plus impérieuse : on peut rester quelques jours sans boire et dormir, quelques semaines sans manger, mais on ne peut pas rester plus de quelques minutes sans respirer; pour vous en convaincre, mettez votre tête sous l'eau. Or elle est aussi la fonction que l'on a laissée le plus se dégrader; et comme si cela n'était pas suffisant, nous vivons en quasi-permanence en état de quasi-asphyxie, que nous soyons enfermés (chez nous, à notre bureau ou atelier, en voiture ou dans une salle de réunion, de spectacle) ou que nous soyons à l'air (dit) « libre », nous respirons presque toujours un air « d'occasion » qui est déjà passé dans nos poumons ou ceux de quelqu'un d'autre, ou dans le moteur d'une voiture.

La respiration ne sert d'ailleurs pas qu'à absorber de l'oxygène et à rejeter le gaz carbonique, elle sert aussi à éliminer l'acide lactique (qui crée la fatigue des muscles), le fameux cholestérol, etc.

Et une meilleure respiration facilite grandement la circulation du sang, la digestion, le fonctionnement du foie, des glandes endocrines, etc.

Nous devons réapprendre à respirer car tout part de là et c'est ainsi que commence le yoga.

Une respiration de citadin absorbe et rejette environ un demi-litre; une respiration yogique complète : abdominale, costale, claviculaire : 4 litres environ, soit 8 fois plus.

Il résulte de ce véritable déblocage respiratoire :

- D'abord une détente et un grand calme.
- Une libération.
- Un bien meilleur équilibre et une bien meilleure vitalité.

Alors on « renaît » et notamment au sommeil.

Voici un extrait du récit de A. Van Lysebeth (*J'apprends le yoga,* Éd. Flammarion) :

« J'ai rarement rencontré un être humain aussi désemparé; il était assis devant moi, pâle, les traits tirés, son cou décharné flottant dans le col de sa chemise devenu trop large. N'imaginez pas qu'il me raconta tout simplement ses ennuis... son état d'épuisement et de nervosité était tel qu'il était incapable d'en faire le récit cohérent. Il me lisait des notes préparées pour notre entrevue.

« Marié, il avait eu, voici quelques années, un choc émotif... depuis, sa santé se délabrait progressivement.

« Il souffrait de troubles digestifs, de palpitations, d'irritabilité, de manque de concentration... il perdait le goût de vivre, était à bout de courage...

« Je lui demandai d'ôter son veston, de se coucher sur le tapis et de respirer calmement. Ne remarquant aucun mouvement respiratoire à l'abdomen ni au thorax, je lui dis : " Ne retenez pas votre souffle ". – " Mais je ne le retiens pas, je respire normalement... " fut la surprenante réponse... Il me regarda ahuri lorsque je lui indiquai que sa respiration était presque inexistante... après une demi-heure d'essai, il inspirait au moins cinq fois plus d'air qu'auparavant... Ne croyez pas que tout fut simple par la suite, mais par la magïe du souffle, ce corps humain revint à la vie, comme une plante étiolée que l'on arrose. »

Les postures

Elles doivent être accomplies de manière extrêmement précise, le principal n'étant pas d'en apprendre le plus possible, mais de bien pratiquer celles que l'on connaît.

Elles se complètent les unes les autres et doivent être pratiquées dans un ordre bien déterminé, car cette succession est le fruit d'une expérience de plusieurs milliers d'années; par exemple les postures de la fin de chaque séance vous évitent de partir comme un « zombi ».

Certaines de ces postures sont faciles : d'autres moins accessibles à l'Occidental moyen. Un grand principe en yoga, pour la respiration et les postures, est de **ne jamais forcer.**

Et l'on commence à savoir une posture quand on la tient sans effort avec une rigoureuse immobilité (sans trembler par exemple), avec aisance donc et même agréablement; et de même qu'il ne faut jamais hâter son apprentissage, on ne doit jamais accélérer une posture.

Mais le yoga, cela ne se décrit pas, cela se vit.

De plus, au-delà de la respiration et de la posture, il y a tout le reste que l'on découvre soi-même.

Et il y a le Raja-Yoga, yoga sans posture, yoga royal, yoga de l'esprit, yoga intégral.

Qui peut pratiquer le yoga et comment

Tout le monde (sauf quand on est malade) que l'on soit très croyant ou athée, sportif ou non, gros ou maigre; quel que soit son âge (il n'est jamais ni trop tôt, ni trop tard pour apprendre le yoga); quelle que soit son activité (ou son inactivité) ou son niveau physique ou mental.

Il est accessible à tous.

Ajoutons seulement que pour les petits enfants et les personnes très âgées il doit être un peu adapté.

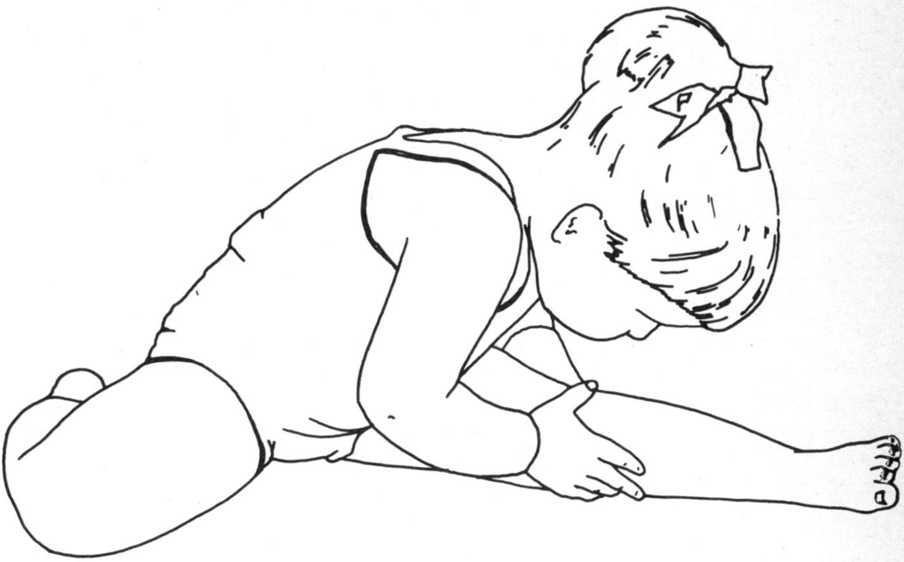

Il n'est jamais trop tôt pour faire du yoga...

Mais toutes les postures ne peuvent être pratiquées par tout le monde.

Certaines sont même dans certains cas contre-indiquées.

Par exemple la **posture sur la tête :**

– Contre-indications majeures :

• Arthrose de la nuque ou d'une épaule, ou dorsale.

• Tension artérielle trop élevée.

• Problème d'oreille interne.
• Problèmes vasculaires au niveau des yeux.
• Vertiges.
– Contre-indications mineures :
• Infections rhinopharyngées (danger d'otite).
• Petite cicatrisation faciale ou dentaire.
• Relevailles d'accouchement (douleurs ligamentaires).

Ces contre-indications sont extraites du livre *Yoga bien tempéré* d'Eva Ruchpaul (Éd. Presses universitaires de France).

Si nous vous les avons énumérées, c'est pour vous montrer qu'en yoga, on ne peut pas faire faire n'importe quoi à n'importe qui, et qu'il faut, pour l'apprendre, choisir un professeur de yoga compétent; d'ailleurs la Fédération Française de Yoga, sous contrôle médical, a été fondée par des médecins émus de voir arriver dans leur cabinet des « accidentés » du yoga.

Pour pratiquer le yoga, il suffit d'avoir une tenue souple et confortable : survêtement ou collant en évitant les tissus synthétiques.

Aux Indes il se pratique le plus souvent à l'air libre; à cause du climat en Europe il se pratique à l'intérieur, mais il faut une pièce aérée.

Le yoga ne s'apprend pas dans un manuel (certains organismes le proposent par correspondance); la tendance est en effet « d'accommoder » les postures pour en faire quelque chose de personnel.

Comment choisir son professeur de yoga

Attention aux « marchands de yoga » dont certains vous enseignent plutôt (comme l'a qualifié un vrai maître oriental de yoga venu en Europe) de l'anti-yoga.

La revue *L'Impatient* a publié il y a quelques années sur le yoga un très bon article sous le titre « Ne vous gourez pas de gourou » et sous la plume de J. Dauzon et Catherine Sokolsky; en voici quelques extraits intéressants : « En yoga plus qu'en tout autre enseignement la relation professeur élève est primordiale... l'enseignant occidental doit être un guide et cela par sa seule présence... il ne faut donc pas placer l'enseignant sous un globe et le considérer comme le " Maître ".

On peut s'assurer dès les premiers cours de ne pas avoir un enseignant incompétent en considérant certains points :

– Ne pas hésiter à l'interroger pour savoir s'il sort d'une école et depuis combien de temps il pratique le yoga. Un professeur débutant, en principe, connaît cette discipline depuis quatre ou cinq ans au minimum. Il est indispensable par ailleurs qu'il ait acquis de bonnes connaissances anatomiques et physiologiques.

– Se méfier d'un enseignant qui parle beaucoup ou qui s'entoure d'un environnement pseudo-mystique... Celui qui d'emblée parle moitié sanscrit moitié français, ne cherche qu'à vous en mettre plein la vue... De même le professeur qui transforme son lieu de travail en temple hindou et avec un peu trop d'encens... Plus un professeur est sobre dans son langage, plus il y a de chances qu'il soit capable d'apporter beaucoup par sa seule présence « (en yoga le non-dit est le plus important – rajout de l'auteur)... » Un cours ne doit pas être surchargé... à l'origine un maître avait un seul élève... Actuellement, il est toujours possible de prendre des cours particuliers, mais on pense qu'avec 8 élèves – nombre maximum – le niveau de l'enseignement proposé reste correct. Se pose pour le professeur un problème de visualisation (savoir rapidement comment respire et travaille chaque élève) et de connaissance de chacun... Lors des premiers cours il n'est cependant pas rare de constater la présence de 17 ou 18 élèves. On sait en effet que les 2/3 seront partis à la fin du premier trimestre... Dans la catégorie des « gurus » dangereux, fuir ceux qui vous font mettre sur la tête dès les premiers cours.

Nous ajouterons seulement : Attention à ceux qui comme références prétendent sortir de telle école en Inde, ou ashram avec un nom généralement compliqué : plus c'est imprononçable, plus ça fait de l'effet. Là-bas ces centres sont très accueillants et on peut y séjourner trois jours ou trois ans sans que l'on vérifie votre savoir ou vos aptitudes. Ceci dit, il vaut mieux quelqu'un de très doué sur le plan humain et un peu moins calé sur le plan technique que l'inverse.

Enfin fuyez les professeurs tristes car la gaieté, le rire est une des premières qualités d'un bon yogi.

Le Yoga-Nidra ou yoga du sommeil

L'Orient nous offre ce yoga que l'on appelle aussi « sommeil yogique » ou « sommeil conscient »; c'est un maître indien contemporain, Swami Satyananda qui l'a tiré de l'oubli, car il remonte en fait aux premiers temps de l'Histoire indienne.

C'est la méthode très élaborée du sommeil lucide qui est celui des grands yogis et des vrais gurus.

Mais comme pour tous les yogas, on n'y accède pas en quelques leçons et par correspondance. Il a commencé à se répandre en Occident dans les années 60 et sa technique est tout à fait adaptée aux besoins actuels; ses multiples facettes permettent d'apporter à chacun ce que trop de gens cherchent dans les somnifères, mais à condition de le pratiquer régulièrement et de l'apprendre avec un bon professeur.

Principe du Yoga-Nidra

Il utilise la possibilité que nous avons tous de « dormir sans dormir » et il nous permet d'apprendre à compenser nos manques de sommeil et à nous endormir très vite et bien, quand nous le souhaitons.

Comment? apprendre à dormir en toute lucidité sous la direction d'un instructeur; afin de vous en donner une première idée, voici les phases principales du Yoga-Nidra :

• Première phase : Relaxation préalable.

• Deuxième phase : Affirmation que l'on connaît sous le nom d'autosuggestion; les portes du subconscient ont été préalablement ouvertes par la détente initiale et il y a des phrases clefs que les yogis appellent joliment « paroles de vérité ».

• Troisième phase : Rotation de la conscience dans les parties du corps; il s'agit là d'une technique très spécifique du Yoga-Nidra. Elle s'opère selon un trajet fixe qui part du pouce de la main droite et qui passe par tout le corps depuis la main jusqu'aux orteils du pied droit, puis de la main gauche jusqu'aux orteils du pied gauche. Ensuite les deux pieds ensemble; la conscience, guidée par l'énoncé régulier et bien rythmé de l'instructeur, remonte jusqu'au crâne.

Cette rotation très précise requiert un bon apprentissage; bien faite, elle a des effets remarquables : sérénité, maîtrise de l'attention... On a démontré que la dispersion de l'esprit est liée de près à la fatigue, et que l'incapacité de se concentrer accompagne toujours les états de dépression.

Ici on parvient à recentrer les énergies par une attention sans effort.

• Quatrième phase : Visualisation. Il y a d'abord la technique des images rapides (rêve dirigé) avec au début des images décousues; puis la technique des histoires (rêve plus structuré).

• Cinquième phase : Contrôle de la respiration.

• Sixième phase : Le sommeil lucide. A des niveaux supérieurs, il permet de prendre conscience de territoires inconnus de l'intérieur de soi-même.

Dans ces états, la lucidité s'accompagne d'une extrême détente.

On vit dans le Yoga-Nidra un état « second », état de conscience très différent de l'état de veille et aussi de l'état habituel du dormeur.

Le métabolisme s'est ralenti et l'on reste dans une zone intermédiaire assez indéfinissable : on perçoit le lointain du voyage où le sommeil et le rêve nous portent chaque nuit, mais le fait de rester lucide donne un élément particulier au grand bienfait de ce repos; on en revient avec des forces neuves; et l'on dit qu'une demi-heure de Yoga-Nidra correspond à des heures de sommeil.

• Septième phase : Retour à l'état de veille; on doit soigner d'autant la transition que la séance a été longue. On commence par remuer les doigts et les orteils très doucement, puis peu à peu tous les membres. On s'assied ensuite et il est bon de rester un petit moment dans le silence.

Il faut du temps pour retrouver « ses esprits » et le bien-être intérieur montre que l'on a connu « la relaxation du sommeil profond ».

Renseignements utiles

– Si vous voulez apprendre le yoga : pour tous renseignements, écrire :

Club du Sommeil et du Rêve
3, rue Anatole de la Forge
75017 Paris

– Si vous voulez devenir professeur de yoga :
Fédération française de Hatha-Yoga
50, rue Vaneau
75006 Paris
Fédération internationale de Hatha-Yoga
58, rue de Londres
75008 Paris
– Pour le Yoga-Nidra :
Dennys Boyes
15, rue Jacquemont
75017 Paris

CHAPITRE 4

L'acupuncture

L'acupuncture est née en Extrême-Orient et elle nous a été transmise par les Chinois et les Vietnamiens; les premières traces de cette thérapeutique remontent au moins à 5 000 ans avant Jésus-Christ. Les premières aiguilles étaient en jade et elles furent remplacées vers 2 500 avant Jésus-Christ par des aiguilles en métal.

Les premiers textes chinois sur l'acupuncture remontent au VIIe siècle avant Jésus-Christ.

Ses principes de base

L'acupuncture procède d'un modèle universel : le principe énergie-matière avec passage permanent entre elles, principe applicable à tout l'univers.

Elle n'est donc que l'application à l'Humain de ce principe universel.

Comme tout, l'Humain est un mélange de forces des énergies Yin et Yang (dites de la terre et du ciel) qui sont opposées, mais complémentaires et indissociables comme le jour et la nuit, la lumière et l'ombre...

Il n'y a pas pour l'acupuncture de distinction entre le mental et le physique, l'immatériel et le matériel : l'Humain est donc envisagé dans sa globalité et dans toutes ses dimensions à la différence de la médecine classique occidentale qui a plutôt tendance à découper souvent l'être en « petits morceaux ».

Par exemple si vous avez mal à l'estomac vous allez voir un gastro-entérologue, si vous avez un problème au cœur un cardiologue, etc.

Ainsi pour un acupuncteur, il peut y avoir une relation entre une sinusite, un ulcère à l'estomac, une douleur au genou et mal à un orteil.

Pour cette médecine chinoise traditionnelle, la santé c'est l'équilibre parfait (l'harmonie, le Tao) entre ces deux forces du Yin et du Yang; il s'agit donc pour elle de réharmoniser l'être en lui-même et avec le cosmos. Si l'une ou l'autre de ces deux forces (Yin et Yang) domine, c'est aussitôt le blocage ou l'exaltation excessive d'une fonction vitale. Toute maladie est d'abord énergétique, puis fonctionnelle, puis lésionnelle; chaque organe se trouve ainsi dans cette double dépendance du Yin et du Yang.

La technique thérapeutique consiste, à l'aide d'aiguilles plantées en des points bien précis, points clefs situés sur des lignes immatérielles : les méridiens (cf. début du chapitre 2, par. A de cette même partie) à freiner ou à stimuler les énergies en déséquilibre.

« L'acupuncture peut donc être considérée comme un procédé de réglage des énergies internes de l'organisme » (Dr J.-C. de Tymowski), un peu comme si l'on agissait sur l'écoulement de l'énergie par l'intermédiaire de vannes (points d'acupuncture) que l'on ferme ou que l'on ouvre plus ou moins.

De plus il faut savoir que l'équilibre entre le Yin et le Yang se modifie constamment aux différentes heures de la journée et aussi suivant les saisons, le climat...

D'où l'importance connue depuis toujours par l'acupuncture de ce que vient de redécouvrir la médecine moderne : la chronobiologie; l'homme est conçu par l'acupuncture comme quelque chose de dynamique.

Quelle est la crédibilité de l'acupuncture

Personne n'a pu donner une explication complète du mode de fonctionnement de l'acupuncture; certes l'effet de suggestion (effet placebo) joue et on a constaté que les résultats étaient d'autant meilleurs que le patient avait confiance.

Mais outre que cela est vrai aussi pour les résultats de la médecine occidentale, il est impossible de réduire l'acupuncture à un simple procédé de suggestion car elle soigne et guérit par ce procédé : en Chine des bœufs, des porcs, en France des chevaux de course (tendinite) ou des chiens (par exemple séquelles de la maladie de Carré).

Des mesures ont été effectuées, des expériences ont été réalisées, des explications ont été données, qui viennent renforcer la crédibilité de l'acupuncture.

Nous allons vous exposer quelques-unes de ces preuves car il est souhaitable que cette médecine « venue d'ailleurs » soit encore plus adoptée par les Occidentaux; or pour qu'ils y fassent appel il faut d'abord qu'ils y croient et nous avons vu aussi que cela en augmente l'efficacité.

Rappelons que deux médecins français ont pu photographier le parcours des méridiens (à l'aide d'isotopes radioactifs).

Les points d'acupuncture que l'on détecte par les repères anatomiques, mais aussi par le toucher et par des instruments, ont été mis en évidence par l'histologie (examen au microscope d'une coupe mince de tissu) et la scintigraphie (examen radioscopique de la texture d'un tissu); on a même constaté que la scintigraphie d'un point d'acupuncture se modifie si l'on traite le même point symétriquement placé sur le corps; d'autre part les points d'acupuncture ont été détectés aussi par l'électronique (points de moindre impédance). Ils sont considérés aujourd'hui par la science occidentale comme des capteurs d'énergie et des transducteurs capables de transformer une certaine forme d'énergie en une autre forme.

Il existe sur chaque point d'acupuncture une différence de potentiel et pour le Dr Musat (Professeur à Rome et à Los Angeles) les aiguilles fonctionnent comme des électrodes (on rejoint l'aspect énergétique de l'acupuncture); il a été constaté lors de l'inflammation d'un organe que la température du point d'acupuncture correspondant augmentait de 1 à 2 degrés.

Enfin on a mis en évidence un accroissement de la production d'endorphines (morphines naturelles) sous l'action des aiguilles et cela explique l'effet anti-douleur de l'acupuncture.

Mais surtout, comme nous le dit un proverbe chinois : « On n'a pas à croire ou ne pas croire mais à constater ou non les effets »; or ceux de l'acupuncture sont convaincants.

Où en est-on en France actuellement

La France est le pays occidental le plus en avance quant à la pratique de l'acupuncture et pourtant elle ne délivre encore aucun diplôme officiel d'acupuncture.

Elle a connu depuis une dizaine d'années dans notre pays un développement spectaculaire :

- Il y a vingt ans environ : une centaine de médecins acupuncteurs.
- Il y a dix ans (en 1976) : environ 800.
- En 1979 : environ 5 000.
- En 1985 : environ 8 000 (sans compter les non-médecins qui en principe ne peuvent l'exercer (loi Weil de 1979 – décision de l'Académie de médecine de 1950).

Mais tout récemment une autorité officielle a dit qu'il n'y avait qu'environ 800 médecins acupuncteurs valables (donc environ 1 sur 10).

Un peu plus de 500 seulement sont répertoriés dans l'annuaire que publie chaque année le Syndicat national des médecins acupuncteurs.

Il y a des écoles sérieuses admises au sein de la Confédération nationale des associations médicales d'acupuncture (plus de 30 associations); elles pratiquent au moins 500 heures d'enseignement (en Extrême-Orient 1 500) qui s'étalent sur trois années d'études.

Mais l'acupuncture peut être apprise en Chine. Un certain nombre d'hôpitaux (plus d'une douzaine) ont créé des consultations d'acupuncture; et des facultés (par exemple celles de Bordeaux, Créteil, Bobigny, Lille, Marseille) l'enseignent et délivrent un « diplôme d'université » mais qui n'a pas vraiment de valeur officiellement reconnue.

Les indications principales de l'acupuncture

Il est maintenant admis que l'acupuncture est efficace pour un grand nombre de maladies difficilement traitées par les autres méthodes thérapeutiques. Elle devrait aussi retrouver son ancienne vocation de traiter avant plutôt qu'après. L'organisation mondiale de la santé a publié en 1979 une liste de 43 maladies traitables par l'acupuncture; elle ne les guérit pas toutes, mais permet souvent de freiner leur évolution.

« Elle est particulièrement efficace, explique le Dr Marc Halfen (hôpital Saint-Jacques) pour soigner les sciatiques, migraines, inflammations de toutes sortes. Elle donne aussi de bons résultats dans les affections spasmodiques et bien sûr pour tout ce qui est rhumatismes. »

Elle est également particulièrement efficace contre les allergies, les troubles psychosomatiques, l'asthénie.

D'autre part elle permet de lutter contre l'abus du tabac (mais les résultats ne sont pas de 100 %). Elle est recommandée dans de très nombreux cas pour lutter contre les douleurs (cf. IIIe partie).

Voici (extrait de *Santé Magazine,* n° 94) : « De la dermatologie au système génital », à titre d'exemple, une quarantaine de maladies qui relèvent de l'acupuncture :

Dermatologie : De nombreuses maladies de la peau sont traitées efficacement : eczéma, urticaire, verrues, démangeaisons d'origine allergique ou nerveuse.

Oto-rhino-laryngologie : Récent domaine d'action de l'acupuncture. Les difficultés d'audition, la surdité de la cinquantaine, les surdités secondaires à une oto-spongiose sont souvent améliorées. Traitement efficace des rhino-pharyngites du jeune enfant, des sinusites, du sifflement d'oreille, des extinctions de voix.

Ophtalmologie : Amélioration des troubles liés à la myopie, à l'hypermétropie, à la presbytie, à l'astigmatisme et à la cataracte. Pour que le traitement soit efficace, le mal doit être pris à son début.

Psychiatrie : Angoisses, troubles caractériels, pertes de mémoire.

Traumatologie : Entorses, élongations, tendinites, claquages musculaires sont rapidement soulagés.

Système nerveux : Très souvent guéries : spasmophilies, névrites, névralgies faciales, séquelles d'hémiplégie, lorsque le malade y a recours très tôt. L'acupuncture facilite le travail de rééducation dans le traitement des atrophies musculaires par exemple.

Système respiratoire : Indications nombreuses : rhinite, rhino-pharyngite, rhume des foins, sinusite. Résultat spectaculaire dans le traitement de l'asthme, lorsque le patient est jeune.

Système cardio-vasculaire : De très bons résultats dans le traitement des palpitations, extra-systoles, des tachycardies et des angoisses précordiales. Dans ces deux derniers cas, l'acupuncture doit être pratiquée sous surveillance médicale. Autres maladies efficacement traitées : les troubles circulatoires, les troubles de la tension, les crampes musculaires, les bourdonnements d'oreille, les varices et certains maux de tête.

Système digestif : Indications extrêmement variées : lenteurs de digestion, brûlures d'estomac, ballonnements, hoquets, colites, constipation, douleur vésiculaire, insuffisance hépatique, trouble de l'appétit, aérogastrie.

Système urinaire : Les petites aiguilles sont tout indiquées lors des crises de coliques néphrétiques. Efficaces aussi pour les cystites chroniques ou à répétition.

Système génital : Chez la femme les douleurs des règles, le gonflement prémenstruel des seins, les pertes non infectieuses, la frigidité, les troubles de la ménopause sont bien soulagés.

Chez l'homme l'impuissance, l'éjaculation précoce, les troubles de la prostate sont améliorés.

Cette énumération des cas où vous pouvez faire appel à l'acupuncture était intéressante bien que non exhaustive; elle vous montre que l'acupuncture, c'est sérieux, et que son champ d'action est vaste et non pas marginal.

Les limites de l'acupuncture – ses risques

Au stade lésionnel, l'acupuncture ne peut plus être utile sur le plan curatif, mais elle peut conserver cependant un intérêt pour aider une autre thérapeutique.

Risques : de par son efficacité, si on n'a pas affaire à un acupuncteur compétent et qu'il se trompe, cela peut occasionner des dégâts; mal pratiquée, elle peut donc être dangereuse : il y a un risque d'aggravation d'un état pathologique par exemple par stimulation d'un organe qui aurait dû être freiné. Autre risque : apaisement trompeur de douleurs faisant retarder un acte chirurgical urgent et indispensable : appendicite... Enfin il y a des contre-indications : états tumoraux.

L'acupuncture et le sommeil

L'acupuncture médecine de terrain vise à rétablir l'équilibre à l'intérieur du corps humain. L'insomnie (comme les autres maladies) résulte d'un déséquilibre entre l'énergie Yin et l'énergie Yang : elle est un manque d'énergie Yin et un excès d'énergie Yang; on devrait s'endormir en phase Yin (de midi au crépuscule) et se réveiller en phase Yang (de l'aurore jusqu'à midi).

Ce sont aux insomnies anciennes et chroniques que les acupuncteurs ont le plus affaire, car c'est souvent en dernier recours que l'on vient à eux.

Pour vous convaincre de l'efficacité de l'acupuncture pour lutter contre l'insomnie, voici un certain nombre de citations de spécialistes :

« Les résultats sont là de la plus vieille médecine du monde ». (Dr Ch. Gellman, neuropsychiatre psychanalyste, *Comment retrouver le sommeil,* Éd. Le Hameau, 1977).

« On peut fonder aussi des espoirs sur un traitement par l'acupuncture... Elle considère l'insomnie comme un effet d'un dérèglement de l'énergie soit par défaut, soit par excès qu'elle s'applique à corriger ». (Dr André Soubiran, *Le sommeil en vingt leçons,* Éd. Kent/Segep, 1972).

« Que l'on ait confiance ou non dans cette méthode issue de traditions millénaires, il vient presque fatalement le jour où on est appelé à l'employer. Il s'agit alors de cas rebelles aux traitements courants... l'insomnie entre souvent dans une de ces catégories ». (Dr Charles Maillant, ancien chef de clinique de la Faculté de médecine de Paris, *Le Sommeil, savoir dormir,* Éd. Julliard, 1968).

Comment peut-on expliquer l'action de l'acupuncture sur le sommeil

Le fait de rééquilibrer l'énergie circulante procure un effet immédiat de relaxation : chaque aiguille bien posée (et non stimulée) produit cet effet par dispersion de l'énergie.

Rappelons que la stimulation de certains points d'acupuncture entraîne la libération de médiateurs chimiques dans le cerveau : endorphines et sérotonine (qui est la substance du sommeil); d'où son action privilégiée sur le sommeil car ces différentes substances sont toutes impliquées dans l'apparition du sommeil et dans ses mécanismes.

Il s'agit donc d'une méthode extrêmement pratique de déclenchement et de maintien du sommeil en dehors de toute drogue; cela est même vrai si l'on agit par stimulation manuelle qui souvent suffit pour obtenir l'endormissement.

Voir illustration sur les points à masser en cas d'insomnie.

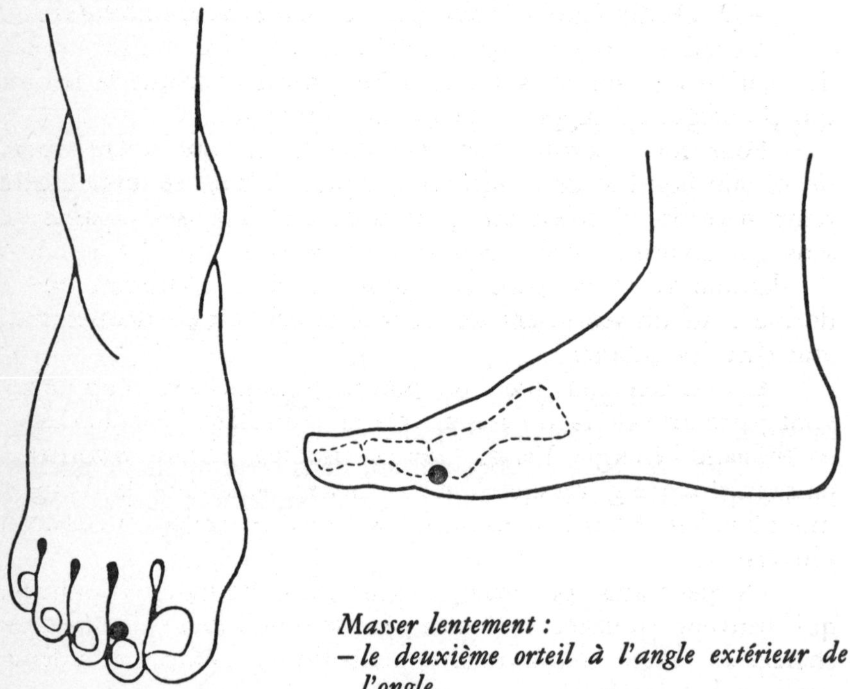

Masser lentement :
– le deuxième orteil à l'angle extérieur de l'ongle.
– la saillie osseuse du gros orteil.

Sur le plan pratique

Quelquefois une seule séance d'acupuncture suffit, mais en général il en faut plusieurs pour une action durable; il arrive que la première séance produise une réaction de fatigue (qui s'évacue) et c'est même bon signe si pendant les vingt-quatre heures qui suivent la première séance il y a aggravation de l'insomnie. En général 4 à 8 séances suffisent : 4 si le sujet réagit vite à l'acupuncture et si l'insomnie est relativement récente; plus si l'insomnie est profonde et ancienne, et dans ce cas il faut en plus des séances d'entretien (toutes les six semaines ou deux mois). Donc il faut être un peu patient et persévérant.

Nous voudrions maintenant donner la « parole » à deux grands spécialistes, à la fois de l'acupuncture et du sommeil car il nous semble essentiel que vous compreniez bien le mode d'action de celle-ci pour rétablir le sommeil.

– **Dr Denis Colin** (président des jeunes acupuncteurs) :

L'éveil est conçu dans la médecine chinoise comme un état de relation au monde extérieur et le sommeil comme la période qui privilégie les rapports au monde intérieur.

Pour que le sommeil soit possible, il faut que soient réunies un certain nombre de conditions : rupture d'avec le monde extérieur, nécessité d'isolement; puis mise au repos des organes des sens qui favorise l'arrêt des activités; de plus tout cet ensemble de déconnections ne peut se réaliser qu'à la condition que le dormeur ait un sentiment de sécurité et cela est particulièrement vrai chez les enfants.

Les traitements que l'on pourra pratiquer en acupuncture vont permettre de faciliter tout cela en stimulant l'énergie Yin et en freinant l'énergie Yang; plus précisément il faut favoriser le passage du Yang vers le Yin en faisant descendre le Yang et monter le Yin. Pour le mécanisme de l'éveil ce sera rigoureusement l'inverse.

On peut ainsi par l'acupuncture éviter certains phénomènes qui peuvent troubler la venue du sommeil tels : bouffées de chaleur au visage, maux de tête, pieds froids, crampes et œdèmes des membres inférieurs...

Entre l'endormissement et le réveil, il y a le sommeil qui correspond à une fonction réparatrice, soit d'aspect Yin : l'élimination des déchets, soit d'aspect Yang : synthèses biologiques; l'acupuncture agira en conséquence.

Mais à côté de la réparation matérielle, il y a la réparation immatérielle : affective, intellectuelle, spirituelle, et là encore il y a l'aspect Yin et l'aspect Yang; c'est dans cette réparation que les rêves auront un rôle à jouer; rappelons à ce propos (cf. *La Révolution du rêve*) que l'acupuncteur se sert du rêve de ses patients pour établir ou confirmer son diagnostic; le Dr Denis Colin cite ces exemples : « Si vous avez un excès d'énergie dans le haut du corps, vous rêvez que vous vous envolez; si vous avez une insuffisance d'énergie au niveau des reins, vous rêvez que vous vous noyez, etc. »

– **Dr Kespi** (président de l'Association française d'Acupuncture :

Pour l'acupuncteur il peut y avoir trois causes principales d'insomnie :

- Perturbation des rythmes biologiques : c'est le méridien Yang Qiao qui est en cause chez ceux qui ne dorment pas assez, et Yin Qiao chez ceux qui dorment trop.
- Perturbation des énergies : si l'on s'endort bien, mais que l'on se réveille pendant la nuit, c'est le Yin qui ne monte pas à la tête parce qu'il est bloqué à la partie inférieure du corps ou à la poitrine; si l'on a des difficultés d'endormissement, c'est le Yang qui est bloqué en superficie et ne peut entrer en profondeur.
- Perturbation des viscères : par exemple, le cœur – les émotifs, anxieux, introvertis; vésicule biliaire – digestions difficiles, maux de tête, vertiges, crampes.

D'autre part selon le Neijing (premier traité médical chinois d'acupuncture datant de 500 à 300 avant Jésus-Christ) : le cœur est considéré comme l'organe principal qui gouverne nos activités mentales et l'ensemble des fonctions physiologiques de notre cerveau; esprit, conscience, mémoire, pensée et sommeil sont dominés par le fonctionnement du cœur. Ces deux fonctions du cœur ont une corrélation mutuelle. L'insuffisance de Yin du cœur crée l'insomnie et perturbe les rêves.

L'hyperactivité du « feu » du cœur crée également l'insomnie accompagnée de fébrilité.

Vous constatez qu'il n'y a pas en acupuncture de recette passe-partout contre l'insomnie, mais de nombreuses possibilités d'action correspondant à chaque cas, d'où la nécessité de faire appel à un acupuncteur compétent.

Y a-t-il des personnes réfractaires à l'acupuncture

A cette question le Dr Denis Colin a répondu : « Il n'y a pas de personnes vraiment réfractaires à l'acupuncture mais il peut y avoir des personnes réfractaires à tel traitement; les personnes soi-disant réfractaires sont celles dont le praticien n'a pas établi le bon diagnostic ou n'a pas appliqué le bon traitement; mais comme en médecine occidentale, si vous n'êtes pas disposé à recevoir le traitement, vous ne serez pas guéri. »

Quelques cas particuliers

– Insomnies liées à des troubles psychiques : nervosité, anxiété, angoisse, états dépressifs... L'acupuncture est particulièrement recommandée; les points au plexus (de l'excitabilité et de l'énervement) sont particulièrement intéressants. Parmi les plus importants : le 17ᵉ vaisseau conception (entre les seins), point de base du triangle de la sérénité (au-dessus des seins).

– Insomnies dues à des douleurs : là encore l'acupuncture est efficace (cf. IIIᵉ partie).

– Dans le cas de cauchemars :

• Chez l'enfant : Neit'Ing à l'articulation des 2ᵉ et 3ᵉ orteils.

• Chez l'adulte : Li-Toe à l'angle de l'ongle du 2ᵉ orteil.

– **Un point « miracle » :** Il existe un point situé au sommet du crâne, connu depuis la plus haute antiquité par les médecins chinois et qui est extrêmement efficace pour lutter contre la fatigue et contre l'insomnie; son nom est **Paé-Roé;** le Dʳ Charles Maillant dans son livre déjà mentionné, le signale dès 1968 : Paé-Roé, 19ᵉ du méridien Gouverneur, comme étant souverain pour le sommeil.

Il a été remis à l'honneur et surtout en pratique par un médecin vietnamien qui exerce à Paris : le Dʳ Tran Dinh Can. Voici ce qu'il nous dit : « Paé-Roé est un point d'acupuncture dont le nom chinois signifie " cent réunions ". Il est situé sur la ligne médiane du corps, un peu en arrière du sommet du crâne, dans une dépression très précise. Ce point est enseigné et décrit dans les livres d'acupuncture mais il serait dangereux de se fier aux seuls repères donnés par les livres : ce point bénéfique est entouré de points néfastes qui aggravent les symptômes du malade... et il est très facile de piquer à côté d'un point de la grosseur d'une tête d'épingle. Je voudrais insister sur ce fait : la puncture crânienne n'est pas un acte anodin et ne doit être pratiquée que par des gens compétents. »

Comment agit Paé-Roé? : « Il a une double action; il révèle

la dette de sommeil et il rend le sommeil réparateur. Si le patient s'écoute et s'accorde le repos demandé. »

Que pensent vos confrères de Paé-Roé? : « Ce point a mauvaise réputation, sans doute comme je l'ai dit, à cause des difficultés liées à son repérage et des effets néfastes provoqués par une mauvaise puncture; et puis cela paraît trop simple, ce point qui possède tant de vertus! »

Les variantes de l'acupuncture

– L'**aquapuncture** : au lieu d'utiliser des aiguilles, elle utilise un jet filiforme d'eau dont on fait varier la pression et la température suivant le but recherché.

– Le **moxa** : On chauffe les aiguilles par différents procédés : par exemple à l'aide de petits bâtonnets d'encens ou d'armoises, on réalise de véritables « pointes de feu » non douloureuses. La stimulation ainsi obtenue attire et fait circuler les énergies et, dans certains cas, cela augmente la production d'endorphines.

– La **digitopuncture** : Cf. Shiatsu, Do.In (chapitre 2 de cette même partie). On pratique une forte pression des doigts et des paumes des mains sur les points d'acupuncture; c'est une méthode couramment utilisée au Japon.

– L'**électropuncture** : On fait passer un courant électrique dans les aiguilles dont l'impact est ainsi augmenté; elle est utilisée par exemple en analgésie par certains dentistes et dans certaines maternités.

– Les **aiguilles de lumière** : C'est l'acupuncture du laser. Totalement indolore et qui ne laisse pas de traces d'hématomes au visage par exemple; il s'agit de « lasers froids » ou « soft lasers ». Le rayonnement laser est lui-même porteur d'énergie.

Le laser combine les effets stimulants des aiguilles classiques avec ceux des moxas (sans risque de brûlure) et même des massages; de plus il n'y a pas avec ce procédé de risque d'infection (par exemple de transmission de virus).

Des essais ont montré que par ailleurs le laser était totalement inoffensif; il faut cependant protéger ses yeux.
(*N.B.* : **Laser** est l'abréviation du Light amplification by Stimulated Emission of Radiations)

– L'**auriculothérapie** : Elle peut être considérée comme une application particulière à l'oreille de l'acupuncture; ayant été perfectionnée par un médecin français, nous lui consacrons un paragraphe dans la partie consacrée à l'apport de l'Occident (les autres médecines) et aussi dans la IIIe partie, pour faire disparaître les douleurs.

Cependant elle utilise d'autres points que ceux de l'acupuncture.

Une consultation d'acupuncture

La formation médicale de celui qui pratique l'acupuncture est indispensable, ne serait-ce que pour établir un diagnostic pour les cas assez nombreux et parfois très graves où l'acupuncture ne peut rien; par exemple : lésions, tuberculose, méningites, cancers...

Le médecin acupuncteur utilisera donc d'abord les moyens de diagnostic classique pour décider si le patient relève de ses compétences.

Alors une consultation d'acupuncture doit comporter :

- Un interrogatoire assez long, surtout la première fois.
- Un examen particulier visant à mettre en évidence un trouble énergétique.
- Prise de pouls. Il y a trois niveaux de pouls sur chaque poignet, situés à environ un travers de doigt les uns des autres : le pouls dit antérieur, le pouls moyen, le pouls dit postérieur. Ils dévoilent au médecin acupuncteur quel organe connaît un excès ou une carence en énergie et donc un déséquilibre.
- Examen de la langue et de l'œil.

Les points d'acupuncture où l'on pique sont tous situés au même endroit pour n'importe quel individu par rapport aux repères anatomiques; ce sont des lieux d'émergence des méridiens. Il y a environ un millier de points d'acupuncture; ces points permettent donc de rattacher l'Humain aux énergies cosmiques et de régulariser l'énergie à l'intérieur de lui-même.

La polémique des aiguilles d'or ou d'argent est éteinte. On ne pense pas actuellement que le métal choisi ait une influence sur les résultats; la façon dont on pique les points compte beaucoup; et aussi la façon dont les aiguilles sont manipulées ainsi que celle de les retirer; tout cela varie en fonction du résultat recherché.

Le temps pendant lequel on garde les aiguilles est variable suivant l'affection traitée et il va de quelques minutes à plus de trente minutes; signalons qu'il peut y avoir pose d'aiguilles intradermiques que l'on garde dans les affections chroniques et rebelles.

Enfin on peut associer à l'acupuncture l'homéopathie ou la physiothérapie pour un « coup de pouce » supplémentaire.

Renseignements utiles

L'Association française d'Acupuncture
251, rue Saint-Jacques
75005 Paris
qui peut donner des adresses d'acupuncteurs pour Paris et la province.

La Confédération nationale des Associations médicales d'Acupuncture – DOMUS MEDICA
60, bd de Latour-Maubourg
75007 Paris
répond à des questions précises sur les traitements par acupuncture et fournit des adresses de praticiens.

L'Association scientifique des Médecins acupuncteurs de France, ASMAF
2, rue du Général-de-Larminat
75015 Paris
donne des adresses de médecins acupuncteurs du département du demandeur ainsi que les consultations hospitalières d'acupuncture.

Syndicat national des Médecins acupuncteurs de France
79, rue de la Verrerie
75004 Paris

Livre : Acupuncture : le défi par l'aiguille, Dr Jacques Amoyel (chef du département universitaire d'acupuncture à la Faculté de médecine de Paris-XIII); livre accessible à tous (Éd. Dangles).

II

L'OCCIDENT

La médecine classique, à base scientifique et donc très sérieuse, a fait faire dans le domaine de la santé, des progrès considérables à l'Humain moderne; en grande partie grâce à elle son espérance de vie a augmenté très fortement. Par exemple en seulement trois quarts de siècle, entre 1900 et 1975 elle est passée (espérance de vie à la naissance) de quarante-cinq à soixante-dix ans pour les hommes et de quarante-neuf à soixante-dix-sept ans pour les femmes.

On pourrait évoquer aussi les miracles de la chirurgie, ceux de tous les jours et ceux des greffes, des changements d'organes d'un humain à un autre : cœur, reins, etc.

Les grandes épidémies qui ont ravagé, décimé même l'humanité à certaines époques ont, tout au moins en Occident, pratiquement disparu : le choléra, la peste, la tuberculose, etc.; certes on les a oubliées et pourtant il n'y a pas besoin de remonter au Moyen Age pour les retrouver : par exemple juste après la Première Guerre mondiale de 1914-1918, une épidémie dite de « grippe espagnole » (peste) a fait, en Europe, dans le même temps que cette guerre, pourtant très meurtrière, trois fois plus de morts (12 millions).

Malheureusement les maladies dites de civilisation (quelle appellation étrange!) qui sont des maladies de dégénérescence : rhumatismes, maladies nerveuses, affections cardio-vasculaires, cancer... se sont développées.

La médecine classique s'est orientée surtout vers la chimie et la chirurgie; or tout médicament est une sorte de poison et donc la question doit se poser lorsque l'on s'adresse à un médecin classique de savoir si l'état qui nous y conduit justifie la prise d'un poison.

Le médecin lui-même est obligé de faire un choix entre l'affection qu'il va essayer de faire disparaître, pour laquelle le patient est venu le consulter, et les effets secondaires de ce qu'il va lui prescrire, ceci afin que ces effets ne soient pas plus catastrophiques que l'affection elle-même, sans compter les erreurs toujours possibles de diagnostic à la suite desquelles on écope de ces effets sans aucune contrepartie bénéfique.

D'autre part il serait regrettable de toujours croire que la seule façon d'améliorer la santé d'un corps est d'y injecter une substance étrangère.

On dit aussi que la médecine classique ne voit que la maladie et oublie le malade.

D'autres médecines sont nées qui ont pris depuis quelques années une place importante; elles procèdent d'une autre conception, on pourrait même dire d'une autre philosophie.

En réalité elles ne doivent pas s'opposer à la médecine classique, elles viennent surtout la compléter; car même si elles ont des indications communes, elles ont plutôt chacune leur champ d'action : ces autres médecines sont capables, en étant d'abord préventives, donc situées en amont, et en s'attaquant au terrain, d'éviter des maladies; pendant l'affection elles sont capables de renforcer dans certains cas les effets de la médecine classique et en aval de prolonger son action, de rééduquer...

Mais il faut ajouter que dans beaucoup de cas lorsque l'affection est là, elles sont capables à elles seules de la traiter.

Ces autres médecines peuvent nous apporter beaucoup pour notre santé en général et, particulièrement pour certaines, dans le domaine du sommeil; or si ces médecines différentes sont **« dans le vent »**, si on parle et écrit beaucoup à leur sujet, très peu nous disent ce dont elles sont capables pour notre sommeil; c'est ce que nous allons faire maintenant pour vous.

LES AUTRES MÉDECINES

... « paradoxalement, les médicaments sont devenus un des dangers qui menacent l'homme de 1964. Si des mesures rigoureuses ne

sont pas prises, ce danger ne fera que croître et menacera plus lourdement encore l'homme de 1985 », « Réflexions pour 1985 », *(La documentation française 1964).*

Eh bien! 1985 vient juste de se terminer, où en sommes-nous?

Depuis quelques années donc, en France, « fleurissent » un certain nombre de médecines dont l'appellation commune la plus connue est **« médecines naturelles ou douces »**; le public s'y intéresse de plus en plus et un sondage effectué en 1984 a révélé que 52 % des Français affirment se soigner (ou être sur le point de le faire) par les médecines douces, et une autre enquête que 87 % des jeunes sont pour ces médecines. Il existe un assez grand nombre **« d'autres médecines »**; notre intention ici n'est pas d'écrire un traité sur l'ensemble de ces médecines mais de donner un aperçu de quelques-unes d'entre elles, les plus intéressantes pour votre sommeil.

Que penser de ces médecines

Est-ce qu'elles ne correspondent qu'à une tendance qui serait d'inspiration « écolo » puisqu'elles se disent plus naturelles? ou une mode pour gens un peu snobs qui veulent seulement avoir l'air « in » et, dans ce cas, elles seraient peut-être sans lendemain?

Ou plus simplement leur succès s'expliquerait-il surtout par la crédulité générale, en particulier celle des souffrants forcément plus vulnérables? ou grâce à ceux qui se précipitent sur n'importe quoi, essaient tout, pourvu que ce soit nouveau parce que pour eux c'est forcément « mieux qu'avant »?

Leur clientèle est-elle celle des malades qui ont tout essayé et y ont recours en désespoir de cause et faute de mieux parce que rien d'autre ne les a guéris ni même soulagés? ou bien s'adresse-t-elle surtout à ceux, très nombreux, qui désirent simplement être plus en forme et éviter la maladie, ou à la limite par simple curiosité se disent : « après tout si ça ne fait pas de bien, ça ne peut pas faire de mal »?

Ces fameuses médecines sont-elles vraiment un progrès ou au contraire un retour archaïque aux guérisseurs empiriques et même une régression moyenâgeuse?

Agissent-elles uniquement par effet psychologique (effet placebo), comme certains le prétendent?

Sont-elles vraiment sérieuses, fondées, efficaces ou un nouveau champ d'action de charlatans surtout experts dans l'art d'utiliser le tam-tam publicitaire et la puissance des médias? D'autant plus que ces médecines se parent de vocables souvent plaisants, attirants même : médecines douces, nouvelles, alternatives, etc.

On les appelle aussi médecines parallèles ou encore paramédecines; notons à ce propos que certains officiels de la médecine classique refusent pour elles cette appellation de médecine et voudraient qu'on les appelle seulement : « méthodes thérapeutiques ».

Le public se perd un peu dans tout ce qui est proposé par ces « autres médecines »; et comme, sans adopter cette recommandation de Mark Twain : « Faites attention quand vous lirez des livres sur la santé. Vous pourriez mourir d'une faute d'impression », il n'est jamais sans danger de s'égarer dans le domaine de la santé, il nous a semblé important et même indispensable :

– d'abord de faire un point d'ensemble sur ces médecines;

– puis pour chacune d'elles d'expliquer dans les grandes lignes leur principe de base et leur champ d'application (ainsi que leurs limites);

– de montrer ce qu'elles peuvent pour votre sommeil;

– enfin comment dans la pratique y avoir recours par des renseignements utiles et pratiques.

Où en sont ces médecines en France

Ces médecines sont enseignées officiellement aux États-Unis, en Angleterre, en Allemagne par exemple; et même certaines facultés dans ces pays sont spécialisées en médecines naturelles.

En France il y a seulement quelques facultés (mise à part celle de Bobigny) qui enseignent certaines de ces médecines : acupuncture, homéopathie, phytothérapie; et la plupart des médecins qui veulent les apprendre pour les pratiquer sont obligés de passer par l'intermédiaire d'associations, sociétés savantes, syndicats qui leur délivrent une attestation.

A la faculté de Bobigny depuis peu d'années, et à l'initiative du Professeur Pierre Cornillot, doyen de cette faculté, plusieurs centaines de médecins préparent le DUMENAT, diplôme universitaire de médecines naturelles, durée des études trois ans, à raison de 8 heures par semaine avec cours généraux communs et spécialisations.

En Belgique et en Suisse (canton d'Appenzell et Basel Land) ces médecines ont, beaucoup plus qu'en France, droit de cité, pour les non-médecins.

En France, de plus en plus de médecins les pratiquent; la médecine officielle s'y intéresse aussi de plus en plus, ainsi que les Pouvoirs publics, mais aussi de plus en plus de non-médecins.

Pourtant on va vers une normalisation, une officialisation de certaines de ces médecines et aussi forcément vers une **« épuration »,** d'une part en vérifiant leur efficacité et en aidant les praticiens compétents et honnêtes, d'autre part en chassant « les marchands du temple ».

Répétons que ces médecines ne sont pas forcément en opposition avec la médecine classique; il ne devrait y avoir qu'une médecine : celle qui guérit.

Mais ces médecines constituent une approche nouvelle de l'ensemble indissociable malade-maladie, et elles appréhendent le problème de la santé sous des angles parfois très différents : d'où leur grand intérêt.

Ce qu'elles apportent

Quand elles sont pratiquées correctement : un nouveau dialogue, de nouveaux rapports, une nouvelle « règle du jeu » entre le médecin et son patient, car elles soignent le malade dans son ensemble et pas seulement la maladie.

Le médecin qui pratique une médecine naturelle cherche à connaître le malade dans sa globalité, considéré comme un tout; ce ne sont pas des médecines de l'Humain en « pièces détachées ».

Bien sûr, en médecine naturelle on observe les symptômes du sujet, mais aussi on prend le temps de l'écouter, on étudie son tempérament, sa constitution, son psychisme.

D'autre part, elles s'efforcent de stimuler une réaction de défense de l'organisme, une réaction capable d'entraîner la guérison plutôt que de pallier un manque par un médicament.

Ce sont, en principe, quand elles sont bien appliquées, des médecines peu agressives, peu traumatisantes, mettant en jeu des mécanismes individuels naturels pour modifier « le terrain » d'où a émergé la maladie.

Dans *Médecines douces, mode d'emploi* (Éd. R. Laffont) le Dr Jacques Daupleix nous dit : « L'expérience que nous avons tirée depuis plus de vingt ans de la comparaison de la médecine traditionnelle " occidentale " avec ces médecines douces, pour beaucoup de souche " orientale " nous autorise à en parler avec recul et sérénité.

« La différence médicale fondamentale des conceptions occidentale et orientale est que la seconde s'attache à traiter avant tout le malade en tant qu'individu. Reconnaissons qu'en Occident cette notion commence à prendre corps; souhaitons qu'elle fasse rapidement son chemin.

« La médecine occidentale classique se sert de la symptomatologie pour établir un diagnostic qui lui permettra de soigner directement la maladie sans tenir compte du fait que cette symptomatologie est souvent propre au malade et peut être différente chez des malades différents.

« Chacune de ces deux conceptions a ses mérites et si nous préférons la première comme plus logique parce que plus uniciste il n'en est pas moins vrai que le progrès pour le malade résultera d'une convergence de toutes les techniques, avec pour but la réalisation d'une harmonie à travers leur côtoiement. »

Mais attention!

• Il y a dans ces nouvelles médecines, comme d'ailleurs dans tous les métiers mais peut-être plus encore en ce domaine, des charlatans : manipulateurs divers, guérisseurs de pacotille, bricoleurs amateurs qui n'ont pas, parfois même de très loin, la formation suffisante.

Attention à ceux qui se sont engouffrés dans ce nouveau filon en pensant surtout « au fric » et souvent sous des apparences de désintéressement, de pureté même; ils sont aussi dangereux pour votre santé que pour celle de votre portefeuille; ils exploitent la naïveté.

Et même quelquefois en dépit des apparences, ce ne sont

pas ceux qui ont le plus de titres et les plus « ronflants » qui l'exploitent forcément le moins.

Par exemple (et nous emprunterons cette citation à un médecin porte-parole du Conseil de l'Ordre des Médecins) : « On peut imaginer qu'un médecin se rende trois semaines en Chine et se dise ensuite diplômé d'acupuncture de la faculté de Pékin. » De même qu'il peut être membre (ou même fondateur) de la Société française (ou internationale) de... ou d'un institut (appellation non réglementée) ou d'une fondation *(id.)* et que cela ne corresponde pas à grand-chose.

Le titre de docteur en médecine garantit seulement les connaissances dans le domaine de la médecine traditionnelle et le droit d'exercer.

Mais c'est surtout parmi les non-médecins qu'on a le plus de « chance » ou plutôt de risque de rencontrer des charlatans. Méfiez-vous cependant de ceux qui sont spécialistes d'un peu tout, et qui ont une carte de visite avec beaucoup de titres pour ratisser plus large et racler le plus de clients possible : « touche-à-tout » qui pratiquent un peu de ceci, un peu de cela, rien de très bien et tout assez mal.

Pas si douces que ça

« Certains remèdes homéopathiques peuvent provoquer de fortes réactions : Sulfur, Lycopodium... » (Dr Demma).

Le Dr Valnet, très grand spécialiste français, mondialement connu en phytothérapie et en phytoaromathérapie, s'est toujours refusé de camoufler ce mode de soins (par les plantes et huiles essentielles) comme l'ensemble de la phytothérapie, sous le masque trompeur et rassurant de « médecine douce » : les traitements par les plantes peuvent provoquer des effets secondaires par les principes actifs qu'elles contiennent. D'autre part, ce qui convient à l'un peut être nuisible à l'autre. Une manipulation vertébrale mal faite peut entraîner une paralysie plus ou moins définitive.

Les médecines douces sont beaucoup moins **iatrogènes** (qui en soignant une maladie créent une ou plusieurs autres maladies) que la médecine classique mais cela est surtout vrai lorsqu'elles sont bien pratiquées.

• Attention à l'autodiagnostic : sous les mêmes symptômes

se cachent des affections fort différentes et même opposées. A ce titre « prendre en main sa santé » est une formule ambiguë et qui peut être dangereuse; elle est vraie avant qu'on soit malade.

Voici extrait d'un article de *Santé Magazine* (n° 98 : fév. 84) intitulé (à propos des médecines douces) : *Brouillard et poudre aux yeux,* d'André Giovanni : « M. Dupont souffre de douleurs dorsales. Un mal tenace, lancinant, capricieux. Est-ce un rhumatisme? une vertèbre déplacée? les conséquences d'un coup de froid? une vieille sciatique qui se réveille? l'effet de l'âge? est-ce plus grave encore? Bref : qui consulter? »

A cette dernière question, trop de réponses, « l'embarras du choix » jette pour de bon dans l'embarras, voire dans l'angoisse.

M. Dupont doit-il porter son mal à un rhumatologue, à un vertébrothérapeute, à un manipulateur, à un chiropracteur, à un ostéopathe, à un « kiné »? Lorsqu'il s'apprête tout simplement à aller voir un masseur, un ami dans le vent proteste : « Mais non, mon vieux, ce qu'il te faut c'est un spinologue! » Jugez de l'effarement de M. Dupont.

Si cette pléthore grandissante était un signe d'authentique renouveau et de richesse médicale, il faudrait s'en féliciter. Hélas! elle amalgame à la fois le pire et le meilleur. M. Dupont, égaré dans les brumes, va choisir au hasard, se livrant au risque meurtrier de la roulette russe. En effet trop de patients vont avec une confiance candide vers ceux que l'on pourrait appeler « les nouveaux venus du monde de la santé ».

• Les « autres médecines » ne peuvent pas tout traiter.

Toutes les doctrines idéologiques ont une base de départ en général bonne, juste, mais ce sont les extrapolations qui sont dangereuses quand elles vont trop loin.

Et dans ce domaine plus qu'en tout autre domaine « il faut savoir jusqu'où on peut aller trop loin » (J. Cocteau).

Par exemple l'argile est considérée par certains comme capable de guérir de presque tous les maux. Et que dire de ceux qui prônent par exemple qu'une simple manipulation vertébrale (dans une notice) peut traiter, voire même guérir :

« La scoliose, cypho-lordose, arthrose, arthrite, altération discale, torticolis, crampes, fourmillements, insensibilité, rhumatismes, lumbago, sciatique, zona, ankylose, névrite, céphalée, migraine, vertiges, insomnies, sinusite, angine, asthme, dépression nerveuse, amaigrissement, obésité, eczéma, cellulite, acné, troubles sexuels, menstruels, psychosomatiques, etc. »

(Même article de *Santé Magazine :* « poudre aux yeux »).

Pour nous, il nous semble que le plus gros danger, sans doute, de ces médecines réside dans le fait que certains se précipitent de manière aveugle vers elles, au risque en ne faisant pas appel (tout de suite) à la médecine classique, de perdre un temps très précieux et donc d'une aggravation parfois irréversible; ou bien encore d'abandonner un traitement classique absolument indispensable.

D'où un intérêt de plus de mieux les connaître; d'autant plus que dans certains cas bien précis, ce sont les seules thérapeutiques valables.

CHAPITRE 1

L'homéopathie

« L'homéopathie est un système médical qui a pour base l'inconnu, pour but l'impossible et pour résultat la nullité » (Trousseau vers 1850, titulaire de la chaire de thérapeutique médicale à la Faculté de médecine de Paris).

« Je viens de faire sans doute son oraison funèbre et jeter la dernière pelletée de terre sur le cercueil de cette triste défunte » (Dr P.-A. Manec jeune, également vers 1850 et à propos de l'homéopathie).

« Si l'homéopathie est une chimère et un système sans valeur, elle tombera d'elle-même. Si elle est au contraire un progrès, elle se répandra malgré toutes nos mesures de préservation et l'Académie doit le souhaiter avant toute autre, elle qui a pour mission de faire avancer la science et d'encourager la découverte » (Guizot, ministre vers 1850 à l'Académie de médecine qui lui demandait d'interdire l'homéopathie).

La réponse : cent trente-six ans plus tard en 1986, l'homéopathie se porte très bien, merci! pour elle et pour nous.

Elle est la plus utilisée des médecines douces (20 % de ceux ayant consulté en médecines douces, 14 % pour l'acupuncture).

Plusieurs milliers de médecins la pratiquent en France; il y a plus de 4 000 remèdes homéopathiques.

En France elle est enseignée officiellement; elle a une base logique et scientifique rigoureuse.

Ses principes de base

Son nom vient du grec *homoios* (semblable). La médecine classique est dite allopathique (ce terme a été créé par Hahnemann) du grec *allos :* autre.

Contrairement à l'acupuncture, elle est d'origine occidentale et elle est beaucoup plus ancienne qu'on ne le croit : c'est en effet Hippocrate qui, il y a presque deux mille cinq cents ans a émis le premier la grande loi de base de l'homéopathie : la loi des semblables ou d'analogie; et au XVIe siècle l'illustre Paracelse (médecin suisse) l'a enseignée aussi.

Mais c'est à Hahnemann, médecin allemand, qui fut d'ailleurs chassé d'Allemagne à coups de pierres et dut se réfugier en France, que revient le mérite d'avoir repris cette loi à la fin du XVIIIe siècle, de l'avoir essayée sur lui-même, de l'avoir généralisée et d'avoir développé ses conséquences thérapeutiques.

Notons au passage que Goethe a affirmé que Hahnemann était un nouveau Paracelse et que Corvisart (médecin de Napoléon) a déclaré qu'il le tenait en haute estime.

L'homéopathie repose sur trois lois

La loi de similitude

« Toute substance susceptible de faire apparaître chez des individus sains certains symptômes est également susceptible de faire disparaître ces mêmes symptômes chez un individu malade »; c'est ce que dans le public on appelle : « traiter le mal par le mal ».

Le mode d'action de l'homéopathie est un peu comparable à celui d'un vaccin.

La loi d'infinitésimalité (ou d'inversion)

« Les doses infinitésimales d'un remède agissent mieux que les doses pondérales; elles ont une action thérapeutique supérieure à celle des doses normales »; c'est d'ailleurs la principale objection de certains milieux médicaux contre l'homéopathie : elle utilise des produits extrêmement dilués.

« Vous mettez une goutte de remède dans la Seine et vous

en retirez un verre d'eau au pont de l'Alma, cela fera le même effet », disent-ils.

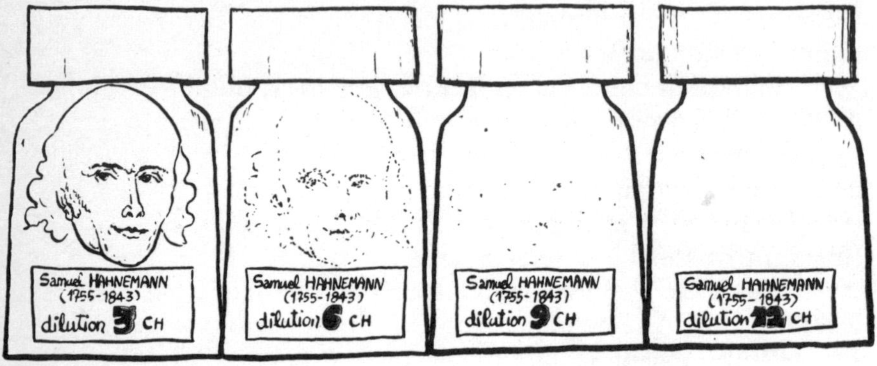

Extrait de « Science et vie » décembre 1984.

Pour que vous ayez une idée de ces dilutions : 1 dilution centésimale correspond à 1 goutte de substance active mélangée à 99 gouttes d'un liquide (par exemple) neutre; actuellement on utilise en médecine homéopathique jusqu'à la 9e centésimale et dans cette dilution il n'y a plus que le milliardième du milliardième de la substance active.

Mais pourtant des expériences ont montré que des dilutions encore beaucoup plus poussées (30e centésimales) sont toujours actives et donnent des résultats contrôlables; la science atomique actuelle sait qu'il existe encore des atomes de substance active dans le produit.

La loi d'individualisation

« Chaque individu réagit spécifiquement à n'importe quelle maladie. » Il ne s'agira donc pas pour la médecine homéopathique de traiter une maladie, mais de traiter un malade; l'homéopathie est une médecine très individualisée : elle tient compte des troubles présentés par le malade, mais aussi de sa typologie.

C'est une médecine « à la carte » ou « sur mesure »; et c'est ce qui en fait son mérite et sa complexité.

Sur le plan pratique

Les remèdes homéopathiques se présentent sous des formes très diverses : liquides (flacons, ampoules ou en injections), en poudre, en comprimés, en suppositoires, sirops, pommades; mais les présentations les plus courantes sont en petits granulés ou en dose-globule (à absorber en une seule fois).

Ils sont à base de substances végétales, animales ou minérales et leur préparation s'effectue par trituration, dilution, dynamisation (qui potentialise le médicament), imprégnation; à titre purement anecdotique de curiosité (mais pas pour vous en détourner), voici les origines surprenantes de quelques remèdes homéopathiques :

Médorrhinum : préparé à partir de pus urétral de blennorragie.

Psorinum : à partir de sérosités de vésicule de gale.

Sepia : tiré de l'encre noirâtre de seiche sécrétée par ce mollusque lorsqu'il veut échapper à ses ennemis.

Staphysagria : extrait de l'herbe à poux.

Mais :

Platina : extrait du platine.

Silicea : de la silice pure de cristal de roche.

Les remèdes homéopathiques portent en général des noms latins qui rappellent leur origine et l'on désigne un malade sous le nom du remède qui lui convient : on dit par exemple qu'il est un *Ignatia* ou un *Sulfur,* etc. Le malade est donc assimilé à son remède et à l'inverse le remède utilisé devient presque une personne, quelque chose d'humain qui vibre, qui a des réactions physiques et psychiques et n'est plus seulement une substance chimique.

Les applications les plus courantes

« C'est une médecine complémentaire de la médecine classique », dit un médecin (sommité du Conseil de l'Ordre des Médecins) : « Elle est donc convergente et non parallèle. »

Nous ne dresserons pas un catalogue de tout ce que soigne l'homéopathie, mais citerons seulement les indications préférentielles : d'après les Dr Serge Rafal et Lutzer (qui enseignent l'homéopathie à Bobigny) :

• maladies infectieuses : d'autant mieux qu'elles sont prises dès les premières manifestations : rhumes, rhinopharyngites, maux de gorge, bronchite, grippe, sinusite et toutes les affections O.R.L., la cystite, le zona.

• maladies chroniques : c'est contre ces maladies que l'homéopathie trouve ses principales indications et contre lesquelles la médecine classique est assez démunie; maladies allergiques (asthme, eczéma), maladies digestives, rhumatismes.

• troubles circulatoires.

• maladies nerveuses.

• les douleurs (Cf. IIIe partie).

L'homéopathie convient aussi bien aux nourrissons qu'aux adultes et aux vieillards. Elle apparaît aujourd'hui comme la médecine idéale des jeunes enfants (troubles du comportement : instabilité, timidité, agressivité, troubles de l'attention); beaucoup de pédiatres l'utilisent ou travaillent directement en liaison avec un médecin homéopathe.

Les limites – contre-indications – risques de l'homéopathie

Elle ne peut pas tout soigner, par exemple : quand il y a une lésion organique évidente, une péritonite, infarctus... Une forte angine, une otite se soignent par la médecine classique; de même les états infectieux graves contre lesquels l'organisme, parce qu'affaibli, est incapable de réagir malgré un remède homéopathique.

Risques : l'action homéopathique étant très rapide, dans les cas aigus il ne faut pas perdre de temps si cet effet ne se manifeste pas; d'autre part des traitements homéopathiques trop prolongés risquent de donner des rémissions illusoires et de faire retarder un acte chirurgical ou médical salvateur.

L'homéopathie ne convient pas pour les états septicémiques, tumoraux; cependant elle agit en profondeur. Il n'est pas question pour un cancéreux par exemple d'éviter les radiations salutaires ou l'opération, mais un traitement homéopathique de terrain, après des thérapeutiques plus agressives, peut se montrer très favorable à l'état général du malade.

L'homéopathie et le sommeil

Elle convient très bien pour les maladies psychosomatiques; donc elle est recommandée contre l'insomnie elle-même et aussi contre par exemple la fatigue, l'asthénie, l'angoisse qui sont générateurs d'insomnie.

L'avantage avec l'homéopathie est que, en raison des doses infinitésimales employées, on ne se drogue pas et il n'y a pas d'accoutumance ni de dépendance.

Il faut que le remède homéopathique soit adapté au type d'insomnie et au « portrait-robot » du sujet; les éléments morpho-physiologiques et morpho-psychologiques de l'insomniaque comptent.

On distingue vis-à-vis de l'insomnie :

– le type carbonique qui a surtout des insomnies par troubles somatiques par exemple : douleurs, gênes respiratoires, infections.

– le type fluorique qui a une nette tendance à la mélancolie; cela le prédispose à un sommeil « en dents de scie » : un jour il dort, l'autre pas. Infatigable, il s'agite tout le temps et se réveille angoissé vers 4 ou 5 heures du matin.

– le type phosphorique, travailleur et fonceur, n'arrête pas de s'agiter; se tourne et se retourne dans son lit et son sommeil est peuplé de cauchemars.

Chacun a sa manière de dormir et de ne pas dormir et a sa personnalité; on ne peut donc pas dire a priori qu'il faut ceci ou cela, d'où la multiplicité des produits homéopathiques qui peuvent vous rendre le sommeil.

Voici cependant un certain nombre d'exemples correspondant aux cas les plus courants; auparavant rappelons le principe qu'utilise l'homéopathie :

– *Coffea* (à base de café) : le café démolit le sommeil mais à haute dilution il va au contraire éteindre nos idées et aider à nous endormir : par exemple il va convenir pour ceux qui continuent à remuer beaucoup trop de pensées dans leur tête.

– Cas de *nux vomica* (extrait de l'exposé du Dr Deltombes au Congrès du sommeil en 1981) : « Voici le profil somato-psychique de *nux vomica :* c'est un sédentaire, du type P.-D.G., affairé, surmené, surchargé de tracas, de responsabilités, fortement sous tension toute la journée; au fond la " struggle of life ". Il n'a pas le temps de faire de l'exercice, ce qui l'améliorerait, mais comme il a toujours des choses à faire, il n'en fait pas.

Gros appétit, abus alimentaires, repas d'affaires, stimulations diverses : café, surtout alcool... avec de mauvaises nuits et même le matin ce que l'on peut appeler presque « la gueule de bois ».

nux vomica se couche tard, s'endort facilement, mais il se réveille à 3 heures du matin (ou va avoir un sommeil agité entre 3 heures et 6 heures du matin), et souvent peu de temps avant l'heure de se lever, il va se réendormir d'un sommeil abrutissant... difficultés de réveil, mauvaise humeur... somnolence dans la journée; la seule chose qui sauve *nux vomica* est qu'une toute petite sieste l'améliore : « Je vais dormir quelques minutes et tout ira mieux. »

« Un autre type de sujet que nous rencontrons beaucoup : individu bien équilibré dans la vie, sympathique mais qui ne dort jamais bien, qu'il soit enfant, adolescent, adulte costaud et fort ou même vieillard, c'est *sulfur* dont on dit qu'il a un sommeil de chat : il ne dort jamais que d'un œil, est réveillé pour un rien, plusieurs fois chaque nuit et à ce moment-là il a trop chaud aux pieds ou de partout; en tout cas il n'aime pas rester dans son lit : *sulfur* va être debout de bon matin, tout content d'être hors du lit. »

Un assez grand nombre de remèdes homéopathiques peuvent en fait être indiqués pour les troubles du sommeil. C'est ainsi par exemple que le Dr Daupleix (dans *Médecines douces, mode d'emploi)* préconise : en 5 CH (cinquième dilution centésimale Hanhemannienne) : *gelsemium* ou *coca,* ou alterner le soir *coffea* et *cypripedium.*

Le Dr Salva (président des jeunes médecins homéopathes) préconise en 15 CH pour les enfants et en 9 CH pour les adultes : *arsenicum album, gelsemium, passiflora, ignatia.*

Et le Dr Deltombes, suivant le cas par exemple : *phosphorus, lycopodium, arnica, pulsatilla, cola, lésinum, calibromatum, lachesis, silecea, natrum muriaticum, calcarea carbonica, stramonium, causticum, médorrhinum, psorinum, aureum, arsenicum album...*

Pour être un peu plus précis : au départ l'insomnie se traite habituellement en 4 CH : 4 granulés à une heure d'intervalle, loin des repas, dans la dernière partie de la journée, on vise ainsi la symptomatologie sub-aiguë. Si le traitement donne de bons résultats, on passe alors en 7 ou 9 CH; s'il le faut on peut prescrire ultérieurement au patient qui a bien réagi un remède en dose globale comme rappel et en vaccin.

Arnica : pour celui qui se plaint toujours d'être fatigué et de ne pas trouver le sommeil.

Chamomilla : c'est l'antitabac et l'anticafé par excellence; on le donne à celui qui ne peut s'en passer.

Ignatia : pour celui qui présente des signes de nervosité; rien ne va chez eux, tout échoue... sauf *Ignatia.*

Kalium phosphoricum et **phosphoricum acidum :** sont à prescrire chez les grands surmenés, dans les convalescences de maladies graves, et à l'étudiant à l'approche des examens.

Thuya : convient à celui qui se réveille à 4 heures du matin.

Pour les enfants dont le bon sommeil est si important, au lieu de leur donner des somnifères, calmants, anxiolytiques, etc., l'homéopathie réussit très bien; par exemple dans le cas particulier d'un enfant qui a des terreurs nocturnes (cauchemars) le médecin homéopathe conseille généralement : *stramonium* en 4 CH.

L'isothérapie : elle procède directement de homéopathie mais au lieu d'utiliser des végétaux ou des minéraux, elle utilise après dilution des substances : sang, urine, expectorations, sécrétions diverses provenant du sujet lui-même à soigner.

Renseignements pratiques

– Combien coûte l'homéopathie :

D'une manière générale, à efficacité égale, l'homéopathie coûte moins cher que l'allopathie; c'est ce que tendent à montrer toutes les études entreprises à ce sujet.

Par exemple une thèse de doctorat en médecine soutenue en 1981 devant la Faculté de médecine de Strasbourg par le Dr Thèbes. Il y a en fait trois éléments à considérer :

• Prix de la consultation : 70 % des médecins prescrivant l'homéopathie sont conventionnés et donc la Sécurité Sociale rembourse leur consultation; l'homéopathe consacre presque deux fois plus de temps à chacun de ses clients que son confrère allopathe, aussi prend-il un peu plus cher.

• Coût du traitement : quand il est purement homéopathique, il est, en gros, quatre fois moins cher qu'un traitement allopathique.

• Remboursement : le ministère de la Santé vient d'annoncer que plus de 400 spécialités homéopathiques ne seraient plus prises en charge. Mais ce déremboursement ne concerne que des produits mineurs et peu utilisés, voire même des produits qui ne sont pas vraiment des produits homéopathiques. Toutes les autres prescriptions restent remboursées normalement, c'est-à-dire actuellement à 70 % comme les médicaments allopathiques.

– Livres – Adresses

• *Le Dictionnaire de l'homéopathie,* de Claude Haumont, Éd. Marabout.

• *Guide familial de l'homéopathie,* du Dr Alain Horvilleur, Éd. Hachette.

• **Centre d'Études homéopathiques de France**
228, boulevard Raspail
75014 Paris

• **Institut national homéopathique français**
75, rue de La Chapelle
75018 Paris

• **École homéopathique de l'hôpital Saint-Jacques**
37, rue des Volontaires
75015 Paris

• **Centre d'Étude et de Documentation homéopathique**
42, rue de Paradis
75010 Paris

• **Syndicat national des Médecins homéopathes français**
24 bis, rue Saint-Laurent
45000 Orléans

Mais il existe aussi des centres en province : Lyon, Bordeaux, Clermont-Ferrand, Chambéry, Grenoble, Marseille, Toulouse, Strasbourg, Montpellier, Nantes.

CHAPITRE 2

La réflexothérapie

En certains endroits de notre corps (dites **zones reflexes)** : l'oreille, le pied, la main, le nez, l'œil (et probablement d'autres) aboutissent des terminaisons nerveuses qui sont en relation avec le reste de notre corps; ceci est connu depuis l'Antiquité et a été redécouvert au début de ce siècle comme moyen thérapeutique.

C'est comme si l'ensemble de notre corps (ou presque) : organes, squelette, se projetait en réduction sur ces zones, et l'on a pu dresser des cartographies très précises.

En stimulant certains points déterminés de ces zones (surtout dans le pavillon de l'oreille, à l'intérieur du nez et en dessous et au-dessus du pied), on agit sur les organes correspondants; lorsqu'il y a un dysfonctionnement ou une lésion, le point correspondant est douloureux : cela peut servir de valeur indicative aidant au diagnostic, à faire disparaître la douleur occasionnée par cette affection (par massage et en piquant le point) et aussi à soigner l'organe à distance.

Il faut comprendre en effet qu'il s'agit d'un véritable moyen thérapeutique; des découvertes scientifiques expliquent maintenant cette action en suivant le trajet de cette stimulation; cette méthode diffère généralement de l'acupuncture car les points ne sont pas toujours les mêmes et elle utilise les circuits nerveux tandis que les méridiens de l'acupuncture n'ont pas de support physique; la réflexologie nécessite donc que le système nerveux qui effectue la transmission ne soit pas lui-même lésé et qu'il n'y ait pas trop d'atteinte cérébrale.

Tout cela est encore cependant assez empirique et les représentations du corps qui ont été établies dans ces zones réflexes ne coïncident pas toutes; mais ce sont surtout les résultats qui comptent et ils sont vraiment au rendez-vous, notamment vis-à-vis du sommeil.

– Pour se documenter : *Les Réflexothérapies,* par M.-F. Muller (praticienne en naturopathie), Éd. Retz.

– Pour se renseigner : Association française des Réflexothérapies et de l'acupuncture, 4 bis, rue de la Couronne, 30000 Nîmes.

Voici trois applications de la réflexothérapie :

L'auriculothérapie

Dans l'oreille les « messages thérapeutiques » pénètrent avec une grande facilité et il y a (contrairement à la plante des pieds par exemple) des connexions avec le système nerveux sympathique qui est très lié aux réactions du *stress,* de l'anxiété ou de l'angoisse qui sont des antisommeil; l'auriculothérapie permet donc de traiter l'insomnie et d'une manière plus générale les troubles neurologiques (voir page suivante).

D'origine traditionnelle chinoise, elle a été redécouverte au début des années 50 par le médecin français Paul Nogier (de Lyon); c'est lui qui a montré que l'ensemble du pavillon de l'oreille représente l'Humain en position de fœtus inversé dont la tête serait le lobe et le sacrum le haut du pavillon.

Il a codifié l'auriculothérapie et dressé une cartographie des points correspondant aux différents organes de notre corps.

On peut aussi par l'auriculothérapie traiter efficacement la fatigue qui, lorsqu'elle est excessive gêne, l'endormissement et perturbe le sommeil. D'autre part en envoyant, grâce à un casque placé sur l'oreille un champ magnétique, on arrive à réduire très sensiblement et très rapidement les effets d'un décalage horaire, notamment le décalage sommeil.

L'auriculothérapie utilise parfois des aiguilles semi-permanentes quasi invisibles et indolores que l'on garde de 3 à 7 jours et quelquefois plus longtemps.

« Madame Y... a des difficultés familiales et professionnelles qui se sont tellement accumulées ces derniers mois qu'elle a perdu le sommeil. Les drogues qui l'abrutissent le jour ne sont guère efficaces la nuit. Elle finit par consulter un médecin qui lui pose plusieurs minuscules petites aiguilles dans l'oreille et qu'elle va

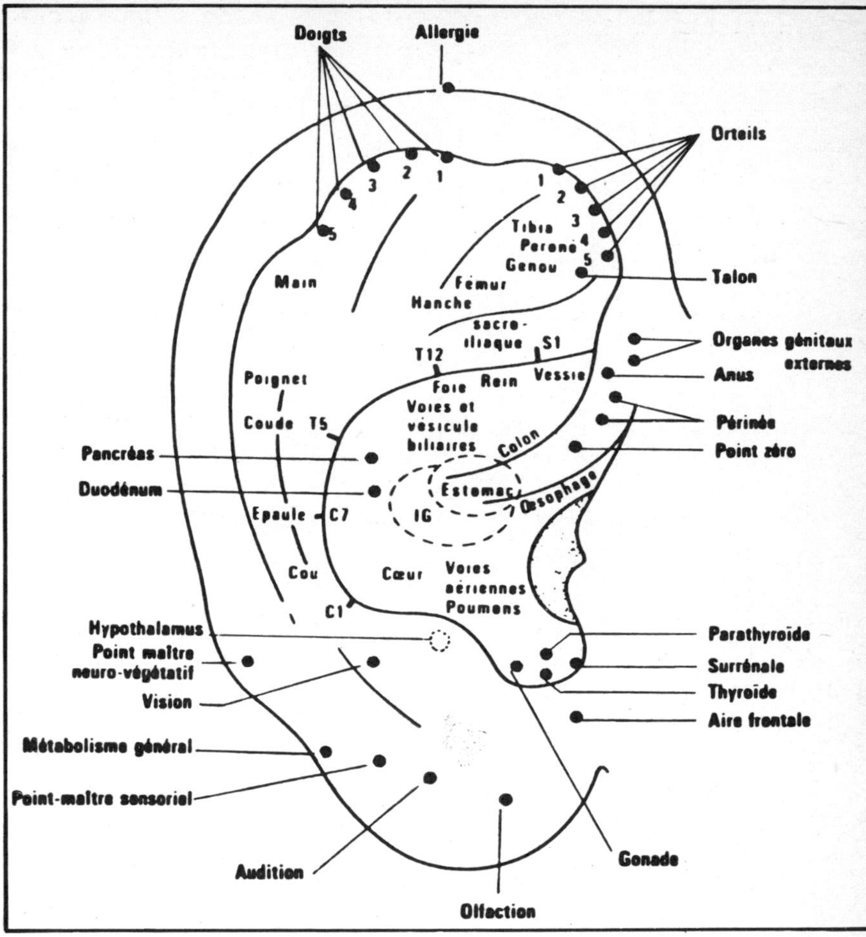

Le corps en entier, point par point, sur l'oreille.

garder plusieurs semaines. Peu à peu elle se sent mieux, peut diminuer les somnifères et retrouver le sommeil » (*L'Impatient*, n° 85).

Le *Traité d'auriculothérapie* et les autres livres du Dr Nogier sont tous aux éditions Maisonneuve (B.P.39, 57160 Moulin-les-Metz); on peut se renseigner sur les médecins qui pratiquent l'auriculothérapie à la Faculté de médecine de Bobigny ou au Groupe Lyonnais d'Études Médicales (G.L.E.M.) 108, rue du Dr Locard – 69000 Lyon.

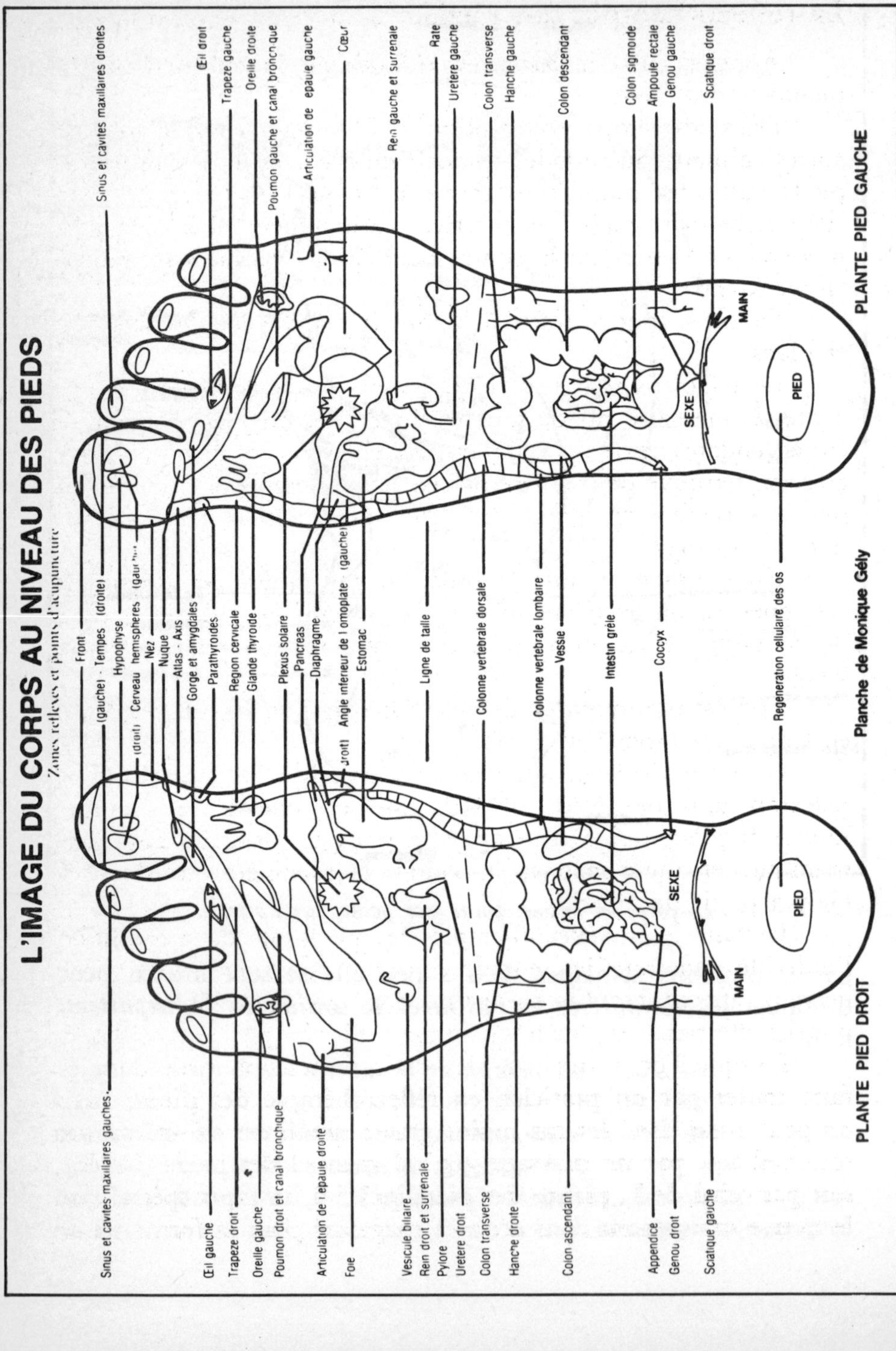
L'IMAGE DU CORPS AU NIVEAU DES PIEDS
Zones reflexes et points d'acupuncture
Sinus et cavites maxillaires gauches
Œil gauche
Trapeze droit
Oreille gauche
Poumon droit et canal bronchique
Articulation de l epaule droite
Foie
Vesicule biliaire
Rein droit et surrenale
Pylore
Uretere droit
Colon transverse
Hanche droite
Colon ascendant
Appendice
Genou droit
Sciatique gauche
MAIN
SEXE
PIED
PLANTE PIED DROIT
Front
(gauche) · Tempes · (droite)
Hypophyse
(droit) · Cerveau · hemispheres
Nez
Nuque
Atlas · Axis
Gorge et amygdales
Parathyroides
Region cervicale
Glande thyroide
Plexus solaire
Pancreas
Diaphragme
(droit) Angle inferieur de l omoplate · (gauche)
Estomac
Ligne de taille
Colonne vertebrale dorsale
Colonne vertebrale lombaire
Vessie
Intestin grêle
Coccyx
Regeneration cellulaire des os
Planche de Monique Gély
Sinus et cavites maxillaires droites
Œil droit
Trapeze gauche
Oreille droite
Poumon gauche et canal bronchique
Articulation de epaule gauche
Cœur
Rein gauche et surrenale
Rate
Uretere gauche
Colon transverse
Hanche gauche
Colon descendant
Colon sigmoide
Ampoule rectale
Genou gauche
Sciatique droit
MAIN
SEXE
PIED
PLANTE PIED GAUCHE

La réflexothérapie des pieds

Appelée aussi la *podoréflexothérapie* ou le sommeil par les plantes... des pieds.

Dans les temps préhistoriques, l'Humain comme tous les autres animaux du monde marchait nu-pieds et le dessous de ses pieds était ainsi massé constamment lorsqu'il était debout, marchait et courait; mais cela n'arrive pratiquement plus au citadin moderne en dehors de la courte période des vacances (et parfois en week-end).

De plus, tout le reste du temps il marche sur des sols durs et plans.

Or les pieds sont très riches en « zones réactogènes » et l'on a dressé une carte du dessous et du dessus du pied donnant la correspondance entre ces zones et différentes parties de notre corps; ainsi on retrouve de manière précise nos différents organes de « la tête aux pieds » en allant des orteils au talon et sur la partie dorsale des pieds.

Un massage ou une stimulation par piqûre ou aimant de ces zones est un excellent moyen de prévenir la maladie et donc de permettre, entre autres, à notre sommeil de rester en « bonne santé ».

Ceci est pratiqué depuis des millénaires en Égypte, en Inde, en Chine, au Japon, au Tibet.

C'est un médecin américain (Fitzgerald) qui introduisit la réflexothérapie des pieds en 1917 et c'est une de ses émules : Eunice Ingham qui a développé sa pratique dans les pays germaniques et anglo-saxons; en France la pionnière est Monique Gely à partir de 1968.

Le but de la réflexothérapie des pieds est de rééquilibrer l'individu dans tous les sens de ce terme : physique (verticalité), nerveux, affectif, etc. On comprend donc pourquoi l'insomnie est une des affections les plus fréquemment soignées par cette méthode.

Lorsque l'on a des troubles du sommeil, on peut donc se faire traiter par un praticien en réflexothérapie des pieds; mais on peut aussi dans les cas moins graves améliorer soi-même son sommeil soit par un massage général manuel des pieds (Do.In), soit par celui de la plante des pieds grâce à un tapis spécial : on le trouve maintenant dans certains magasins pour la forme ou de diététique, certaines pharmacies ou grands magasins; c'est un tapis en caoutchouc muni de pointes arrondies épousant la forme de la voûte plantaire aussi bien dans le sens longitudinal que dans le sens latéral; en marchant sur place quelques minutes chaque soir :

– cela améliore la circulation sanguine et notamment celle des jambes; c'est intéressant pour tous et surtout pour ceux qui ont des crampes dans les jambes la nuit ou qui sont assis ou debout toute la journée;

– cela enlève la fatigue par une stimulation générale; « la vie s'en va par les pieds », disait la célèbre Mme Simone (morte récemment à quatre-vingt-dix-huit ans); c'est par les pieds qu'elle peut revenir;

– de toute façon, cette pratique très simple et de courte durée améliorera votre sommeil. Elle équivaut à une marche beaucoup plus longue sur la terre, le sable, les galets ou les rochers de bord de mer (mis à part l'air pur).

Mais vous devez aussi l'utiliser pendant deux ou trois minutes le matin pour éveiller votre corps.

On peut lire :

– Deux livres simples et pratiques d'Eunice Ingham :

Ce que les pieds peuvent.

Ce que les pieds ont raconté.

Diffusion : Alternative, 31, rue des Bourdonnais – Paris 75001.

– *Réflexologie plantaire* de J.L. Abrassart, N et J.-P. Imbert Éd. Le Corps conscient, 36, avenue du Prado – 13000 Marseille.

On peut se renseigner à l'Institut national pour l'Étude de la Réflexologie podale (fondé par Monique Gely), 50, rue La Bruyère – 75009 Paris.

La sympathicothérapie

Quel nom « sympathique »! mais qui pourtant, bien qu'elle soit une méthode idéale parce que rapide, indolore et efficace, n'a rien à voir avec ce qualificatif : elle agit sur le système nerveux sympathique et parasympathique (une dame nous a parlé de son système antipathique); on l'appelle aussi *nasothérapie* ou *rhinothérapie*.

C'est une méthode très ancienne : Hippocrate, 5 siècles avant Jésus-Christ l'utilisait déjà; mais ce n'est qu'à la fin du siècle dernier que le Dr P. Bonnier (O.R.L. réputé) a montré que de nombreuses maladies dues à ce que l'on appelle maintenant le *stress* pouvaient être complètement et rapidement guéries par quelques cautérisations nasales; il a dressé une cartographie des zones du nez correspondant aux différentes parties du corps (organes et fonctions); d'autres cartographies ont été établies depuis.

La sympathicothérapie réharmonise le fonctionnement du système neurovégétatif, car l'intérieur de la cavité nasale est particulièrement riche en terminaisons de fibres nerveuses en relation avec les systèmes sympathique et parasympathique.

Contestée pendant des années surtout parce qu'on ne connaissait pas encore ses fondements théoriques et aussi peut-être parce qu'elle paraissait trop simple, elle s'est imposée grâce à ses bons résultats; elle a redémarré depuis une dizaine d'années.

Il s'agit avant tout d'une thérapie de détente et d'harmonie qui redonne calme et équilibre; elle s'adresse donc à ceux qui sont stressés, angoissés, fatigués... et restitue ainsi le bon sommeil à ceux auxquels ces perturbations l'ont détérioré; mais elle s'adresse aussi aux bien portants et 1 ou 2 séances par an permettent d'améliorer leur sommeil.

Il vaut mieux, surtout au début, s'adresser à un médecin qui la pratique parce que celui-ci peut, par un entretien poussé préalable établir un diagnostic et si besoin est, ordonner des examens biologiques; mais des ostéopathes et naturopathes non-médecins et des kinésithérapeutes la pratiquent.

On se sert de longs stylets flexibles en or ou en argent et terminés par une boule, quelquefois d'un stylet électrique; et l'on touche à 4 ou 5 reprises des points précis en relation avec l'affection.

Chaque séance dure de quinze à vingt minutes et est répétée 3 ou 4 fois à raison de 1 par semaine; pour certaines affections chroniques on prolonge par des séances à raison de une par mois, puis une par trimestre pour consolider les résultats.

Dans le cas de l'insomnie : « On touche des points postérieurs en rapport direct avec le centre de vigilance : au bout de la deuxième séance, on espace les somnifères; sevrage en douceur en moins de trois mois » (Dr A. Bonneton).

Effet secondaire (à titre d'anecdote et pour montrer l'efficacité) : la détente nerveuse est telle que le patient a une impression passagère de jambes « en coton » après les séances et on risque de s'endormir intempestivement (en voiture par exemple).

Et, comme confirmation, pour montrer que l'action contre l'insomnie de cette méthode est connue depuis longtemps (malgré une longue éclipse de celle-ci), voici extrait d'un livre édité en 1931 : *La Sympathicothérapie,* du Dr Paul Gillet (Ancien interne des hôpitaux de Paris et chef de laboratoire à la Faculté de médecine de Paris) : « Dès le début de nos essais de sympathicothérapie, nous avons été surpris de l'action remarquable que cette thérapeutique exerçait sur les troubles du sommeil. Nous avions alors l'occasion de traiter surtout des malades atteints de perturbations endocrino-sympathiques et qui venaient nous consulter soit pour des troubles digestifs... soit pour des troubles glandulaires. Tous ces sujets accusaient, après le traitement, outre une atténuation considérable de leurs misères, une régularisation remarquable de leur sommeil... l'excitation nasale régularise la fonction hypnique au même titre qu'elle équilibre les autres fonctions végétatives de l'organisme ».

Le sommeil est en effet en relation directe avec le bon fonctionnement du système parasympathique et le fonctionnement atténué du système sympathique; or la sympathicothérapie agit sur les deux systèmes. A noter deux aspects moins « sympathiques » :

– cette méthode n'est pas remboursée par la Sécurité Sociale;

– elle ne marche plus, en principe, après soixante-dix ans, mais il y a des exceptions.

– Pour toutes informations pratiques sur la sympathicothérapie :

André Bonneton
78, Champs-Élysées
75008 Paris.

CHAPITRE 3

L'oligothérapie

Le nom de cette thérapie vient du grec *oligos* qui signifie petit et pourtant elle a une grande importance pour notre sommeil; les éléments qu'elle utilise n'interviennent qu'en quantités infimes. Citons quelques chiffres pour fixer les idées : les besoins journaliers pour un adulte sont de 20 milligrammes (millième de gramme) de fer, 3 milligrammes de cuivre et 0,3 milligramme d'iode (20 millions de fois moins que le poids du corps).

Aristote, Hippocrate, Galien connaissaient déjà l'importance des métaux en thérapie; Paracelse aussi au XVIe siècle.

Quels sont les oligo-éléments intéressant notre corps

On parle beaucoup actuellement des oligo-éléments, ils sont à la mode, mais on ne les cite pratiquement jamais.

Ils sont vingt reconnus actuellement pour être importants; il y a ceux d'importance majeure : le magnésium, le fer, l'or, le lithium, le silicium, le chrome, le manganèse, le fluor, le cobalt, le nickel, le cuivre, le zinc, le sélénium, le molybdène et l'iode.

Et quelques autres : le vanadium, le brome, le cadmium, le bore, l'étain.

A quoi servent-ils

Ils interviennent comme catalyseurs et ils jouent un rôle dans la synthèse des enzymes et des hormones qui sont les clefs de notre fonctionnement vital; de plus l'action de certaines de ces fameuses enzymes ne peut avoir lieu sans leur présence et cette présence d'un seul atome d'oligo-élément suffit à mettre en œuvre une molécule d'enzyme contenant parfois des centaines d'atomes.

Sans les oligo-éléments, la plupart des réactions, des processus biochimiques qui entretiennent nos fonctions, notre santé, notre vie ne pourraient avoir lieu; ce sont des sortes de clefs de contact qui déclenchent seulement ces réactions, exactement comme la clef de contact d'une voiture; leur seule présence suffit, ils ne prennent pas part à ces réactions et on les retrouve intacts après ce déclenchement : c'est pourquoi de très petites quantités suffisent, juste pour compenser les fuites qui se produisent hors de notre organisme et aussi une certaine perte de leur pouvoir de catalyse.

Prenons une autre comparaison sous la forme d'une petite histoire d'amour pour bien vous faire comprendre leur mode d'action : très peu d'entre nous ont en effet vraiment saisi à quel point de si infimes quantités de ces éléments sont essentielles pour un très bon sommeil et que là est un des grands secrets de la bonne santé et de la « grande forme ».

Deux molécules : appelons-les Monsieur H. et Madame F. voudraient bien se rencontrer, mais elles sont timides et n'ont pas l'occasion qui permettrait de réaliser ce souhait qui leur « tient à cœur »; une troisième molécule (oligo-élément), Madame O., se dévoue pour les inviter et permettre enfin cette rencontre : mis en présence, F. et H. se plaisent et Madame O. discrètement se retire. F. et H. peuvent alors s'aimer librement.

Le rôle des oligo-éléments est fondamental pour le déroulement des mécanismes de la vie et leur absence crée en nous une sorte de « cacophonie » de plus en plus catastrophique; on a employé à leur sujet cette très belle expression : ils sont les « chefs d'orchestre de notre symphonie biologique ».

Qu'arrive-t-il si on est carencé en oligo-éléments

Les réactions biologiques normales ne peuvent avoir lieu; au début quand la carence est encore faible on est sans cesse « patraque », on se sent « mal dans sa peau », ça ne « tourne pas rond », on « carbure » mal, etc., telles sont les expressions courantes que l'on entend.

Ces troubles sont les précurseurs d'une aggravation qui, si la carence se prolonge, crée une maladie ne relevant encore d'aucune affection précise, mais on est déjà victime souvent de difficultés diverses : crampes, palpitations, fatigue, insomnie, etc.

Ces états intermédiaires entre la santé et la maladie ont été appelés par le Dr Ménétrier (grand pionnier des oligo-éléments à partir de 1932) états de *diathèse*.

Nos fonctions sont donc perturbées et cela mène progressivement vers des désordres graves et la dégénérescence (vieillissement).

La plupart des oligo-éléments existent dans notre corps en quantités tellement infimes qu'on ne peut pratiquement pas les doser; on a étudié la correspondance qui existait entre la carence en certains oligo-éléments et certains symptômes pathologiques caractéristiques. Si on repère ces symptômes, on peut savoir à quels oligo-éléments correspond cette carence.

Quels sont les oligo-éléments dont la carence trouble notre sommeil

Le magnésium : « L'homme est en état de perpétuelle carence magnésienne » (Dr Delbet). Le déficit est environ pour un adulte de 70 à 140 milligrammes par jour.

Or cette carence provoque un état de fatigue, perte de tonus, nervosité excessive, anxiété et même angoisse; avec des maux de tête et des crampes musculaires. Toutes ces manifestations troublent le sommeil; de plus la carence en magnésium génère aussi directement l'insomnie.

Ajoutons que le magnésium permet la fixation du calcium dont on sait l'importance pour un sommeil de qualité.

Or, plusieurs raisons se cumulent pour nous mettre en état permanent de manque de magnésium : les engrais de synthèse appauvrissent les sols en magnésium et de plus empêchent une fixation de ce magnésium par les plantes.

De plus, bêtement, on enlève le peu qui reste de ce magnésium si précieux dans les sucres et les farines par le fameux raffinage.

L'alcool provoque des fuites de magnésium de notre organisme ainsi que le stress qui en plus rend en partie inactif celui qui est en nous.

Le lithium : Sa carence est à l'origine de nombreux troubles psychiques : d'abord troubles de l'humeur, de l'affectivité; on est cyclothymique, anxieux. Puis on devient hyperémotif, hyperanxieux, insomniaque et même dépressif.

« Le lithium (à faible dose) et le magnésium permettent directement d'améliorer les troubles du sommeil » (Dr D. Frydman *Et vous trouverez le sommeil,* Éd. Encre).

L'aluminium : C'est un oligo-élément régulateur du système nerveux central « il est indiqué contre les troubles du sommeil » (Dr C-.P. Dauvergnes).

Cobalt : Grâce à lui on peut lutter contre l'hypertension dont nous verrons (IIIe partie) qu'elle est un antisommeil.

Manganèse : Son déficit entraîne fatigue générale et insomnie.

Cas de diathèse

• Diathèse dite allergique (ne pas comprendre ce terme dans le sens habituel de l'allergie).

Elle provoque, entre autres, des difficultés d'endormissement le soir et des démarrages très lents et même pénibles le matin avec fatigue.

Ceux qui sont dans ce cas ont à la fois beaucoup de mal à aller se coucher et à se sortir du lit.

Traitement : manganèse associé parfois au soufre et à l'iode.

• Diathèse dite hyposthénique (manque d'énergie) (souvent pendant l'adolescence). Les hyposthéniques ont besoin de beaucoup de sommeil; s'ils veulent ne pas être obligés de dormir aussi longtemps et sortir de leur état permanent de fatigue : manganèse cuivre.

• Diathèse dite dystonique :

On se sent prendre « un coup de vieux » et son sommeil aussi. Il y a une baisse des capacités physiques et intellectuelles, notamment la mémoire, d'autant plus difficile à accepter qu'avant on « pétait le feu »; sur le plan psychologique : hyperémotivité, tendance à dramatiser, anxiété, nervosité, puis angoisse, voire dépression.

Le sommeil est donc devenu médiocre. Traitement : manganèse, cobalt, associés souvent au soufre, à l'iode, voire au magnésium.

• Diathèse anergique :

Elle provoque entre autres : dégoût de l'existence et même parfois des idées de suicide; c'est le surmené des temps modernes. Souvent l'anergique a déjà beaucoup consulté, mais sans résultat car on n'a décelé aucun trouble organique. C'est une carence en certains oligo-éléments provoquant des troubles fonctionnels tels : difficultés d'endormissement, des éveils trop tôt, un sommeil irrégulier avec cauchemars; souvent il se bourre de tranquillisants. Traitement : la triade cuivre, or et argent, associés souvent au lithium et à l'aluminium.

Notons enfin que chez l'enfant les troubles du sommeil peuvent se traiter par le manganèse cuivre et surtout le lithium.

La spasmophilie

Symptômes : fatigue, anxiété, crampes, fourmillements, insomnie.

Il y a plus de 7 millions de spasmophiles en France; dans *La spasmophilie vaincue* (Éd. du Rocher), le Dr Patrick Véret nous explique : « Quand le point ionique situé au niveau du sternum est douloureux à la palpation, cela révèle un déficit en métal (ou métalloïde) »; pour déceler quel est le métal qui fait défaut, il emploie cette méthode étonnante mais fiable : il met un métal dans la main du malade; si le point ionique reste douloureux ou très sensible ce n'est pas le métal qui correspond à la carence; s'il s'agit de ce métal le point « disparaît ». De plus, suivant le corps (métal ou métalloïde) qui manque, cela sert de diagnostic.

Que faire pour rétablir l'équilibre en oligo-éléments indispensables au bon sommeil

Nous allons voir que cela est simple et c'est vraiment « trop bête » pour quelques dizaines de milligrammes qui vous manquent de certains de ces oligo-éléments, de continuer à vous gâcher le sommeil et la vie.

Imaginez que vous mettiez, pour les visualiser, ces infimes quantités de ces quelques oligo-éléments dans de toutes petites coupelles, devant vous sur une table et que vous vous disiez : mon bon sommeil, ma bonne santé, ma grande forme dépendent de cela. Je peux les retrouver et me transformer la vie en absorbant ces minuscules quantités : n'auriez-vous pas envie de le faire tout de suite et de savoir comment?

La plupart de ces carences proviennent d'une mauvaise alimentation, donc avant d'acheter en pharmacie ou ailleurs des produits riches en tel ou tel oligo-éléments il faut d'abord rectifier certaines erreurs alimentaires.

Certains aliments sont naturellement riches en oligo-éléments qui vous manquent et la présence de plusieurs de ces oligo-éléments crée une synergie qui renforce fortement l'action de chacun d'eux. Le secret d'une alimentation équilibrée en oligo-éléments réside en quelques notions simples, faciles à appliquer de diététique; nous allons d'ailleurs retrouver deux conseils déjà donnés dans le chapitre 3 A. de la Ire partie.

• Choisir des farineux et des sucres, les plus naturels, les moins raffinés, les plus complets possibles.

• Pratiquer l'éclectisme alimentaire : alimentation variée, diversifiée. L'erreur assez courante est celle de s'en tenir à quelques aliments par manque d'imagination, par flemme, par goût ou par simple habitude, par routine, même si ces aliments sont bons sur le plan de la diététique.

« Toutes les habitudes sont mauvaises, même les bonnes » (Le Bouddha).

En effet il serait compliqué de savoir constamment et exactement quels sont les oligo-éléments et quelles quantités existent dans tel ou tel aliment; il faut donc d'une manière générale choisir ceux qui en contiennent le plus en respectant les grandes règles de diététique d'équilibre entre les glucides, les lipides, les protides; mais le seul moyen simple de les obtenir tous en quantité suffisante et en permanence est de *manger varié;* il serait d'autant plus sans excuse de ne pas le pratiquer, étant donné le très grand intérêt de ces oligo-éléments, que nous bénéficions en Occident (et contrairement à beaucoup d'autres pays) de la chance d'avoir à notre disposition une grande diversité d'aliments.

• Certains de ces aliments sont particulièrement riches en certains oligo-éléments dont nous sommes carencés : les céréales (complètes), les légumes en particulier les épinards, le cresson, les fruits, les coquillages; les plus riches en ce magnésium si précieux sont (dans l'ordre) : son, cacao, chocolat, amande, soja, cacahuète, maïs, haricot sec, fève, blé complet, pois, noisette, noix.

• Préférer les aliments provenant de cultures biologiques.

Mais on doit de temps en temps compléter cet apport de la nourriture en oligo-éléments; dans les magasins de diététique on peut se procurer ce que l'on appelle des nutriments extrêmement riches en ces oligo-éléments indispensables : algues marines (qui sont dix fois plus riches en oligo-éléments que les plantes terrestres), des farines de coquillages, des pollens, de l'eau de mer désodée.

En pharmacie, il y a en vente libre des oligo-éléments souvent associés pour qu'ils soient plus efficaces; il faut en faire des cures de temps en temps par exemple à l'automne et au printemps; si on respecte la posologie, on ne risque pas de surdosages qui pourraient être toxiques.

Pour le *magnésium :*

On trouve dans les magasins de diététique et même dans certaines grandes surfaces des biscuits, barres, tablettes qui en contiennent; mais il y a plus simple et moins coûteux encore : en pharmacie on trouve des sachets de 20 grammes de chlorure de magnésium; il est extrait de la mer et est bon marché : on fait dissoudre ces 20 grammes dans 1 litre d'eau et on en boit un verre (pas trop grand) par petites gorgées, chaque jour pendant une semaine; ceci 3 ou 4 fois par an. C'est plutôt infect à boire mais tellement bon pour un meilleur sommeil et une meilleure vitalité!

Dans les cas de diathèse

Il faut consulter un médecin : les oligo-éléments à faire intervenir doivent en effet être manipulés avec précaution : à trop forte dose ou employés à tort, ils peuvent devenir très dangereux; nous ne vous les avons indiqués qu'à titre d'information et c'est au médecin seul et non à vous de décider de la nature et des quantités d'oligo-éléments que vous pouvez absorber.

A noter :

• Qu'il ne s'agit pas, par ces oligo-éléments d'une sorte de « dopage »; il s'agit simplement de supprimer des carences et donc de rétablir un fonctionnement normal qui, répétons-le, vous changera la vie.

• Les oligo-éléments métalliques (qui sont les plus nombreux) ont leur action inhibée par les médicaments neuroleptiques (qui servent assez souvent pour traiter l'insomnie); on sait aussi que le café est un « kélateur » d'oligo-éléments (du grec *kelatos :* pince) : il les « kidnappe ».

• Nous n'avons pas parlé des vitamines que certains rangent dans les oligo-éléments; quelques-unes également en quantité infimes sont indispensables pour un bon sommeil et dont nous sommes pourtant pratiquement tous carencés : cf. *Bien dormir pour mieux vivre.*

Ce monde de l'infiniment petit des oligo-éléments est encore loin d'avoir livré tous ses secrets et certains disent même que nous n'en sommes qu'au seuil de leur connaissance; mais déjà ce que nous en savons peut de manière très simple vous transformer la vie, ne serait-ce qu'en transformant votre sommeil.

La fin de ce siècle et le début du prochain verront un développement important de la thérapeutique de beaucoup d'affections et notamment de l'insomnie grâce à l'action presque magique de ces oligo-éléments dont on a dit qu'ils étaient « Une des plus belles médecines que l'on connaisse » (Dr Paul Belaiche).

– A lire : *Les métaux pour votre santé,* de Georges Faure, (Éd. Dangles).

– Renseignements :

Société médicale d'études des oligo-éléments
70, rue Damrémont 75018 Paris
Centre international d'études des oligo-éléments
9, rue du professeur Florence, Lyon.

CHAPITRE 4

La thalassothérapie
L'hydrothérapie ou aquathérapie

On a dit « l'eau c'est la vie », c'est aussi la santé et elle est utilisée depuis l'Antiquité comme un moyen thérapeutique très efficace.

Elle peut être utilisée à :

Usage externe
- douches à pression et température variables,
- bains à eau dormante ou agitée,
  complets ou locaux, avec l'eau seule ou contenant des additifs : sels, algues, boue, etc.;
- vapeur d'eau : étuve, inhalation;
- pulvérisations;
- compresses ou enveloppements humides.

Usage interne : en la buvant.

Le *thermalisme* combine en général les deux et chaque station a son eau qui a des propriétés déterminées; le mot thermalisme vient de ce que cette eau sort généralement chaude de sa source. Dans la Rome antique, en Orient, dans la France médiévale, la ville était construite et la vie de la cité se déroulait autour des Thermes.

A propos de thermalisme, il est intéressant de signaler que les stations de Bagnères-de-Bigorre, Divonne-les-Bains, Néris-les-Bains, Saujon et Ussay sont recommandées pour soigner la dépression, le surmenage, l'anxiété, l'excès de stress et donc les insomnies qui en découlent.

Mais chacun peut faire de l'hydrothérapie :

– *Par les bains :* Le soir avant de se coucher, pas trop chauds, ils sont une aide à l'endormissement et préparent à un sommeil plus calme. Attention, la douche est plutôt tonifiante et donc pas très indiquée pour le sommeil. Faute de temps ou de baignoire, un bain de pieds chaud est conseillé pour le sommeil car il décongestionne le cerveau.

– *Par la natation :* « C'est un excellent exercice qui met en mouvement le corps entier et l'ensemble de nos fonctions. Elle est décongestionnante, déstressante, très relaxante car l'eau apaise, l'eau berce, à condition de ne pas rechercher la compétition. La brasse très lente est très recommandée » (Marcel Rouet).

Tout insomniaque devrait pratiquer une demi-heure de piscine chaque fin d'après-midi ou tout début de soirée, mais pas trop près du sommeil, au moins deux heures avant si l'on veut un sommeil de grande qualité.

Nous traiterons ici uniquement un cas particulier d'hydrothérapie très intéressante pour votre sommeil :

La thalassothérapie

Du grec *Thalassa :* la mer.

Platon la pratiquait et la recommandait déjà il y a presque deux mille cinq cents ans; redécouverte par René Quinton, c'est surtout depuis les années 60 qu'elle s'est développée grâce à Louison Bobet qui l'a fait renaître.

Elle connaît actuellement en France un grand succès grâce à ses très bons résultats; la France est d'ailleurs le leader mondial de cette thérapie et l'on a dit qu'elle était « le paradis de la thalassothérapie ».

Ceci s'explique par ses 3000 kilomètres de côtes et ses 3 mers et aussi parce qu'elle est maintenant bien équipée : beaucoup de stations se sont modernisées et certaines ont fait tout ce qu'il fallait pour attirer le curiste en particulier le distraire en toutes saisons.

On a dit (Louison Bobet) : « la mer est une hyperclinique », il aurait pu dire aussi : et une hyperpharmacie; beaucoup d'autres expressions laudatives ont été écrites sur la thalassothérapie :

« c'est la santé au creux des vagues »
« la santé nouvelle vague »
« la médecine bleue »
« excellente pour vous remettre à flot », etc.

Pourquoi ?

La vie est née au fond des mers il y a plus de 3 milliards d'années; les océans et les mers constituent le meilleur milieu biologique naturel; c'est aussi dans de l'eau de mer que nous avons baigné à l'origine de notre vie et pendant plusieurs mois dans le ventre maternel; entre mère et mer il y a beaucoup plus qu'une coïncidence phonétique.

Et puis nous sommes, nous-mêmes de véritables aquariums d'eau de mer (60 % de notre poids) et à ce titre nous sommes encore des animaux marins.

Rappelons cette parole du commandant Cousteau : « Nous sommes de l'eau de mer organisée » et c'est merveilleux de penser que chacun de nous a exactement reconstitué en lui-même (avec les mêmes sels et en même proportion), dans son océan intérieur, l'océan qui abrita, il y a si longtemps, la première cellule vivante sur notre planète.

La thalassothérapie ne prémunit pas contre tout, elle ne guérit pas tout : il existe des poissons malades (autrement que par la pollution); mais elle a sur notre organisme une action très complète, efficace, durable et pas seulement un bien-être passager lors de notre séjour.

Il y a une action générale sur l'ensemble de nos fonctions due d'abord à l'environnement extérieur à la thalassothérapie elle-même; et ceci grâce à ce quadruple bain :

– de l'eau de mer;

– du grand air marin très chargé en ions négatifs (à cause des embruns) et qui sont très favorables au sommeil; cet air est aussi moins pollué qu'en ville;

– bain de chaleur et bain de lumière qui nous viennent du soleil et qui sont très vivifiants en prenant certaines précautions : y aller progressivement et se méfier du soleil quand il est au zénith (entre midi et 14 heures heure solaire).

Il y a aussi le sport sur la plage et dans l'eau (le meilleur : la natation) et la détente qu'il procure; un emploi du temps plus libre que tout le reste de l'année, l'oubli des difficultés de la vie.

Mais il y a surtout le traitement lui-même de thalassothérapie très bien étudié, très longuement mis au point pour compléter cette action générale extérieure et apporter une thérapeutique locale sans égale grâce à :

– Des bains d'eau de mer tranquille chauffée à plus de 30° à laquelle on ajoute souvent soit des algues, soit de la « terre de mer » et qui constituent une véritable oligothérapie; des expériences précises et renouvelées ont montré qu'il y avait effectivement passage d'éléments minéraux à travers la peau : calcium, iode (algues), soufre, magnésium, potassium, passage favorisé par la température.

– Des bains à bouillonnement (microbulles) ou à turbulence (macrobulles) et qui réalisent un massage et une dilatation des vaisseaux.

– Des douches soit à l'air libre à jet dont la finesse et la puissance sont réglables, soit sous-marines.

Quel est l'intérêt de la thalassothérapie vis-à-vis du sommeil

La thalassothérapie n'est pas seulement une mode ou comme certains le croient encore, une cure de repos pour hommes d'affaires surmenés, de regonflage pour actrice dépressive, de remise en forme pour champion hors saison, de rééducation pour accidenté ou un passe-temps pour désœuvré un peu snob.

Elle est pour tous une grande cure de santé, de détente, de bien-être et à ce titre elle ne peut qu'améliorer le sommeil.

Mais plus précisément :

– La relaxation totale en piscine d'eau de mer est incomparable : elle délivre de la pesanteur et des insomnies.

– L'oligothérapie avec les sels que contient l'eau de mer et des algues que l'on y rajoute est très favorable au sommeil (cf. chapitre précédent); on a dit de l'eau de mer qu'elle était « la plus riche et la plus complète des eaux minérales ».

– Elle équivaut à une véritable psychothérapie car elle a un effet régulateur du système nerveux, ce qui réduit les insomnies.

– Elle efface beaucoup de douleurs en traitant : les troubles circulatoires, l'arthrose, l'arthrite, les lombalgies, sciatiques, les affections rhumatismales, les séquelles d'accidents et sportives et ainsi elle redonne un meilleur sommeil à ceux qui souffrent.

– Il y a des douches dites « à affusion » : l'eau de mer tombe d'une rampe sur le patient allongé; il reçoit des microgouttelettes provoquant une sorte d'anesthésie cutanée; ce traitement est très sédatif et donne même une sensation d'euphorie. Il est appliqué à ceux qui ont des troubles du sommeil.

Mais nous ne voudrions pas donner l'impression que la « thalassothérapie » est seulement un merveilleux somnifère : car elle tonifie et redonne de l'entrain, du dynamisme, de la vitalité, de la joie de vivre; beaucoup de déprimés grâce à ces cures ont repris goût à la vie, mais tous y trouveront une « renaissance » à la vie.

Quelques renseignements pratiques :

– Les cures durent généralement vingt et un jours; on peut les fractionner en deux cures.

– Comment choisir son centre :

Si on a besoin d'être tonifié : l'Atlantique; si au contraire on a besoin d'un climat sédatif : la Méditerranée. Certains choisissent l'un au printemps, l'autre en été ou en automne.

Centres de thalassothérapie

Nous les énumérerons seulement parce que leurs adresses peuvent facilement être trouvées par exemple par les syndicats d'initiative des villes où existe un établissement de thalassothérapie :

Bassin d'Arcachon : Gujan-Mestras (33470), Berck (62600), Biarritz (64200), Cannes (06400), Cap d'Agde (34300), Carnac (56340), Collioure (66190), Deauville (14800), Granville (50400), La Baule (44500), La Ciotat (13600), Le Touquet (62520), Luc-sur-Mer (14530), Perros-Guirec (22700), Port-Barcarès (66420), Porticcio (Corse) (20166), Quiberon (56170), Roscoff (29211), Saint-Malo (35401), Saint-Jean-de-Monts (85160), Sainte-Marie-de-Ré (17740), Saint-Raphaël (83705),

Siouville (50340), Tréboul-Douarnenez (29100), Trouville (14360), Villeneuve-Loubet (06270), et Casablanca (Maroc).

Vous pouvez aussi vous adresser au **Syndicat national des Établissements de Thalassothérapie,** 48, rue du Colisée 75008 Paris.

A lire pour mieux connaître la thalassothérapie :

– *Vous ne pouvez plus ignorer la thalassothérapie,* Dr A.-G. Délédicque (Éd. Camugli).

– *La mer qui guérit par les conquêtes de la thalassothérapie,* Marie Mauron (Éd. Plon).

CHAPITRE 5

La sophrologie

L'Aventure de la sophrologie (tel est le titre d'un livre de son fondateur le Dr Caycedo (Éd. Retz)) commence en 1958.

Le Dr Alphonse Caycedo, Colombien installé à Madrid, se spécialise en neuropsychiatrie; troublé par la facilité avec laquelle on pouvait modifier les états de conscience des malades, mais révolté par la violence des procédés employés (électrochocs, comas insuliniques provoqués, etc.), il s'intéressa à l'hypnose qu'il vint apprendre à Nancy avec un disciple du fameux Dr Coué (célèbre par sa méthode).

Ayant constaté ses résultats, il fut cependant rebuté par une sorte de « viol de la personnalité » qu'elle utilise et aussi par les explications confuses, mythiques de ses fondements.

En lisant Platon *(Dialogue de Carmidés)* il fut frappé par le terme : **sophrosyné** qui désigne un état spécial psychosomatique voisin de l'état d'hypnose, obtenu par le **« terpnos logos »** déjà utilisé dans la Grèce antique : parole douce, monotone, monocorde.

Le Dr Caycedo créa en 1960 la *sophrologie* qui avait pour but l'étude des méthodes et des applications thérapeuthiques dérivées de l'hypnose et de diverses techniques de relaxation.

Son mariage avec une Française (Lilloise) lui fit découvrir le *yoga :* ses techniques de relaxation respiratoire, et aussi ses autres dimensions; ce fut pour lui une révélation : il partit et séjourna deux ans en Extrême-Orient où il s'initia aux médecines et aux philosophies spirituelles auprès des grands *yogis* de l'Inde, des *lamas* du Tibet et des *moines zen* du Japon.

Et il va réaliser un mélange (harmonieux) de toutes ses

connaissances : gardant de l'hypnose par exemple sa puissance de suggestion, simplifiant le *yoga,* débarrassant ce qu'il avait acquis en Orient de l'aspect mystique et religieux; en tant que médecin il s'intéressa à l'aspect thérapeuthique et il créa par la sophrologie une médecine psychosomatique.

Mais en fait la sophrologie va bien au-delà de cet aspect et elle fait la synthèse entre ce qui est apporté par les différentes civilisations depuis des millénaires mais en ajoutant un caractère scientifique; elle est à la fois une science, une philosophie, un art et une thérapeuthique.

L'origine grecque de son nom le résume bien :

sòs : harmonieux, équilibré, sain,

phren : conscience, esprit,

logos : étude, science.

Il peut dériver aussi de *sophros :* sage (au sens oriental de ce mot).

On pourrait dire qu'elle est « la science de l'esprit et du corps harmonieux ».

Si nous avons conté les débuts de cette aventure, ce n'est point par intérêt historique; c'est pour montrer les différentes composantes de la sophrologie.

Elle est très connue, très répandue maintenant dans de nombreux pays; déjà en 1970, le Ier Congrès mondial de Sophrologie de Barcelone réunit autour du Dr Caycedo 1 400 spécialistes venus de 42 pays.

C'est parce qu'elle est efficace, applicable à tous (sauf quelques contre-indications) et très accessible à l'Occidental du XXe (et du XXIe) siècle.

Quels sont les buts de la sophrologie A quoi sert-elle

C'est un moyen :

• de guérison d'un certain nombre d'affections, en particulier les maladies dites psychosomatiques, c'est-à-dire un très grand nombre;

• de prévention de ces maladies;

• de préparation pédagogique :

– aux interventions chirurgicales et à l'accouchement,

– au sport (notamment celui de haut niveau de compétition),
– aux examens,
– à la mort,
• d'épanouissement :
– corporel en apprenant à mieux vivre son corps;
– mental en apprenant à mieux comprendre la manière dont il fonctionne et à mieux s'en servir;
• d'élargissement de sa propre conscience et d'harmonisation entre les différents niveaux ainsi qu'avec la conscience universelle.

Vis-à-vis des problèmes de sommeil

Principe. Il y a deux chemins qui peuvent mener le sujet à un meilleur sommeil :

• Celui de la relaxation simple : le sujet apprend à faire baisser son niveau de vigilance et à entrer dans un état hypnoïde très proche de l'état de sommeil. Cette méthode est appelée celle de la sophrologie « découvrante ».

• Si elle ne suffit pas, il y a la sophrologie « recouvrante » qui dépassant le stade initial, s'adresse à l'insomniaque qui a des raisons psychologiques profondes de mal dormir : il s'agit par un entretien analytique de faire sauter les verrous qui bloquent ces problèmes.

La durée de chaque séance dépend de l'individu et de son problème; on peut espérer un résultat au bout de 3 à 4 séances. Une cassette personnalisée est enregistrée pendant les séances. Elle permet au sujet de poursuivre son entraînement personnel entre les séances.

Ses effets sur le sommeil

• La sophrologie est un moyen de lutter contre le stress. Or nous savons que l'insomnie est un des principaux « dégâts » du stress (cf. Ire partie, chap. 3 B).

• La sophrologie, en traitant un certain nombre d'affections, diminue ou supprime la douleur correspondante (cf. IIIe partie); la douleur est un antisommeil.

• La sophrologie est un des traitements intéressants de l'hypertension (cf. IIIe partie) qui est aussi un antisommeil.

Lorsque le Dr Caycedo a lancé à Paris (grâce à la revue *Paris Match*) la sophrologie, il y a un certain nombre d'années, il y eut un premier week-end qui eut un grand succès; puis 1 mois plus tard, un deuxième week-end qui eut un succès plus grand encore : ceux qui étaient venus au premier cours (et certains avec leurs épouses, leurs enfants) avaient tous constaté une amélioration très sensible de leur sommeil.

On peut donc conseiller la sophrologie à tous ceux qui ont des problèmes de sommeil : elle est très efficace surtout si ceux-ci proviennent d'une névrose; mais en fait quelle qu'en soit l'origine, le sommeil sera meilleur (sauf psychose qui est une des contre-indications de la sophrologie).

« La sophronisation constitue un traitement efficace et rapide de l'insomnie aiguë. Souvent une seule séance suffit à restaurer un cycle de sommeil perturbé surtout si l'on peut apprendre au sujet une technique autosophronique. Au cours de la sophronisation, il ne faut jamais utiliser le mot " sommeil " car ce mot, lorsque l'on traite une personne qui a un problème d'insomnie, peut provoquer un phénomène de résistance... et se servir d'un autre terme comme assoupissement par exemple. L'insomnie chronique relève essentiellement du training autogène (de Schultz) en état sophronique... Dans les cas réfractaires... la relaxation dynamique de Caycedo s'est révélée d'une efficacité extraordinaire, surtout le deuxième degré baptisé : " méthode scientifique d'endormissement " » (Extrait du livre *Hypnose, sophrologie et médecine*, du Dr Rager, cardiologue).

De plus la sophrologie peut aider n'importe qui à « basculer » rapidement dans le sommeil (cf. Ire partie, chap. 5 « Le dormeur champion »).

A tous, elle rend le sommeil plus profond, moins agité, plus réparateur.

La méthode

Nous n'en donnerons qu'une approche car il y a beaucoup de méthodes et de techniques différentes selon les sophrologues, mais surtout suivant le sujet et le but à atteindre.

Une séance de sophrologie comporte :

– un échauffement,

– la sophronisation (assise ou allongée) par relaxation pour atteindre l'état dit **sophroliminal,**

– l'activation intrasophronique : visualisation mentale en respectant les trois principes de base : images positives, réalistes, centrées sur le corps; on se concentre sur des images et sensations agréables,

– vivre son corps,

– désophronisation pour « remonter » progressivement avant d'ouvrir les yeux.

Quelques mots sur ce fameux état **sophroliminal** déjà évoqué : état de vigilance mais qui est juste en bordure, à la limite du sommeil; pour le situer, dans l'ordre : l'état d'hyperéveil, d'éveil actif, d'éveil passif, sophroliminal, puis le sommeil, le coma, la mort.

Et, sur le plan de la conscience, il est un nouvel état de conscience. Ajoutons que c'est un état très agréable de grand « bien-être ».

Différence d'avec l'hypnose :

La sophrologie ne donne pas d'ordre; elle est moins directive que l'hypnose. On a dit qu'elle était une « hypnose douce »; et la différence entre l'état sophronique et l'état d'hypnose est une question de degré dans la profondeur (l'hypnose allant généralement plus profond).

La pratique de la sophrologie

Elle commence par un entretien prolongé, très long, très poussé avec le sophrologue.

Elle se pratique soit en séances collectives, surtout dans les cas autres que thérapeutiques, soit en séances individuelles (psychothérapie).

La sophrologie est pratiquée par un sophrologue ayant de bonnes bases de connaissances et qui a suivi une formation très précise et longue; elle est accessible aux médecins, dentistes, psychologues.

Mais attention aux amateurs et « exploiteurs » : car elle s'est étendue hors des professions de santé; alors ce peut être dangereux si ceux-ci (comme c'est quelquefois le cas) ont des visées thérapeutiques : certains « cabinets » peu scrupuleux prétendent former un sophrologue en un mois.

Renseignements utiles

Ne serait-ce que pour éviter d'être exploité en étant mieux documenté :

Livres :

– *La Sophrothérapie,* Dr Davrou (Éd. Retz).

– *La Sophrologie, expériences vécues,* de F. Gay (Éd. J.-P. Delarge).

– *Traité de sophrologie* (2 tomes), du Dr J.-P. Hubert (Éd. Le courrier du livre).

On peut se renseigner :

Notamment pour trouver un bon sophrologue dans la région ou la ville où l'on habite :

– **Fédération mondiale de sophrologie :** M. Y. Davrou, « Le moustier »
Saint-Thomas-de-Cognac 17150 Mirambeau
– **Centre de Sophrologie de Paris**
87, Bd. Raspail 75006 Paris (Le Dr J.-P. Hubert est président de la section française du Collège international de sophrologie médicale et directeur de ce centre)
– Indiquons aussi **« Le corps à vivre »**
78, Bd Malesherbes 75008 Paris.

Pour devenir un sophrologue

« La première école fut créée en 1965 à Paris. Le directeur en est le Dr J.-P. Hubert qui fut notre maître et dont l'immense savoir en même temps que le dynamisme permet de placer l'école française de sophrologie au premier plan. » Citation extraite d'un petit opuscule remarquable (que l'on ne trouve pas malheureusement dans le commerce) du Dr J.-L. Marcel (et de Mme C. Caron, sophrologue à Genève).

En 1979, l'école de sophrologie de Lyon fut créée justement par le Dr J.-L. Marcel (ancien interne des hôpitaux de la région de Lyon, chargé de cours à l'Université) et directeur du Centre lyonnais de Sophrologie, école supérieure d'enseignement privé.

CHAPITRE 6

L'ostéopathie
La vertébrothérapie

« Le docteur du futur ne donnera pas de médicaments mais s'intéressera à la structure humaine. »
Thomas Edison

Qu'est-ce que *L'ostéopathie exactement.* Tel est le titre d'un livre de Lionelle et Marielle Issartel (Éd. R. Laffont).

Elles ont fait une petite enquête dans la rue : pour beaucoup « ça soigne les maladies des os ».

C'est vrai que son nom vient du grec *osteon : os;* mais elle ne s'intéresse pas seulement à notre squelette, elle va bien au-delà; car le corps est une machine, un système et toutes ses parties sont en relation anatomique et fonctionnelle; et autour des os et liés à eux il y a des muscles, des tendons, des ligaments, des cartilages, des organes...

Un système est un ensemble d'éléments en interréaction tel qu'une modification quelconque de l'un d'eux entraîne une modification de toutes les autres.

Le père de l'ostéopathie est un médecin américain A.T. Still. Il la fonda au milieu du siècle dernier.

Un des principes de base qu'il énonça : « Tout l'organisme est en continuité et une action structurelle peut se répercuter loin de sa source. »

Et puisque nous en sommes aux principes, voici ceux de l'ostéopathie moderne :

- *Principe de l'unité du corps* déjà énoncé ci-dessus.

• *Principe du toucher.* L'ostéopathie se sert du plus merveilleux de tous les outils : la main « très performante, précise, capable d'étudier toutes les variations des mouvements des os, des muscles, des tendons, des ligaments, des organes qui participent à l'équilibre du corps tout entier » (Pierre Pascal).

On a appelé l'ostéopathie : « la médecine aux mains nues »; la main est nécessaire non seulement pour le diagnostic mais aussi pour traiter par une application intelligente; ainsi « elle va favoriser les mécanismes d'adaptation du corps, stimuler les articulations, les muscles, et offrir une réponse unifiée du corps à la maladie » *(id.).*

• *Principe du mouvement.* On l'a appelée aussi « la médecine du mouvement »; la plupart des lésions ostéopathiques ne sont palpables que dans le mouvement; c'est cette notion de mouvement qui distingue l'approche ostéopathique des autres examens et des autres traitements.

Pourquoi l'ostéopathie
A quoi sert-elle

La position debout de l'Humain lui complique la vie; elle est encore et sans doute pour quelques millions d'années encore une position anormale; mais il y a aussi les gestes répétitifs, les attitudes professionnelles, les accidents articulaires (entorses, traumatismes divers...), les faux mouvements, les coups de froid, etc., pour les femmes : la grossesse, l'accouchement, le port des talons hauts.

Tout cela peut modifier notre structure, notre équilibre et comme tout est lié, de proche en proche, cela peut entraîner une perturbation de tel ou tel organe et créer des maladies dites fonctionnelles.

Ce que l'on appelle en Amérique les *whip-lashs :* accidents de voiture ou d'auto-tamponneuses, chute d'une échelle ou à ski, trou d'air en avion, on rate une marche, etc., peuvent engendrer un certain nombre de troubles par exemple de la vue, de l'audition ou des maux de tête, des crises d'angoisse, des *insomnies...* Et les radios, les analyses, les examens ne décèlent rien... ou bien entraîner des maladies dites « imaginaires » : gens fatigués, sans courage, constamment en « arrêt-maladie ».

L'ostéopathie peut faire disparaître tout cela et remettre le patient « sur pied ».

Il y a aussi l'ostéopathie des tissus mous : muscles, viscères : mal positionnés, ou descendus (position debout de l'Humain), décelés par palpations et corrigés par des massages, des manipulations.

Ostéopathie crânienne : Contrairement à ce que l'on a dit (et cru bien longtemps), les os du crâne ne se soudent jamais sauf un quart d'heure après la mort; notre crâne a des battements analogues à une « respiration » avec flux et reflux de 8 à 14 fois par minute.

On voit donc que l'ostéopathe n'est pas seulement quelqu'un qui va vous enlever vos douleurs ou vous remettre d'aplomb si vous êtes bancal; l'ostéopathie est une véritable thérapeuthique à part entière dont le champ d'application est très vaste. Mais elle ne peut pas tout guérir : par exemple la grippe, la cirrhose du foie, une tuberculose, le cancer.

L'ostéopathie et le sommeil

Pourquoi l'ostéopathie dans ce livre?

– Déjà le fait qu'elle fait régresser ou supprime nombre de douleurs la rend intéressante (cf. IIIe partie).

– L'ostéopathie traite l'hypertension (antisommeil) en équilibrant les systèmes sympathique et parasympathique (cf. IIIe partie).

– « Lou Anne : à quatre mois, elle présente un retard psychomoteur important. Le pédiatre consulté se contente de l'orienter vers un kinésithérapeute; à trois ans et demi, elle est devenue très nerveuse, elle pousse des colères fréquentes et violentes, les crises d'épilepsie se rapprochent. Anne en arrive à se mutiler elle-même. C'est à ce moment-là que ses parents entendent parler de l'ostéopathie; les séances commencent : au fur et à mesure son état s'améliore, elle dort régulièrement, mange bien, fait moins de crises d'épilepsie, ne se mutile plus, ne fait plus de colères, sourit, rit aux éclats... » (*L'Impatient,* n° 86 : article de Cécile Baudet.)

– Ostéopathie crânienne :

« Étendue sur une table, je ferme les yeux. Elle est assise

derrière moi, je ne la vois pas mais je la sens. Je devine qu'elle aussi ferme les yeux. Ses doigts écartés sont posés sur le bas de mon crâne. Elle palpe légèrement... c'est agréable. Puis elle s'immobilise. Je ne sens même plus ses mains. Je m'enfonce dans un grand trou cotonneux... Au fond je bascule. C'est une relaxation totale. Je rentre chez moi fatiguée avec une irrésistible envie de dormir et je dors dix heures d'affilée »... (article de *Vital,* octobre 1983 sur l'ostéopathie et sur Lionelle Issartel).

Un neurobiologiste américain qui a très bien étudié pendant plusieurs années ce problème de la mobilité de la boîte crânienne pense que tout le monde peut faire des massages crâniens sans connaissance médicale particulière; il a lui-même formé une institutrice qui traite ainsi les écoliers agités, anxieux, fatigués dont elle a la charge; il suffit, dit-il, « d'avoir du feeling », d'être « à l'écoute des autres ».

– Rappelons que les *whip-lashs* peuvent être générateurs d'insomnies.

– Dans les domaines psychosomatiques, le traitement ostéopathique obtient de nombreux succès, en particulier les troubles psychosomatiques dus au stress (autre antisommeil) contre lesquels elle est une arme efficace.

Cas particulier : La spasmophilie (7 millions de Français) et qui provoque assez souvent des états d'hyperexcitabilité nerveuse et donc des insomnies.

Les travaux de R. Mussi ont montré que pour lui le problème du manque de calcium et de magnésium chez les spasmophiles est un faux problème dans un pays suralimenté; c'est plutôt la mauvaise assimilation par les cellules de ces deux éléments due à un déséquilibre entre le système sympathique et parasympathique. Le rôle de l'ostéopathe va donc être de rééquilibrer ces deux systèmes; dans 62 % des cas, on constate une franche amélioration des états d'hyperexcitabilité nerveuse. Mais l'ostéopathe ne prétend pas guérir la spasmophilie à lui seul.

Ceux qui pratiquent l'ostéopathie

Actuellement toute personne non titulaire du diplôme de docteur en médecine et qui exerce en France l'ostéopathie est considérée comme exerçant illégalement la médecine; alors que paradoxalement l'ostéopathie n'est pas encore reconnue officiellement par la médecine ni bien sûr enseignée en Faculté de médecine (sauf à celle de Bobigny).

La France et la Belgique sont d'ailleurs les seuls pays occidentaux où les ostéopathes non médecins sont poursuivis.

Aux U.S.A. elle a été reconnue légalement depuis très longtemps comme une spécialité médicale et elle connaît un grand succès; l'ostéopathe fait des études de médecine et reçoit en plus une formation de « médecine manuelle ».

Une académie internationale de médecine ostéopathique a été créée lors du Ier Congrès international de médecine ostéopathique (Bruxelles, automne 1984) qui a réuni plus de 350 participants venus du monde entier et notamment d'Amérique.

Actuellement en France rien ne contrôle officiellement cette appellation d'ostéopathe et la Fédération des Ostéopathes de France (F.O.F.) dit qu'il y a moins de 200 praticiens qualifiés, soit 1 sur 10 puisque 2 000 environ exercent l'ostéopathie.

Un ostéopathe actuellement en France est le plus souvent un kinésithérapeute reconverti.

Mais il existe aussi des médecins qui ont appris l'ostéopathie; leur avantage est, comme pour les autres thérapies, qu'ils sont plus capables d'établir un diagnostic; il y a un syndicat national des médecins ostéopathes.

Les écoles sérieuses d'ostéopathie en France (car un certain nombre d'ostéopathes français ont des diplômes étrangers (U.S.A., Grande-Bretagne)) sont regroupées au sein de la F.O.F.; pour en faire partie elles doivent assurer au moins mille deux cents heures de cours réparties sur cinq ans et elles délivrent un *certificat d'ostéopathie.*

Mais ceux qui le désirent peuvent continuer à se perfectionner par deux années d'études complémentaires et soutenir une thèse qui leur donne le *diplôme* d'ostéopathie.

Si vous voulez être traité sérieusement, ces formations donnent une certaine garantie de compétence; mais là encore, les qualités humaines de l'ostéopathe, ce qui « passe » entre lui et vous et son talent personnel comptent beaucoup ainsi que son honnêteté.

Il existe dans cette profession comme dans beaucoup d'autres des margoulins qui prennent l'étiquette d'ostéopathes et vous manipulent en n'ayant appris que quelques rudiments; alors le traitement ne sera pas efficace et vous risquez un accident par mauvaise manipulation (encore qu'ils soient assez rares) ou une aggravation de votre état.

Indications précises

– Pour vous aider à en savoir plus sur l'ostéopathie si vous le désirez et à ne pas vous mettre « entre les mains » de n'importe quel plus ou moins ostéopathe :

Livres :

– *L'alternative ostéopathique,* de Claude Bochuberg (Éd. du Seuil).

– *L'ostéopathie exactement* (déjà cité).

– *Bases physiologiques de l'ostéopathie,* de I. Korr (Éd. Maloine).

Renseignements

Fédération des ostéopathes de France
B.P. 305 91163 Longjumeau Cedex
Syndicat national des médecins ostéopathes
148, Boulevard Malesherbes 75017 Paris.
Association française des ostéopathes
1, rue Hoche 93500 Pantin.

Mais il n'y a pas besoin d'être malade (en particulier insomniaque) pour se faire traiter par l'ostéopathie, car elle peut et elle devrait être surtout préventive.

Et certaines personnes, pour être au mieux de leur forme et être plus sûres d'elles, vont se faire faire par exemple un massage crânien : « les écrivains avant de passer chez Pivot, les chanteuses avant un récital, les hommes d'affaires avant un conseil d'administration important, les étudiants avant un examen. La tête libérée, le corps détendu, les facultés aiguisées, les douleurs évanouies, ils se sentent pousser, le temps d'un massage, l'âme de *Superman* » (Vital).

Et nous ajouterons : « et aussi celle d'un champion du sommeil ».

Et pour terminer plus « en beauté » encore, voici cette citation (évoquée par Pierre Pascal) du grand poète Rainer Maria Rilke : « Une main qui se pose sur l'épaule d'un autre corps n'appartient déjà plus tout à fait à celui d'où elle est venue. »

Trois autres méthodes de traitements peuvent être considérées comme appartenant à la même « famille » que l'ostéopathie : *la chiropraxie, l'étiopathie et la fasciathérapie.*

La plus pratiquée et la plus connue d'entre elles est :

La chiropraxie

« Si l'on proposait à un ingénieur de construire un tube flexible, formé de 33 anneaux, comprenant 150 articulations et près de 1 000 ligaments et qui soit capable de supporter 250 kilos tout en conservant son élasticité, il parviendrait peut-être après des années d'essais, à résoudre péniblement ce problème. Si au moment de la livraison, quelqu'un exigeait de l'ingénieur qu'il ajustât la moelle épinière à l'intérieur de ce tube, soit un câble nerveux formé de millions d'éléments pouvant glisser entre les anneaux et qui ne soient pas lésés par les mouvements de la colonne et les soubresauts du corps, l'ingénieur croirait avoir affaire à un fou. La nature pourtant a eu cette audace et a réussi à la perfection. » (*Ton corps et toi,* Dr F. Khun.)

Et « ça marche » malgré les mauvaises positions, les charges trop lourdes, une naissance difficile, les chutes, les accidents, les sports violents, les mauvais coups, les mouvements parfois invraisemblables, les stress, une mauvaise nutrition (décalcification, dénutrition), un mauvais lit ou de mauvaises positions pendant le sommeil; « ça marche » malgré les scolioses, les lordoses, les cyphoses non ou mal traitées, malgré les conditions de travail : tassements chez les manuels, affaiblissement chez les intellectuels, etc.

Mais parfois ça se bloque plus ou moins, ça fait mal, des nerfs se coincent, les disques (entre les vertèbres) en prennent un coup, etc.

Heureusement il y a le *chiropracteur* (ou chiropractor) qui avec ses mains (du grec *chiros :* main) et ce qu'il a accumulé dans sa tête, va vous enlever cela... à condition de ne pas confier votre « arbre de vie » (colonne vertébrale), comme vous y faites attention pour votre voiture, à n'importe qui.

Et il va d'abord vous enlever la douleur (cf. IIIe partie) et vous rendre le sommeil.

Mais la chiropraxie (ou chiropractie) qui s'intéresse donc essentiellement à votre rachis (colonne vertébrale) et aux troubles qui découlent d'un mauvais ajustement des vertèbres ne se limite pas à faire disparaître la souffrance; elle a une action en profondeur sur le terrain : cellules et organes, en rétablissant un fonctionnement harmonieux. Le système nerveux sur lequel agit le chiropracteur est le grand maître et le coordinateur de tous les autres systèmes : circulatoire, endocrinien, respiratoire, reproductif, digestif, élimination et sommeil.

Complétée par une bonne hygiène de vie, elle doit vous redonner pour les cas où elle s'applique la bonne santé et le bon sommeil.

Née en 1895 à Davenport dans le petit état de l'Iowa dans le Middlewest des U.S.A., grâce à Mr. Palmer épicier de son état et magnétiseur en dehors des heures ouvrables, la chiropraxie est théoriquement illégale en France tout en possédant (un paradoxe de plus) un statut légal (elle est une des rares « médecines douces » à en posséder un); par contre elle est reconnue dans beaucoup de pays européens et elle est enseignée aux États-Unis (dans plusieurs collèges universitaires), au Canada, en Australie, en Angleterre, au Japon, où elle est reconnue officiellement comme une spécialité médicale.

La plupart des chiropracteurs français ont été formés à l'étranger (plusieurs années d'études).

Faites appel à la chiropraxie de temps en temps (pas trop souvent cependant : si c'est tous les mois ou tous les quinze jours cela suggère « une situation organique anormale » (R. Masson), sans attendre d'être « bloqué » ou vieux, et de « débloquer » (la raideur est une des caractéristiques de la vieillesse). Faites-y appel pour rester jeune et pour que votre sommeil reste jeune lui aussi.

On a dit que la chiropraxie était à l'avant-garde dans l'art des manipulations vertébrales.

Pour se renseigner :

Association nationale française de Chiropraxie

14, rue Henry Bordeaux 74000 Annecy.

L'étiopathie

Elle est une méthode de traitement aux indications très voisines de l'ostéopathie et dont les techniques y ressemblent beaucoup. L'appellation d'étiopathie (contrairement à l'ostéopathie qui peut être exercée par n'importe qui) est strictement réservée à ceux qui ont fini leurs études.

Pour les connaître :

Association pour la promotion de l'éthiopathie
Le Brinborion, Quartier du Verger
83140 Six-Fours-la-Plage.

La fasciathérapie

De création récente. Ceux qui la pratiquent sont encore moins nombreux que les étiopathes; on a dit qu'elle était « l'expression avancée de l'ostéopathie ».

C'est une thérapie de terrain et qui, elle aussi, considère l'Humain comme une entité.

Elle « travaille » sur les **fascias,** parties essentielles du corps humain : c'est le tissu conjonctif qui entoure les muscles, les artères, les organes.

Le bon fonctionnement d'un organe est tributaire de son intégrité et celle-ci est elle-même dépendante de l'élasticité, de la perméabilité et de la vitalité de son fascia; la fasciathérapie s'intéresse aussi (par palpations) au flux sanguin.

« Dites-moi où le flux sanguin est ralenti, je vous dirai ou commence la maladie », disait le Dr Still (fondateur de l'ostéopathie).

La fasciathérapie est attentive au mouvement rythmique des fascias (8 à 14 pulsations par minute) car la maladie serait toujours provoquée par un ralentissement ou une désynchronisation de ce rythme.

Pour obtenir des renseignements sur cette technique et ceux qui la pratiquent :

Groupement international pour la défense et la recherche en fasciathérapie 2, rue Alphonse Daudet 75014 Paris.

La vertébrothérapie

Elle est aussi une thérapie manuelle qui rétablit l'équilibre statique et la mobilité de la colonne vertébrale et de l'ensemble ostéomusculaire articulaire.

Elle traite entre autres : les maux de dos, torticolis, tendinites, blocages des ménisques, tennis elbow, etc.

Livre :

La vertébrothérapie par manipulations, du Dr M. Maigne, chef de service de médecine physique et de rééducation à l'hôtel Dieu de Paris (Éd. Maloine).

L'Orient s'est beaucoup intéressé depuis des milliers d'années à la colonne vertébrale : aux moyens de la préserver, de la réparer.

L'Occident scientifique commence à la redécouvrir après l'avoir abandonnée depuis des siècles aux « rabouteux ».

Notre colonne vertébrale « tout en sort, tout y arrive » et si un geste parfois suffit à la remettre en place, n'oubliez jamais qu'un seul geste, aussi, suffit à la déplacer.

Si nous avons évoqué les différentes possibilités que vous offrent pour votre sommeil l'osthéopathie, ses dérivés et la vertébrothérapie, c'est parce qu'elles peuvent être pour vous, sur le chemin du très bon sommeil, un atout majeur.

CHAPITRE 7

La naturothérapie

Elle apporte une révolution dans le domaine médical; elle essaye de répondre à la question : pourquoi vous avez telle maladie et non pas seulement comment vous l'avez.

Voici la définition (un peu traduite en langage courant) de la naturothérapie par les Drs René Fejan et André Passebecq :

« La naturothérapie est une médecine qui fonde sa méthodologie de traitement sur une compréhension de la nature des mécanismes de défense et de restructuration de l'organisme et plus précisément des moyens qu'il met en œuvre dans chaque type d'agressions afin de maintenir ses différentes constantes (par exemple la température) à des valeurs qui ne s'écartent pas de la normale et d'assurer le rétablissement optimal de ses fonctions vitales.

« La naturothérapie repose sur une conception qui prend en compte toutes les causes à l'origine d'une maladie. Elle individualise pour chaque malade un mode de traitement conforme à la double exigence d'efficacité et de non-iatrogénicité (sans troubles secondaires engendrés par cette thérapeutique).

« La recherche des causes en naturothérapie intègre et dépasse la conception holistique (globale) de la maladie en tentant de réaliser une parfaite adéquation entre les caractéristiques personnelles d'un individu et les conditions particulières de son milieu de vie, dans ses aspects physiques et sociologiques. »

Vous comprenez pourquoi cela aurait été une grande lacune d'omettre la naturothérapie dans un livre consacré au sommeil, cette fonction majeure car importante en elle-même et importante aussi par son action sur toutes nos autres fonctions.

Elle est la plus ancienne et la moins connue des médecines; et pourtant elle est très efficace : c'est la plus globale et la plus authentique des médecines.

Il y a dans notre corps des potentialités exceptionnelles et des mécanismes régulateurs; ce sont eux que la naturothérapie utilise et favorise au lieu, ce que l'on fait à longueur de temps, de les contrarier.

Mode de traitement qu'utilise la naturothérapie

Il va dans le même sens que les réactions de défense biologique de l'organisme; en effet la maladie ne doit pas être combattue systématiquement et sans discernement, mais au contraire être contrôlée, canalisée; la maladie est souvent un processus de défense de l'organisme contre une agression. Il y a en nous une force qui travaille de manière constante et qui équilibre nos fonctions organiques : cet équilibre est la santé.

La naturothérapie prend donc en charge l'intégralité des problèmes psychologiques et organiques du sujet et elle vise également à réaliser un parfait accord entre ses caractéristiques personnelles et ses conditions de vie : personnelle, familiale, professionnelle, sociale (cadre et mode de vie).

C'est tout cela qui explique la grande efficacité de la naturothérapie et ses excellents résultats.

Elle plonge ses racines chez Hippocrate (et même sans doute avant lui).

La naturothérapie pour notre sommeil

Écoutons le Dr J. de Bonnefon :

« Aujourd'hui, les malades dans la grande majorité ont une mentalité d'assistés... quand on ne dort plus on réclame à son médecin un somnifère... les médicaments ne sont bien souvent que des artifices, des " prothèses " chimiques...

« Le seul moyen de conserver une bonne santé, c'est de respecter les lois de la nature à laquelle nous appartenons... sinon il faut toujours payer l'addition... essayer de retrouver sa nature profonde et faire en sorte de ne pas lui nuire par une accumulation d'erreurs de tous ordres... au lieu de masquer un symptôme par un médicament la naturothérapie va agir où se trouvent les racines du mal. Dans le domaine de la santé, le médecin ne peut qu'aider le malade mais c'est à chaque individu à trouver son propre équilibre... voici un exemple typique : une personne d'une quarantaine d'années est venue récemment me consulter pour un eczéma rebelle. Elle avait pratiquement tout essayé avant d'arriver à mon cabinet... Je lui ai démontré l'intérêt du sommeil et surtout du sommeil naturel... (et aussi de la bonne alimentation)... elle n'utilise plus aucune pommade car son eczéma a disparu... Cet exemple entre mille prouve bien que le rôle du médecin naturothérapeuthe dépasse de très loin la prescription d'un médicament. La naturothéraphie est en effet une médecine globale qui permet de replacer de façon équilibrée l'individu dans un ensemble dont le tout est le cosmos. »

Nous ajouterons seulement à ces propos convaincants ceci : pour bien se porter et bien dormir, les deux étant inséparables, il faut d'abord respecter les lois naturelles du sommeil; mais il faut respecter aussi toutes les lois de la nature : celle du cosmos, en particulier de ses rythmes, celles de la nature qui nous environne, celles qui régissent notre organisme.

C'est cela la solution de fond du grand problème de l'insomnie et c'est cela aussi la condition d'un très bon sommeil; on est soi-même l'artisan de son très bon sommeil comme l'on est aussi le plus souvent celui de sa maladie.

Pratique de la naturothérapie

Elle est pratiquée dans le monde entier et elle a eu en Allemagne, aux U.S.A., en Grande-Bretagne, en Amérique du Sud, en Grèce, des pionniers célèbres.

« Son extension considérable dans le monde entier s'explique par le fait qu'elle réunit des techniques très variées, conciliant il faut le rappeler, l'efficacité et l'innocuité » (Dr Féjan).

On trouve des naturopathes non docteurs en médecine, mais on trouve, et c'est très souhaitable, des médecins qui sont des naturothérapeutes (à ne pas confondre avec naturopathes); en effet la Faculté de médecine de Bobigny (Paris-XIII), dans le cadre du DUMENAT (Diplôme Universitaire de Médecines Naturelles) forme des médecins à la naturothérapie grâce aux Drs René Féjan et André Passebecq.

Cette médecine plus humaine doit être aussi préventive; elle est économique, facile d'application et elle s'appuie sur une meilleure relation médecin patient; elle responsabilise ce dernier qui devient coauteur de sa guérison.

Le naturothérapeute doit prendre le temps d'une longue investigation avant sa collaboration; de son côté le patient attend autre chose de son médecin que la délivrance d'une ordonnance. Il lui demande surtout sa compréhension et une assistance psychologique autant que médicale.

Malheureusement la naturothérapie intervient trop souvent comme une médecine de la dernière chance quand le patient a tout essayé et que tout a échoué.

Il faut au contraire s'adresser en priorité (sauf cas de grande urgence) à la naturothérapie, que ce soit pour vos problèmes de sommeil proprement dits, ou pour vos autres affections d'où découlent d'ailleurs souvent des difficultés à bien dormir.

Un naturothérapeute médecin, et c'est là un de ses gros avantages par rapport à un naturopathe, saura établir un diagnostic correct, au besoin avec des analyses, et aiguiller le malade vers l'allopathie, vers la médecine classique si cela lui paraît indispensable; c'est le cas lorsqu'il y a « urgence vitale » par exemple méningite, septicémie, œdème aigu du poumon...

Répétons-le, il n'y a pas d'opposition entre ces deux formes de thérapeutique.

Renseignements utiles

Pour obtenir les noms et adresses des médecins naturothérapeutes s'adresser à :
La Faculté de médecine de Bobigny
ou
l'Association Nationale des Naturothérapeutes
74, rue du Faubourg-du-Temple 75011 Paris
Président : Dr J. Devernoix de Bonnefon
ou bien en s'adressant à :

Médecines douces
40, rue de Paradis 75010 Paris.

(Les articles parus dans cette revue sur la naturothérapie nous ont aidé à rédiger ce chapitre important.)

TROISIÈME PARTIE

LES CAS PARTICULIERS

« De nos jours, plus personne n'est comme tout le monde. »

Sacha Guitry

Les conseils des deux parties précédentes sont applicables à tous; voici des conseils plus personnalisés et qui concernent pourtant la quasi-totalité d'entre nous soit de manière permanente, soit de manière occasionnelle; nous sommes ou seront tous des cas particuliers.

Cette troisième partie est destinée à faciliter l'accès du très bon sommeil à ceux qui rencontrent de par leur état ou leur profession plus de difficultés.

CHAPITRE 1

Le sommeil des enfants

« Ce n'est pas de sa faute s'il est maladroit, sa mère lui chantait des berceuses à l'envers et tricotait son sommeil à l'endroit. »

Vénus Khoury-Ghata
Corps écrit : Le Sommeil (Éd. P.U.F.)

A quelques très rares exceptions près, un enfant sait dormir d'instinct. Ce n'est pas à dormir qu'il doit apprendre mais à être éveillé. Les règles qui régissent le sommeil sont in-nées comme elles le sont pour tout autre animal et c'est pourquoi ils ont tout à nous apprendre. « Dans le domaine du sommeil les enfants sont nos maîtres » (J. Bouton).

Et ces règles, un enfant, comme tous les autres animaux, les respecte, sauf si on l'en empêche; or c'est malheureusement ce qui se passe, à longueur de temps pour presque tous les enfants, auxquels on désapprend ainsi peu à peu à dormir.

En plus des répercussions immédiates sur sa santé et à court terme sur son développement physique, intellectuel, affectif, on en fait à plus long terme un futur insomniaque ou en tout cas un mauvais dormeur. Il s'agit là d'un des problèmes fondamentaux de l'insomnie.

D'où l'importance de ce chapitre que nous vous recommandons tout spécialement si vous aimez vos propres enfants ou ceux qui vous sont confiés.

Nous aborderons ce problème des enfants de manière simple, essentiellement pratique avec des conseils faciles à comprendre et à appliquer; il faudrait même que vos enfants eux-mêmes puissent les lire et c'est pourquoi nous avons essayé qu'ils soient aussi plutôt distrayants.

Il ne sert à rien, et cela va même quelquefois à l'encontre du but recherché, d'être trop exhaustif ou trop dirigiste; ainsi cet exemple que nous avons rencontré d'une mère de famille qui se tracassait beaucoup (à en perdre elle-même le sommeil) parce que son enfant dormait 1/2 heure de moins par 24 heures que ce que son manuel de puériculture le lui indiquait pour son âge; cette mère nous ayant demandé pourquoi, nous lui avons répondu (par boutade) : « C'est parce que votre fils n'a pas encore pu lire ce manuel » (il avait tout juste deux ans).

1. Importance du sommeil pour un enfant

« Ce sont les rêves qui font pousser les enfants », chanson d'Anne Sylvestre.

« Lorsque Tistou atteignit son huitième anniversaire, Madame Mère considéra que sa tâche était terminée et qu'il fallait confier Tistou à un véritable professeur...

« Hélas, hélas! l'école eut sur Tistou un effet imprévisible et désastreux. Lorsque s'ouvrait le lent défilé des lettres qui marchent au pas sur le tableau noir, lorsque commençait à se dérouler la longue chaîne des trois-fois-trois, des cinq-fois-cinq, des sept-fois-sept, Tistou éprouvait un picotement dans l'œil gauche et tombait bientôt profondément endormi.

« Il n'était pourtant ni sot, ni paresseux, ni fatigué non plus. Il était plein de bonne volonté.

" Je ne veux pas dormir, je ne veux pas dormir ", se disait Tistou. Il vissait ses yeux au tableau, collait ses oreilles à la voix du maître. Mais il sentait le petit picotement... il essayait de lutter par tous les moyens contre le sommeil... Rien à faire. La voix du maître se changeait en berceuse; il faisait nuit sur le tableau noir; le plafond chuchotait à Tistou : " Pstt, pstt, par ici les beaux rêves!... " Tistou, criait brusquement le maître. Je ne l'ai pas fait exprès, monsieur, répondait Tistou réveillé en sursaut. Cela m'est égal, répétez-moi ce que je viens de dire. Six tartes divisées par deux hirondelles... -Zéro.

« Le premier jour d'école, Tistou rentra chez lui les poches pleines de zéros. Le second jour, il reçut en punition deux heures de retenue, c'est-à-dire qu'il resta deux heures de plus à dormir dans la classe.

« Au soir du troisième jour, le maître remit à Tistou une lettre pour son père. L'école renvoyait Tistou à ses parents » (*Tistou les pouces verts,* Maurice Druon).

Il est au moins aussi important de faire bien dormir un enfant que de bien le nourrir.

Tout son présent (et le vôtre) et son avenir en dépendent directement car le petit de l'Homme, contrairement à celui de la quasi-totalité des autres animaux, est inachevé à sa naissance et c'est en grande partie son bon sommeil qui va contribuer à son achèvement; l'enfant se construit plus en dormant qu'en faisant de l'exercice.

Nous avons montré dans *La Révolution du sommeil* (Ire partie, « réhabiliter le sommeil ») que c'était surtout pendant le sommeil profond et très profond que notre corps élaborait une hormone dite **somatotrope** (bonne pour le corps) qui assure notre réparation physique, en particulier le remplacement des dizaines de milliards de nos cellules qui meurent tous les jours (on se renouvelle tous les sept ans; c'est notre septennat à nous); mais en plus pour l'enfant il y a une véritable construction (croissance).

Pour l'enfant beaucoup plus encore que pour l'adulte, les machines sont « poussées à fond » pendant le sommeil pour assurer ce double travail : chez le jeune enfant il faut 2 heures de sommeil pour compenser 1 heure d'éveil et pour l'adulte 1/2 heure (« seulement »).

Une insuffisance de sommeil profond et très profond contrarie cette croissance.

Quant au sommeil paradoxal qui termine chaque cycle de sommeil (le dernier quart d'heure ou la dernière demi-heure de chaque cycle) et pendant lequel a lieu presque toujours le rêve, il est surtout chargé de la réparation et de la construction cérébrale, intellectuelle, affective; c'est pour cette raison que la durée du sommeil paradoxal est beaucoup plus grande pour un enfant que pour un adulte.

– A la naissance, il dure la moitié du temps total de sommeil, soit de 8 à 10 heures par 24 heures.

– A deux ans : il dure de l'ordre de 4 heures par 24 heures.
– A cinq ans : de l'ordre de 2 h 1/2.
– A trente ans : un peu moins de 2 heures (100 minutes).
– A soixante ans : de l'ordre de 1 heure.

Il y a, on le sait maintenant par des mesures, une hyperstimulation cérébrale pendant le sommeil paradoxal et ceci pour tout le monde, quel que soit son âge.

Pour l'enfant, dont le cerveau triple de volume entre un et six ans, presque tout se joue pendant cette courte durée, principalement pendant ses deux premières années où il y a création de neurones et plus du tout après.

Le rêve est véritablement pour lui, sur le plan de l'intelligence, l'équivalent du sport intensif : s'il rêve bien, il sera plus intelligent.

Voici ce beau texte de Monique et Gérard Bonnet : *Connaître l'enfant :*

« Les mille et un centres nerveux qui ont été sollicités pendant la veille s'envoient des milliers de messages, échangent leurs impressions, se communiquent leurs informations. C'est un immense crépitement de signaux en tous genres, un vrai feu d'artifice dont les rêves, même les plus riches ne sont que des échos lointains et déformés : un peu comme le scintillement des étoiles les plus lointaines par rapport à leur éclat initial. Et le plaisir que l'enfant trouve dans le sommeil provient essentiellement de cette autre activité à laquelle il est infiniment plus présent que nous ne le sommes. Cette activité a pour effet essentiel de lui permettre d'organiser, de coordonner et de structurer comme en se jouant les milliards de sensations qui constituent le tissu de l'existence; il les agence ainsi en un modèle unique dont il est le seul à posséder la clef. »

Un enfant en bas âge est très protégé; on le met dans du coton ou dans un cocon en essayant de lui éviter les contrariétés, les soucis de l'existence.

Eh bien c'est dans le rêve qu'il va commencer à les connaître et à s'apercevoir que tout n'est pas rose, simple, agréable; le rêve est pour lui le premier contact réel avec la vie : « L'activité cérébrale du rêve est la meilleure école de la vie qui lui enseigne le plaisir et le déplaisir; la vie pour un enfant est faite de difficultés par le truchement du rêve et il apprend ainsi à s'en sortir » (J. Bouton).

Un enfant qui ne rêve pas assez (la nuit), qui est en manque de sommeil paradoxal, devient un « retardé affectif » (Spitz) et ce retard est difficile sinon impossible à rattraper.

Michel Jouvet, ce grand savant français du sommeil, a émis l'hypothèse maintenant admise et vérifiée, que le sommeil paradoxal avait pour fonction essentielle de permettre la transmission par la mère pendant la grossesse, puis par la suite après la naissance la mise en place, le développement, du programme héréditaire, c'est-à-dire fondamental.

Ceçi est primordial pour la constitution, l'édification, l'établissement de sa personnalité de l'enfant, son individuation (devenir soi-même); c'est une condition indispensable pour ne pas qu'il soit broyé par la société tentaculaire qui a tendance à normaliser, massifier, dépersonnaliser.

Le sommeil profond et très profond ayant lieu principalement pendant la première partie du sommeil, lorsque l'on écourte le sommeil d'un enfant c'est son sommeil paradoxal que l'on réduit car il a lieu surtout dans la deuxième partie.

Un enfant qui dort mal est un enfant à problèmes; c'est d'ailleurs ainsi que l'on peut le détecter; problèmes de toutes natures : santé, croissance, scolaires, comportement, relations, etc.

L'échec scolaire d'un enfant n'est très souvent que la conséquence de l'échec de ses parents vis-à-vis de son sommeil.

Cette merveilleuse période de l'enfance est une traversée délicate et déterminante et c'est pendant son sommeil que l'enfant construit sa vie et qu'il devrait faire les acquisitions les plus fondamentales pour réussir dans la vie et pour réussir sa vie; acquisitions dont un mauvais sommeil le laissera démuni toute sa vie durant.

Protéger l'ensemble du sommeil d'un enfant est aussi salvateur que de le protéger du froid ou lorsqu'il traverse une rue.

Et il faut qu'il ait juste ce qu'il lui faut de sommeil et aux heures qu'il faut; tout est là et ce n'est pas toujours facile de le savoir et de le réaliser.

Ce chapitre est destiné à vous y aider.

2. Redonner à l'enfant le goût du sommeil

On dort pour se prolonger la vie mais aussi parce que c'est agréable; et pour un enfant, aller au lit, s'endormir, dormir devrait être un aussi grand plaisir que de manger de la tarte aux fraises ou de la crème au chocolat.

Le sommeil n'a pas bonne réputation chez les enfants : on a tout fait pour leur rendre le sommeil antipathique (cf. *La Révolution du sommeil,* Ire partie).

Alors pour eux plus encore que pour tous les autres il faut qu'il y ait une révolution, un changement total d'attitude des parents, des éducateurs afin de réconcilier l'enfant avec son propre sommeil; pour qu'il retrouve le goût, l'amour du sommeil.

Au lieu de leur raconter des histoires effrayantes de marchand de sable, de loups-garous... qui viennent emporter les enfants qui ne dorment pas, il faut leur dire par exemple, avec les mots les plus jolis que l'on pourra trouver : que pour grandir vite il est indispensable de bien dormir, que le bon sommeil ça rend plus intelligent, qu'il ne pourra le lendemain courir, rire... que s'il récupère la nuit et que le sommeil est justement chargé de cela... que c'est indispensable pour ne pas être malade, que le temps du sommeil n'est pas perdu mais au contraire au moins aussi important et intéressant que celui de sa vie de l'éveil... que ses rêves, quand ils sont effrayants, sont là pour éprouver son courage et vérifier qu'il est bien devenu un « grand »...

Il faut aussi lui montrer que tout le monde dort : le chat, le chien, un oiseau dans la forêt, ses parents...

C'est le rêve qu'il faut le plus revaloriser et quand le matin il a grande envie de le raconter, il faut l'écouter; les rêves d'un enfant sont très révélateurs de ses problèmes, de ses désirs, de ses craintes; pour qui veut comprendre son enfant, il faut se pencher sur ses rêves.

Donc bannir le dodo punition, mise à l'écart, devoir à accomplir comme ceux de l'école, la mise au lit forcée... **c'est la toute première étape.**

Et lui apprendre à ne plus avoir peur et même à apprécier ce moment un peu mystérieux chaque soir du passage de l'état de veille à l'état de sommeil; pour cela peut-être lui parler de ce fameux train de sommeil qui va lui faire faire un beau voyage, ce train où il ne sera pas seul car le prennent aussi ses parents, tous ceux qu'il aime bien : son nounours, ses copains...

3. Comment favoriser le sommeil de l'enfant

« Baisse un peu l'abat-jour » (Toi et Moi), poème de Paul Géraldy.

Dans *Bien dormir pour mieux vivre,* nous avons expliqué (et nous l'avons rappelé dans la Ire partie de ce livre chap. 3 B) que l'endormissement était le résultat d'un jeu de bascule entre l'action du centre de l'éveil qui doit être suffisamment éteinte et celle du centre du sommeil qui doit être suffisamment prédominante; ce sont surtout les excitations des messages sensitifs reçus de l'extérieur et celles des messages moteurs émis par notre cerveau qui maintiennent, le soir, trop actif notre centre de l'éveil; de ce fait notre centre du sommeil est inhibé dans son fonctionnement.

Alors de même que le sommeil de l'adulte ne s'obtient pas par un effort de sa volonté (lequel effort excite encore plus le centre de l'éveil), le sommeil de l'enfant ne s'obtient pas non plus par un effet de la volonté... de ses parents et il ne peut pas être non plus le résultat d'une obéissance à un ordre.

On ne favorise pas, bien au contraire, le sommeil d'un enfant par la contrainte, une exigence, en le forçant à aller au lit; on ne peut dormir ni par la volonté ni contre la volonté.

Le sommeil d'un enfant ne s'impose pas il se suscite, il se mérite; pour l'adulte aussi, mais il s'agit ici du mérite... de ses parents...

Pour cela il faut respecter un certain nombre de règles à la fois de bon sens et aussi celles que nous apprend maintenant la science de pointe du sommeil.

Il n'est pas question, bien sûr, de culpabiliser les parents dont les enfants ne dorment pas bien (il y a les enfants difficiles, l'enfant tyran, l'enfant gréviste du sommeil...); il s'agit simplement d'attirer l'attention sur l'importance, l'impact de certains moyens à employer ou à éviter.

Le sommeil sur commande donc, cela n'existe pour personne, mais on peut l'induire de manière irrésistible.

Pour cela il faut que peu à peu la maison **« s'éteigne »**

comme baisse le jour; la venue du sommeil (et ceci est vrai pour tous) est avant tout une question d'ambiance; créer une atmosphère crépusculaire de présommeil, tout en s'arrangeant bien sûr pour qu'elle reste chaude, sympathique (pas trop) et non pas triste.

Elle doit devenir progressivement le contraire de l'ambiance survoltée, bruyante, où l'on discute où l'on s'agite. Les enfants, comme les animaux, sont très sensibles à cette ambiance : ils ont gardé comme eux ce 6e sens.

Si les parents sont énervés, inquiets... les enfants seront eux aussi imprégnés de tout cela; de même ils devinent, même si on fait tout pour leur cacher, les conflits conjugaux, les soucis d'argent, etc.

La télévision aussi a une grande incidence, non seulement parce que trop souvent elle est pour les enfants une grande dévoreuse de temps de sommeil (le ministre de l'Éducation nationale vient de révéler que les enfants passent en moyenne vingt-cinq heures par semaine devant le petit écran), mais aussi à cause de cet incroyable bombardement de sons, d'images, de couleurs, d'émotion, etc.

« Impressionné par le journal, le match, le film, l'enfant aura du mal à s'endormir » (Dr Maurice Enjolras).

Certains films avec des scènes de bagarre... sont stressants, voire même traumatisants.

Tout cela peut paraître évident, mais il faut de temps en temps rappeler les évidences; on les respecte si peu.

Et si l'on a à discuter affaires, ou si l'on reçoit des amis pour une soirée, il ne faut pas oublier à une certaine heure d'éloigner les enfants, de les faire rester dans une pièce un peu tranquille, une sorte « d'antichambre » avant qu'ils n'aillent dans leur chambre.

Comment créer cette ambiance

C'est à chacun d'en trouver les moyens. Voici quelques indications.

Il faut diminuer l'éclairement en éteignant peu à peu les lumières, ne gardant que les moins fortes et les plus indirectes; baisser le son de la télé et aussi le ton des conversations; ne plus tolérer certains jeux, par exemple avec le chien, les courses dans le couloir... d'ailleurs le chien lui-même, dans une ambiance dormitive, se calmera, sera gagné par la somnolence, puis le sommeil.

Ayant ainsi introduit dans la maison, tout doucement, subrepticement, un climat sommeil, il faut alors (sauf exception) faire confiance à l'enfant : il devrait assez vite prendre l'habitude, comme cela est le cas dans pratiquement toutes les familles qui procèdent ainsi, d'aller au lit tout seul, quand c'est son heure, parce qu'il sera gagné, envahi de manière incoercible par le sommeil.

On peut même lui apprendre comme un jeu à repérer lui-même les messages avant-coureurs qui annoncent son train de sommeil afin qu'il connaisse ses horaires; ce serait un très grand service à rendre à un enfant et pour toute sa vie de lui apprendre cette **écoute intérieure** et de capter les signaux de son cerveau (pas seulement ceux du sommeil), ce merveilleux ordinateur, cette « merveille de merveille » qu'il a, comme tous les autres humains « entre les deux oreilles ».

Et lorsque l'on veut qu'un enfant dorme dans la journée, il suffit souvent aussi de créer des conditions favorables.

Le rituel du coucher est important : Il l'est pour tous (cf. Ire partie chap. 5 « Le dormeur champion »); il l'est surtout pour un enfant et il ne faut pas lui changer; il l'a échafaudé lui-même : la toilette, plier ses vêtements, préparer son cartable... il doit retrouver son décor familier avec à sa portée ou même dans ses bras les objets qu'il affectionne. Ce sont ses bagages sans lesquels il ne peut pas partir en ce voyage de chaque soir; est-ce que vous partiriez vous en voyage sans bagages? Et ils sont pour lui une sorte de moyen de défense contre l'angoisse de la séparation d'avec sa mère.

Il n'est pas du tout anormal qu'un enfant s'endorme avec son ours en peluche (doux au toucher, débonnaire); mais ce peut être aussi n'importe quoi d'autre : un morceau d'étoffe dont la couleur lui plaît (ou imbibé de l'odeur de sa mère; cela compte beaucoup et de nombreuses expériences ont été réalisées pour le vérifier), un mouchoir, une poupée, un baigneur... Bien des insomnies sont liées à de petits détails.

Je vous propose de lire ce passage d'un livre remarquable,

très instructif et humoristique, *Comment éduquer ses parents,* (Éd. Elsévier) écrit par deux médecins de Melbourne, les Drs P. Eisen et S. Gold : « Pour toi, petit enfant, il est parfaitement raisonnable de fermer ta fenêtre et de tirer les rideaux, jusqu'au point de repère que tu as fixé, de regarder sous ton lit et dans les coins, de vérifier les placards et d'inspecter les tiroirs, d'équiper ta porte de verrous et de chaînes et même de placer des bombes à retardement autour de ton lit. Cela te semble raisonnable à toi qui accordes foi aux moyens magiques pour te protéger, mais tes parents eux, ne trouvent pas cela raisonnable du tout, ils ont perdu le sens de la magie et le cérémonial dont tu t'entoures les agace. »

Tout ce qui peut aider les enfants à se sécuriser est très favorable à leur endormissement sans problème; par exemple laisser une petite veilleuse bleue ou entrouvrir légèrement la porte de la chambre pour qu'un trait de lumière de la pièce voisine passe et qu'ils ne se sentent pas isolés.

Une erreur parfois tentante pour avoir la paix est à éviter bien qu'elle aille dans le sens de la sécurisation : celle de céder à l'enfant qui veut « dormir avec maman ».

Tous les spécialistes nous le disent : un enfant ne doit pas dormir dans le lit de ses parents sauf cas très exceptionnel; et cet interdit est à respecter que les deux parents soient là ou non. Beaucoup de femmes dont les maris s'absentent comblent le vide en prenant dans leur lit pour la nuit un ou plusieurs de leurs enfants.

Ceci est à proscrire car cette habitude se retournera rapidement à la fois contre elle et contre l'enfant; de même il ne faut pas non plus qu'un enfant s'habitue à être bercé.

Il faut rendre l'enfant le plus autonome possible vis-à-vis de son sommeil et à partir d'environ six mois, il faut que les parents et l'enfant dorment dans des lieux séparés.

Lors du coucher, ce n'est plus le moment des semonces, des devoirs, des contraintes... C'est celui où tout le monde dit « pouce » : ce doit être un moment privilégié, celui du câlin, de l'harmonie retrouvée, puis de la confiance en un sommeil heureux.

Il faut savoir que toute cette préparation au sommeil ne conditionne pas seulement l'endormissement de l'enfant mais l'ensemble de son sommeil.

4. Les horaires

Comme les adultes, les enfants présentent entre eux, même à un âge égal, de grandes différences vis-à-vis de leur sommeil et le problème, peut-être encore moins facile à résoudre pour eux que pour les grands, est de respecter la personnalité de leur sommeil surtout dans une famille nombreuse.

• Il y a les couche-tôt-lève-tôt et les couche-tard-lève-tard et cela n'a rien à voir avec l'âge; malheureusement les horaires de l'école sont faits pour les couche-tôt-lève-tôt.

• Combien de temps un enfant doit-il dormir? Il n'existe que des moyennes et elles ne sont pas très intéressantes car un enfant peut très bien s'en écarter sans être un anormal, un insomniaque; et en l'obligeant à respecter à tout prix ces normes, on risque de perturber son sommeil.

Nous avons déjà cité des chiffres dans la Ire partie, chap. 2 A (« Combien de temps dormir »); ils concernaient des observations réalisées en différents endroits dans le monde (mais dont les résultats sont extrapolables aux enfants français); voici celui d'une étude française : par exemple à quatre ans, le spécialiste Hubert Montagner (Professeur de psychophysiologie à l'Université de Franche-Comté) a observé que le besoin de sommeil peut varier d'un enfant à l'autre de dix à treize heures.

Ne croyez pas (malgré le paragraphe 1) que votre enfant sera plus intelligent ou plus costaud si vous le faites dormir plus ou même s'il dort naturellement plus que les autres; ce n'est pas, contrairement à ce que croient la plupart des parents : « plus un enfant dort, mieux ça vaut », plus il récupérera, de même que ce n'est pas « plus il mange, mieux ça vaut » (voir paragraphe 8).

Ce qu'il faut, l'idéal, c'est qu'il dorme pendant la durée qui lui convient à lui, mais pas plus ni moins.

Pour la déterminer, le principe est le même que pour les adultes : il faut faire des essais; le meilleur moment est de mettre à profit le temps des vacances et de le laisser dormir « en libre cours » et « tout son saoul ».

On sait ainsi assez vite quel est son compte d'heures de sommeil; avant de faire ce calcul il faut laisser passer quelques jours (ou plutôt quelques nuits) car il se peut qu'il ait du sommeil en retard à récupérer; vous pouvez même aussi, en ne lui imposant aucun horaire et en aménageant l'environnement de son sommeil (chambre) pour qu'il soit tranquille, savoir s'il est un couche-tôt ou un couche-tard.

Mais un autre moyen de connaître son « quota » de sommeil est d'observer si des anomalies n'apparaissent pas pendant l'année et qui pourraient être dues à un manque de sommeil tels : réveils pénibles, somnolences dans la journée, fatigue, variations de poids, problèmes scolaires, croissance irrégulière, etc. Un enfant qui est en dette de sommeil, par effet de cumul, devient vite un agité et même un excité, agressif parfois ou alors il est « à plat ». De plus il est souvent instable, a des sautes d'humeur, pleure facilement. On dit qu'il est capricieux; et il a besoin par compensation de son manque de sommeil de sucre, de boissons chaudes, de contact.

Il faut faire attention aux variations brusques de la durée de son sommeil.

Mais si votre enfant se porte et se comporte normalement, c'est qu'il dort normalement même s'il dort en dehors des normes.

Ce qui compte c'est non pas le temps qui vous conviendrait à vous mais celui qui lui convient à lui.

• Attention aux horaires « décousus »; sans être totalement esclave de l'heure, il y a intérêt à ce que les enfants se couchent et se lèvent à des heures régulières.

Ce n'est pas toujours facile à réaliser tout le temps et partout mais leur bon endormissement, leur bon sommeil et leur bon éveil en dépendent.

Un grand nombre de nos fonctions (Ire partie, chap. 1) obéissent au rythme circadien de vingt-quatre heures, en particulier le sommeil.

Avec des horaires irréguliers, on détraque la pendule intérieure sommeil de l'enfant et de proche en proche ses autres pendules particulièrement fragiles chez lui, celles qui gouvernent toutes ses autres fonctions se dérèglent, se désynchronisent et des difficultés de tous ordres apparaissent « en chaîne »; rappelons que le sommeil sert de synchroniseur à bien d'autres fonctions.

Cette régularité des horaires est particulièrement malmenée plusieurs fois par an et plusieurs fois chaque semaine : par exemple le mardi soir quand il n'y a pas classe le lendemain matin, l'enfant se trouve alors chaque mercredi en décalage horaire et la reprise du jeudi matin est plus dure. Ceci est encore plus vrai le lundi matin parce que les horaires sommeil du samedi soir et du dimanche matin sont encore plus décalés; c'est la maladie particulièrement accusée chez les enfants de **la lundinité :** « Valérie (neuf ans) déteste les lundis. Tous les Français détestent les lundis. Ce matin-là, la sonnerie du réveil est ressentie comme une agression. « Les lundis je suis rouillée », dit Valérie. C'est le matin où maman crie le plus fort. On est tous énervés. L'autre jour je lui ai dit : « Maman c'est pas une vie. » Elle m'a répondu : « Mais si, ma chérie, justement c'est ça la vie » (extrait d'une enquête de *France Soir* en 1975 : « Les Français sont comme ça ».

Les enfants plus encore que les adultes ont du mal à « reprendre le collier ». Les spécialistes nous disent que le repos hebdomadaire des parents « casse » celui des enfants : télévision et déplacements en voiture étant les deux grands responsables.

Ils rentrent donc le dimanche soir crevés de leur week-end, mais en plus l'heure de leurs pendules intérieures ne coïncide plus avec l'heure officielle; on oblige ainsi l'enfant chaque semaine à décaler d'abord dans un sens puis tout de suite après dans l'autre ses pendules très délicates, exactement comme on doit deux fois par an subir le changement d'heure : heure d'été puis heure d'hiver (ce problème sera traité dans le chapitre consacré aux décalages horaires); avec en plus le fait qu'il s'agit souvent non pas de décalages d'une heure mais de plusieurs heures.

Il est totalement anormal qu'un enfant soit plus fatigué le lundi matin après le « repos » du dimanche, même si comme le prétendent certains : « c'est de la fatigue saine ». Les enfants devraient au contraire aborder le lundi matin frais et dispos.

Que faut-il faire ou ne pas faire pour cela pendant les week-ends

C'est surtout à chacun en fonction de ce que nous venons de dire de le trouver; voici cependant quelques indications générales :

- Essayer d'atténuer les conséquences de ces décalages horaires en les limitant à une valeur minimum.
- Essayer de faire en sorte que les repos et les amusements des adultes respectent non seulement les rythmes, les horaires, mais aussi le repos des enfants.

• Ne pas les laisser se saturer de télévision.

• Les laisser, ou même les faire dormir en voiture pour transformer la fatigue des déplacements en récupération.

• L'enfant qui a été enfermé toute la semaine va « s'éclater » le dimanche; l'excitation et le grand air qui le grisent vont le pousser à aller trop loin; il faut le freiner pour ne pas qu'il aille jusqu'au bout de ses forces et de plus favoriser cet « éclatement » si possible plusieurs fois par semaine (sport, gymnastique, jeux, etc.)

• Attention aussi à la nourriture du dimanche qui a tendance à être doublement pléthorique : trop riche et trop abondante.

• La rentrée des grandes vacances (ou des moins grandes) pose aussi un gros problème de décalage horaire : l'enfant a pris l'habitude souvent de se coucher tard, de se lever tard, il lui faut brusquement changer d'horaire. Le secret pour que cela se passe en douceur pour lui comme pour vous est de le redécaler dans l'autre sens progressivement, c'est-à-dire en étalant ce « recalage » sur plusieurs nuits.

• Une erreur assez classique est de faire veiller les enfants trop tard le soir : un enfant, pour faire « comme les grands », a tendance à lutter contre son sommeil; il ne dort pas assez et il cumule une dette de sommeil qui va grandissante en se rapprochant du week-end. Alors en fin de semaine il va récupérer : c'est le phénomène du « sommeil accordéon » déjà étudié (Ire partie, chap. 2 A); bien sûr il vaut mieux qu'il récupère plutôt que de rester avec son compte sommeil « au rouge »; mais rappelons que le sommeil en retard ne se récupère jamais complètement et que l'on n'efface pas les conséquences stressantes d'un manque de sommeil chaque jour accumulé.

Le sommeil accordéon n'est bon pour personne et il est mauvais pour les enfants : auriez-vous l'idée de le priver de nourriture chaque jour de la semaine et de lui faire rattraper cela par d'énormes repas le dimanche?; il doit manger et dormir « à sa faim » juste ce qu'il faut, chaque jour.

• *L'éveil du matin* (nous employons volontairement le mot éveil par opposition au réveil traumatisant); pour que l'éveil de l'enfant soit agréable pour vous comme pour lui il faut :

– qu'il ait suffisamment dormi c'est-à-dire, le nombre de cycles qui lui convient,

– que cet éveil comme pour un adulte ait lieu à la fin de son dernier cycle; la grande loi fondamentale du sommeil, à savoir : « dormir un nombre entier de cycles » s'applique dès l'enfance.

Précisons à ce propos que si un nouveau-né a un cycle très court, de l'ordre de 30 minutes, ce cycle va s'allonger : à un an il est déjà presque trois fois plus long (de l'ordre de 90 minutes); et vers l'âge de trois ans il va atteindre pour se stabiliser pendant la plus grande partie de sa vie environ 100 minutes; il s'agit là d'une moyenne; en réalité si cette longueur du cycle de sommeil est fixe pour un individu déterminé, elle est comprise entre 1 h 30 et 2 h 10 environ.

Pour pouvoir appliquer cette loi de base quand il y a plusieurs enfants, cela sous-entend qu'il ne faut pas envoyer « tout le monde au lit » en même temps si on « sonne le réveil » le matin à la même heure pour tout le monde; chaque enfant a son cycle et a besoin d'un nombre bien à lui de cycles; c'est ou « tout le monde au lit » en même temps ou « tout le monde debout » en même temps, mais pas les deux à la fois.

• De toute façon, il faut laisser un peu de temps (de l'ordre de 10 minutes par exemple) entre l'heure de l'éveil et celle du lever; certains parents ont tendance à éveiller l'enfant le plus tard possible parce que leur propre temps entre en concurrence avec celui de l'enfant.

• Mais attention, il ne faut pas le laisser trop longtemps au lit, une fois éveillé, car il y a alors le risque que l'enfant se réendorme et c'est alors un réveil raté avec toutes les conséquences : mauvaise humeur, refus de manger, l'enfant traîne et ne va atteindre l'éveil qu'en cours de matinée qui est ainsi gâchée.

• Mais pour qu'un enfant sorte de lui-même de son lit où il est au chaud, tranquille et que ce ne soit pas une bataille, il faut l'encourager en lui parlant de choses qu'il affectionne : son petit déjeuner (ton chocolat est prêt), un de ses jouets (ton nounours est déjà levé), que le soleil est aussi levé...

Parce qu'il y a comme pour les adultes tant de choses qui l'attendent et qu'il n'aime pas, qui le retiennent au lit : le froid et la nuit (l'hiver), la classe... lui aussi ressent ce que l'on appelle « le complexe du fœtus » (Ire partie, chap. 1 A).

Mais il se peut que malgré tous ces conseils l'enfant ait des problèmes de sommeil : que faire alors?

5. Si des problèmes de sommeil apparaissent

La solution de facilité, malheureusement beaucoup trop souvent employée, consiste à donner à l'enfant quelque chose à avaler qui va le faire dormir.

Oh! juste une cuillère de sirop! ou un petit comprimé!

Ainsi tout va rentrer dans l'ordre : l'enfant dormira (en fait il sera plus assommé qu'endormi) et les parents aussi pourront dormir : la mère souvent si fatiguée par ses « doubles » journées et le père qui travaille si « dur ».

Selon le Dr J. Duché : « à trois mois 7 % des bébés ont déjà reçu un sédatif et à neuf mois 16 % consomment plus ou moins régulièrement un psychotrope ».

Outre que, toutes les fois, même pour un adulte solide, que l'on s'introduit un produit chimique dans le corps (et même en quantités qui paraissent insignifiantes car il s'agit presque toujours de produits hyperconcentrés), cela fait des dégâts, ceci est particulièrement dommageable pour l'organisme très fragile et en pleine formation de l'enfant; il faut savoir que le sommeil forcé et chimique ainsi obtenu n'est jamais du sommeil naturel très réparateur.

Ces produits perturbent le sommeil et aggravent en fait l'insomnie malgré les apparences; de plus ils perturbent aussi l'enfant pendant la journée et en particulier son humeur; insistons encore sur le fait que pratiquement tous ces produits, quelquefois d'apparence anodine, sont en fait des médicaments puissants qui agissent sur le cerveau fragile de l'enfant et le détériorent.

D'autre part des études sur les toxicomanes ont montré qu'un grand nombre d'entre eux avaient reçu étant enfant des produits pour les faire dormir; alors ne soyez pas un parent « drogueur »; et si c'est déjà fait, il ne faut surtout pas cesser brusquement mais diminuer les doses progressivement.

Les problèmes de sommeil de l'enfant sont soit dus à des causes simples, concrètes, que l'on peut résoudre facilement si on a du bon sens, un peu d'observation et si on écoute ce que dit l'enfant, ce dont il se plaint, soit des problèmes d'anxiété, d'angoisse intérieure souvent dissimulés et il faut alors interroger l'enfant pour savoir ce qui l'inquiète : il faut le faire s'exprimer, parler avec lui, gagner sa confiance, écouter ses rêves...

Soyons plus précis

Il faut se demander ce qui a changé dans sa vie, ce qui a bien pu déclencher ces troubles du sommeil; et d'abord s'interroger sur soi-même car assez souvent les parents portent la responsabilité de ce changement.

Les causes de ces troubles sont très diverses.

• Causes affectives :

– Par exemple : mauvaise ambiance : problèmes conjugaux, financiers, professionnels, surmenage des parents... Le sommeil de l'enfant est à l'image de l'équilibre nerveux, de la bonne entente des parents, de la tranquillité familiale; les familles heureuses ont rarement des enfants insomniaques.

– Manque de contact enfants-parents; récemment on nous signalait le cas d'un enfant « mal dormant » dont le seul contact avec son père était la fessée.

– Mère constamment trop inquiète pour un rien, obsessive dans le genre : « Oh! mon Dieu, il dort toujours du même côté, il va avoir la tête aplatie de ce côté-là ». Cette inquiétude, même sans rien dire, se projette et imprègne négativement l'enfant.

– Enfant que l'on change tout le temps et dont au bout d'un certain temps le sommeil « craque » : « que penser de ces mères qui confient leur enfant à n'importe qui, voire à des personnes qui ne savent même pas ce qu'est, à proprement parler, un enfant... sans parler de ces bébés qui sont confiés un mois à une tante, puis deux mois à une cousine, huit jours à une voisine... Bien souvent les parents prétendent que c'est pour les " habituer " et bien entendu ensuite, ils s'étonnent que leur enfant soit nerveux et qu'il dorme mal. Il est passé d'une personne qui le berçait à une autre qui le laissait crier, à une troisième qui le couchait tôt, à une quatrième qui le couchait tard. Tantôt il était seul dans une chambre, tantôt dans une pièce avec d'autres enfants, tantôt dans une chambre d'adultes... » (Gustave Mathieu, *Dormez grâce aux traitements naturels,* Éd. Stock).

• Causes physiques :

– Enfant dont on démolit le sommeil par exemple en faisant du bruit tout près de sa chambre, ou en allumant brusquement la lumière pour prendre quelque chose qu'on a oublié ou plus bêtement encore pour vérifier s'il dort : « Ça ne fait rien, pense-t-on puisqu'il dort. » Sans compter les fois où on le réveille, même si cela n'est pas le cas, le sommeil de l'enfant est perturbé comme le montrent les relevés de l'électro-encéphalographe.

– Dans le même style : enfant généralement très jeune dont on « casse » le sommeil sous prétexte de faire admirer à un visiteur « ses belles joues » ou « qu'il a tout à fait les beaux yeux bleus de sa grand-mère »; ou bien c'est sa première dent que l'on montre à une voisine.

Et quand on fait remarquer qu'il ne faut pas faire cela : « Oh! ça ne fait rien, il se réendort presque tout de suite », telle est la réponse. Ceci est à proscrire même dans la journée; un enfant ça n'est pas un jouet.

– Mauvaise alimentation (voir plus loin).

– Etc. Interrogez-vous, observez-vous : de nombreux parents « bouzillent » ainsi en toute inconscience le sommeil de leurs enfants; l'enfant et son sommeil peuvent en porter la marque toute sa vie.

• Causes propres à l'enfant :

Elles peuvent être là encore soit affectives : problèmes à l'école, avec d'autres enfants..., soit corporelles et si les troubles du sommeil persistent, il faut emmener l'enfant chez le médecin pour vérifier s'il n'y a pas une cause organique; il faut choisir soigneusement le médecin en pensant aussi aux autres moyens qui vous sont maintenant offerts autres que la médecine classique (Cf. IIe partie). L'acupuncture, par exemple, et l'homéopathie conviennent particulièrement bien aux enfants; elles sont encore plus efficaces que pour les adultes, quand elles sont bien pratiquées et ceci sans retombées secondaires.

Mais ce qui est encore le plus intelligent de la part des parents, c'est à titre préventif, de faire apprendre à leurs enfants par exemple le *Taï-Chi*, le *Do. In*, le *yoga* (Cf. IIe partie, 1), cela les aidera beaucoup pour toute leur vie et pas seulement pour leur sommeil.

Quelques cas particuliers

– Le refus de dormir : c'est souvent un moyen de revendiquer, de se faire écouter, de manifester son mécontentement de quelque chose que l'on doit découvrir; c'est une sorte de chantage; seul un interrogatoire serré, mais toujours mené avec douceur et jamais en se fâchant car cela va bloquer encore plus l'enfant dans sa décision, avec tendresse (il s'agit souvent en réalité d'un enfant pas heureux) et même sans en avoir l'air.

– Les terreurs nocturnes : elles sont assez fréquentes, surtout chez les garçons, entre trois et six ans, puis doivent se raréfier pour disparaître à partir de sept ans, ou à la puberté; elles surviennent pendant le sommeil très profond (stade IV) du sommeil lent.

Dans la première moitié de la nuit, entre une heure et trois heures après son endormissement, l'enfant s'agite soudain très violemment; quelquefois il s'assoit dans son lit, ou même il se lève. Il pleure, il hurle, se débat, les yeux ouverts comme s'il était aux prises avec des monstres effrayants.

Malgré les apparences, en fait l'enfant dort et il est inutile et même très déconseillé de le réveiller dans le but de le rassurer par exemple; il suffit sans allumer la lumière (ou seulement une veilleuse) et avec beaucoup de délicatesse mais avec fermeté, de le remettre dans la position de l'endormissement en attendant la fin de l'orage; et ceci d'autant plus que cette manifestation spectaculaire est généralement brève; l'enfant retombe de lui-même dans un sommeil profond et calme et le lendemain il ne gardera aucun souvenir de cette tempête. Le fait d'essayer de le tenir dans ses bras et d'empêcher son agitation peut même intensifier cette explosion.

Les enfants sujets à des terreurs nocturnes sont souvent des enfants hyperactifs qui n'arrivent pas à dépenser toute leur énergie pendant la journée parce que trop « enfermés »; ce trop-plein d'énergie éclate pendant la nuit. La solution est donc de lui permettre de se dépenser plus, physiquement : exercice, jeux, sports...

Mais ces terreurs nocturnes peuvent avoir d'autres causes : circonstances familiales, divorce, décès d'un être qui leur était cher (quelqu'un de la famille ou même un chien ou le poisson rouge), arrivée d'un petit frère ou d'une petite sœur, etc.

Ou encore un terrain migraineux; ou pour les enfants à tendance hépatique, des écarts alimentaires : indigestion, excès de chocolat, d'œufs, d'excitants...

L'acupuncture (Cf. IIe partie) permet souvent de faire disparaître ces terreurs nocturnes : en effet il s'agit d'un excès d'énergie *yang* et d'une insuffisance de *yin,* il faut donc stimuler le méridien qui fait circuler le *yin* et agir sur celui qui règle le débit du *yang* pour le disperser; ou bien agir sur le méridien du foie, de la vésicule biliaire qui sont en rapport avec la colère, l'agressivité, l'excès de tonus musculaire (enfant trop fougueux, trop nerveux et même anxieux le jour).

Si les crises sont trop fréquentes, trop violentes, durent trop longtemps après l'âge indiqué, il faut consulter un pédiatre; en dehors de ces cas, les terreurs nocturnes sont plus traumatisantes pour les parents que pour l'enfant.

– Les cauchemars : dans le sens habituel (non scientifique) de ce terme, ce sont des rêves effrayants et qui surviennent donc pendant le sommeil paradoxal; ces rêves réveillent l'enfant qui se souvient alors de son cauchemar et en fait le récit aussitôt, la nuit, ou le matin suivant; l'enfant doit dans le premier cas être rassuré car quelquefois il refuse de se réendormir pour ne pas retrouver son cauchemar avec les personnages ou animaux qui l'ont peuplé.

« A peine as-tu fermé les yeux qu'un fantôme sort de ton placard et s'avance en se tortillant pour finalement venir s'asseoir au pied de ton lit. Ou c'est un monstre aux yeux verts dépourvu de pattes avec d'énormes dents brillantes, qui se glisse par le trou de la serrure. Des gnomes aux yeux aussi éblouissants que des lampes-torches et chargés de sacs où s'entrechoquent des squelettes, s'échappent de ton coffre à jouets. Un croque-mort tout vert couronné d'un chapeau haut-de-forme sort du bout de ton lit, des sorcières édentées aux cheveux en bataille et aux longs ongles sales se glissent par la fenêtre. Tu ne sais plus si tu rêves ou si tu es éveillé mais tu hurles de terreur et tu appelles au secours. Lorsque tes parents accourent, tu essaieras de leur décrire tes visions effrayantes, mais ils te diront probablement de ne pas raconter de bêtises et de t'endormir sagement. Ou bien ils te raisonneront et t'expliqueront le plus logiquement du monde (pour un adulte) que les fantômes ça n'existe pas plus que les sorcières, les monstres ou les apparitions. Leurs explications ne te paraîtront pas toujours convaincantes. Qu'est-ce que papa ou maman savent vraiment de tout ça? Après tout, c'est à toi que les monstres en veulent. Pas à eux » *(Comment éduquer ses parents).*

S'il s'agit d'un cauchemar répétitif (c'est-à-dire qui revient à peu près avec le même thème, le même scénario), il faut y accorder beaucoup d'importance et essayer de comprendre avec l'enfant ce qu'il signifie; cela servira non seulement à éviter qu'il se renouvelle mais surtout à comprendre la cause profonde de l'angoisse de l'enfant ainsi illustrée par ce cauchemar (tout rêve est un message et est la projection de ce qu'il y a en soi-même) et à éviter l'aggravation de la situation qui parfois tourne au drame réel dans la vie de l'éveil : fugue, psychose...

Il faut dans ce cas encourager l'enfant à raconter son cauchemar et dans le détail, même si c'est pour lui une épreuve assez terrible de le revivre.

On peut aussi lui apprendre à faire face aux situations dramatiques qu'il y rencontre et lui demander d'imaginer quel moyen il est capable de trouver pour se sortir de ces situations; il prendra alors ses cauchemars un peu comme un jeu de bravoure et ainsi ils lui sembleront beaucoup moins terrifiants.

Mais on peut aussi lui apprendre, si ces cauchemars deviennent un peu trop envahissants, à pratiquer ce que l'on appelle le rêve lucide (ou rêve conscient); c'est le rêve pendant lequel on se rend compte que l'on est en train de rêver : cela atténue aussi beaucoup l'impact de ces rêves effrayants et l'enfant peut même arriver à modifier ou à arrêter lui-même ses cauchemars; mais cela ne doit être pratiqué que dans des cas extrêmes car en refusant de tels rêves on passera à côté de l'avertissement qu'ils essayent de transmettre : or tout rêve dramatique est un rêve important.

Ajoutons que les cauchemars sont très liés à ce que l'enfant entend, fait, ressent avant de s'endormir ou même juste avant d'aller se coucher : conversations trop bruyantes, trop animées sur des sujets dramatiques, réprimandes ou menaces, etc.

Il faut, si l'on veut, les éviter ou les faire cesser, entourer l'enfant à ces moments-là d'une atmosphère rassurante, lui raconter de belles histoires...

6. Ce que l'on doit apprendre à l'enfant

D'abord à conserver toute sa vie cette écoute intérieure dont le monde extérieur ne l'a pas encore distrait (étymologiquement tiré en dehors).

L'enfant perçoit les messages que lui adresse son cerveau, son corps tout entier, et il est enclin tout naturellement à les respecter car il ressent d'instinct que ce sont des messages impératifs; mais tout et tout le monde se liguent pour que cette faculté s'efface peu à peu; si vous aimez vos enfants ou ceux des autres dont vous avez la charge, c'est cela qu'il faut précieusement leur conserver.

Voici un exemple pour ne pas rester dans l'abstrait :

L'enfant est à table, au dessert, quand arrive son train du sommeil; après avoir bâillé, il « pique du nez » dans son yaourt; la mère le gronde : « C'est mal élevé que de bâiller à table! Veux-tu te tenir comme il faut! » (comme si c'était une impolitesse d'avoir sommeil). Et même si elle comprend que c'est son train du sommeil qui passe : « Bon, tu finis ton yaourt, tu vas te laver les mains et les dents, tu reviens nous embrasser et tu vas au lit » (J. Bouton), son train sera raté.

L'enfant sait qu'il ne peut tenir toute la journée éveillé et que son cerveau lui réclame impérieusement plusieurs fois par jour de ralentir son rythme et même de dormir; il y cède là où il se trouve : au supermarché, sur le trottoir, à l'église...

Mais pour de nombreuses et mauvaises raisons, on va faire en sorte que, à partir d'un certain âge, il refuse ce sommeil; et à l'école par exemple : « Dormir, quelle honte! je ne l'envoie pas à l'école pour qu'il dorme! » disent certains parents retardataires. « Ça va devenir un fainéant. »

Or tous ceux qui ont su conserver cette pratique (et en particulier les *« Superman »*) savent bien que c'est là leur secret pour être, quelle que soit leur activité, dynamiques, hors de portée de la fatigue et d'une grande lucidité même jusqu'au soir très tard et qu'ils lui doivent en partie leur réussite.

Sous prétexte de donner à l'enfant une éducation moderne « à la dure » ou « à l'américaine », on les empêche de dormir dans la journée et on les fait se coucher le soir à n'importe quelle heure.

7. Importance du lit

Même s'il est vrai qu'un enfant est capable de dormir sur le dos de sa mère ou sur un tas de cailloux, comme tout animal domestique qui aime tant son panier, il apprécie d'avoir son lit bien à lui, où il pourra même dans la journée se réfugier lorsqu'il en sent le besoin; quand il a le désir d'être seul, tranquille, au calme, se reposer et même dormir; c'est son premier royaume, son coin-refuge qui correspond à la fonction refuge du sommeil, fonction si importante et pourtant si oubliée par l'homme moderne.

Son lit n'est pas nécessairement un lit spacieux : il doit être à sa taille, assez grand pour qu'il y soit à l'aise pour s'y retourner mais pas trop pour qu'il puisse en tâter les limites.

Pas de lit-cage, de lit-prison avec de hauts barreaux, un lit à claire-voie est mieux, au travers duquel il pourra observer, tout en restant couché, ce qui se passe autour de lui.

8. Les erreurs alimentaires

C'est une des grandes causes de perturbation du sommeil des enfants. Voici les erreurs principales :

– On habitue l'enfant à trop manger.

On complimente ses parents : « Oh! qu'il est beau, qu'il a bonne mine, qu'il se porte bien! » etc. quand l'enfant a les joues congestionnées, d'un rouge violet et tendues comme un ballon de football, de trop manger; c'est mauvais pour sa santé et son sommeil, surtout si cet excès a lieu au repas du soir.

Ce qu'il faut réduire fortement

• Le sucre (industriel).

Mais il y en a dans tout : les bonbons, chocolats, tous les desserts, pâtisseries, crèmes, confitures, glaces..., les boissons dites douces... Et l'on a même associé ces produits très sucrés à une notion de récompense : si t'es sage t'auras un bonbon, etc.

Si vous aimez vos enfants et si vous voulez les voir dormir sans problèmes, il ne faut pas les habituer et il faut même les déshabituer du sucre.

Cela ne veut pas dire de diminuer la quantité de sucre, mais il faut rechercher les sucres *naturels*.

• Le sel, celui que l'on rajoute aux aliments.

• Ne pas l'habituer à manger trop de viande.

– Attention aux excitants : il y a de la caféine dans le chocolat (cacao), les boissons à base de cola; à éviter aussi les « tonics ».

– D'autre part voici une erreur typiquement française : bâcler le petit déjeuner.

• Ce repas est pris généralement trop vite et dans une ambiance tendue.

• Il est trop peu abondant. Il faut que l'enfant prenne l'habitude de manger substantiellement le matin (et faire en sorte qu'il conserve cette habitude); il faut qu'il consomme des produits à base de farine les plus complètes possibles (pains, biscuits), des céréales (complètes), du lait (semi-écrémé) et laitages (yaourts), du fromage (peu gras), un œuf de temps en temps, des fruits secs.

Les produits complets en feront plus tard des hommes (ou femmes) complets.

Deux réflexions pour terminer ce chapitre important, l'une de Mme Jeannette Bouton : « Si à huit mois l'enfant dort déjà comme un homme, un homme doit pouvoir dormir toute sa vie comme un enfant. »

Or, le sommeil de toute sa vie c'est dans l'enfance qu'on le prépare.

L'autre, d'une mère : « Le sommeil des enfants, ça n'est pas de tout repos. »

CHAPITRE 2

Le sommeil des personnes âgées

« Quand on est jeune, c'est pour la vie. »
G. Clemenceau

Appliquée au sommeil, cette parole signifie que l'on peut rester un bon dormeur jusqu'à la fin, même si on vit très longtemps.

La première condition est de le savoir; les gérontologues se sont aperçus en effet qu'à force d'entendre et de faire siennes des idées toutes faites, mêmes fausses, sur le vieillissement, on finit par les rendre vraies. Rappelez-vous cette parole de John Lily : « Tout ce que l'on croit vrai est vrai ou le deviendra. »

On vous a dit qu'à tel âge on était vieux et vous avez eu des modèles sous les yeux de personnes qui l'ayant cru le sont devenues; alors tout se passe comme si vous déclenchiez vous-même, vous autoprogrammiez, votre propre vieillissement; cela revient, nous disent les spécialistes, à donner l'ordre à ses propres cellules de respecter le programme que l'on s'est soi-même fixé mentalement.

Autrement dit, on vieillit surtout par mimétisme, pour faire comme tout le monde, par auto-intoxication, croyant que c'est inéluctable; et bien jamais vous ne devez communiquer à vos intelligentes petites cellules cette mauvaise nouvelle qu'un jour vous serez vieux, et que votre sommeil va changer car elles vous croiront et elles vous obéiront.

« Oubliez le temps et il vous oubliera. » Et l'on conseille d'écrire ainsi soixante ans : « Soit sans temps. »

Quelquefois on lit : « Il faut apprendre à bien vieillir », mais on sait maintenant que cette résignation accélère le vieillissement;

il faut *refuser* de vieillir car vieillir c'est dépassé, c'est « vieux jeu ».

Et si nous insistons sur ces considérations générales, c'est parce que la science actuelle sait que cette influence est majeure, déterminante dans le phénomène du vieillissement aussi bien physique que mental; or le vieillissement général entraîne celui du sommeil et réciproquement.

Du temps de Balzac, une femme était considérée comme vieille à trente ans (*« La Femme de trente ans »* est de cet écrivain) et elle l'était réellement parce qu'on le lui avait dit.

Les gérontologues nous apprennent aussi que tout se passe comme si, par les erreurs que nous accumulons, on appuyait sur l'accélérateur pour vieillir le plus vite possible; et ils nous donnent ainsi les moyens (simples) non seulement de « lâcher le pied » mais aussi de freiner le vieillissement.

C'est le « rêve » de l'Humain probablement depuis qu'il existe de vivre longtemps et en bon état jusqu'au bout du chemin; un des grands moyens est de bien dormir (mais pas trop); la science moderne du sommeil nous apprend qu'il est possible de préserver son sommeil du vieillissement; ce chapitre est destiné à vous montrer comment. Ce que nous dirons n'intéresse pas seulement les personnes âgées car « ne pas vieillir se prépare d'avance, longtemps d'avance »; il n'est donc jamais trop tôt pour commencer. Mais il n'est jamais trop tard non plus.

1. Dissiper un quiproquo

Une grande confusion règne dans les termes : prendre de l'âge, vieillir, etc. On mélange tout. Certains vous disent : « Je voudrais vivre vieux »; ils veulent dire bien sûr : « Je souhaite vivre longtemps. » Or le meilleur moyen de vivre longtemps est justement de ne pas vieillir.

Nous avons lu récemment cette phrase « comment vieillir en restant jeune »; c'est parfaitement contradictoire.

On peut être âgé sans être vieux de même que l'on peut être vieux à vingt-cinq ans par exemple; il ne faut pas confondre l'âge chronologique et l'âge réel, biologique : il y a quelquefois entre les deux des différences considérables, dans un sens comme dans l'autre d'ailleurs. Certains ont en réalité dix ou quinze ans de plus que leur âge et d'autres dix ou quinze de moins. Si vous voulez sous une autre forme : « nous n'avons pas tous soixante ans (réels) au même âge ».

Votre âge chronologique, celui de l'état civil n'indique qu'une seule chose : « l'ancienneté de votre bulletin de naissance; « mon acte de naissance est vieux, pas moi », a écrit Louis-Francis Faur dans *Le Confident par hasard,* et Jean Cocteau : « On peut naître vieux et mourir jeune. »

La vieillesse comme la jeunesse, ce n'est pas une question d'arithmétique; le bon sommeil non plus; d'ailleurs on a l'âge de son sommeil.

2. Le sommeil se modifie avec l'âge

Stable entre vingt-cinq et soixante-cinq ans (âge biologique), le sommeil se modifie ensuite.

A partir d'un certain âge, on a bien mérité plus de repos et en particulier celui du sommeil; or il semble pourtant, apparemment, que celui-ci se détériore.

Pour beaucoup, prendre de l'âge est forcément synonyme de perdre son bon sommeil : or ceci est faux.

Il est intéressant que les personnes âgées sachent ce qui est normal (et ce qui ne l'est pas) dans les modifications de leur sommeil afin qu'elles l'acceptent et ne s'en préoccupent pas; le sommeil est en effet, plus que toute autre fonction, très influencé négativement par l'inquiétude et le plus souvent c'est celle-ci qui le détériore plus que l'âge lui-même.

D'où l'intérêt de rétablir un certain nombre de vérités; le sommeil est, encore plus chez les personnes âgées que chez toutes les autres, le royaume des idées fausses.

Déjà il faut savoir que ces changements doivent être interprétés comme de simples modifications plutôt que comme une détérioration réelle, de la même manière que nos goûts, nos comportements changent aussi.

Les personnes âgées se couchent plus tôt et se lèvent plus tôt que lorsqu'elles avaient des années en moins; on « rêve » une grande partie de sa vie de faire la grasse matinée tous les matins et, arrivé à l'âge où on le pourrait, on ne la fait pratiquement jamais. Le besoin de sommeil nocturne diminue, en principe (car cela est loin d'être démontré pour l'ensemble des personnes âgées); ce besoin moindre s'explique par le fait que pour la plupart la vie est plus calme, moins stressante; l'activité physique diminue et le travail professionnel ayant généralement cessé, l'activité cérébrale aussi a tendance à être ralentie; moins d'obligations, d'horaires à respecter, de contraintes, font que la dépense nerveuse aussi est atténuée.

Mais les gros dormeurs restent de plus gros dormeurs que les autres.

Nous avons déjà dit pour fixer les idées que par exemple à partir de soixante-cinq ans on dort une heure de moins qu'à la quarantaine.

On se plaint d'ailleurs plus de la qualité du sommeil que de sa durée et, contrairement à ce que l'on croit, si l'on ajoute le sommeil diurne, la durée totale du sommeil varie assez peu avec l'âge; car le besoin de sommeil diurne qui avait tendance à s'estomper (mais qui existait toujours cependant) à cause des contraintes sociales pendant l'âge adulte, réapparaît, surtout après les repas.

Les réveils nocturnes sont plus fréquents : il y a une fragmentation du sommeil et quand ils se réveillent la nuit, les gens âgés sont plus réveillés que les autres et ces réveils durent plus longtemps.

Ces assoupissements pendant la journée et ces éveils pendant la nuit correspondent à un sommeil polyphasique qui est normal pour un Humain et qui rappelle le rythme de sommeil des enfants en bas âge.

Rappelons (Cf. Ire partie, chap. 1 B, le sommeil en plusieurs phases) que cela ne doit pas être interprété comme un signe de sénilité qui rejoindrait l'infantilisme, de « retombée en enfance » mais comme un retour à un sommeil que l'Humain qui se croit moderne en dormant « d'une seule traite » n'aurait jamais dû abandonner; il réapparaît de manière naturelle simplement parce que les contraintes sociales qui le contrariaient n'existent plus, de la même manière qu'elles ne sont pas encore intervenues pour le jeune enfant.

Il faut savoir que lorsque le sommeil s'altère avec l'âge cela est plus lié à un état pathologique qu'à l'âge lui-même; si bien que pour supprimer l'insomnie, le traitement doit s'adresser plus à cet état qu'au sommeil lui-même.

Ce sont le plus souvent des maladies cardio-vasculaires ou respiratoires qui dégradent le sommeil.

Autrement dit, pour un sujet en bonne santé, il est normal de garder le bon sommeil de ses trente ans.

La différence entre les bons et les moins bons dormeurs s'accentue : les bons dormeurs restent bons dormeurs et les autres deviennent encore moins bons dormeurs; d'où l'intérêt d'améliorer son sommeil avant de prendre de l'âge.

Les cycles du sommeil se relâchent et n'ont plus la même régularité. Étant plus courts, ils sont plus nombreux. Le stade IV du sommeil très profond se réduit beaucoup, mais en fait c'est à partir de la quarantaine que ce stade décline fortement en durée, en profondeur et en qualité : les ondes delta correspondantes sont beaucoup moins amples, elles sont comme aplaties; le sommeil paradoxal (stade V) a aussi tendance à se réduire.

Mais on peut échapper en partie à cette détérioration des stades IV et V en apprenant à approfondir son sommeil (Cf. *Bien dormir pour mieux vivre*).

L'examen du sommeil des personnes âgées est intéressant car il est un reflet, un critère même, de leur santé physique et mentale et de leur état de vieillissement.

Par exemple la vitalité intellectuelle, la lucidité, la présence d'esprit sont liés au maintien du sommeil paradoxal.

Le pourcentage de sommeil paradoxal par rapport à l'ensemble du sommeil est un indice de vieillissement si ce pourcentage diminue; et plus on réussit à le conserver, plus on reste jeune, plus les tests d'intelligence restent bons.

Ce sommeil paradoxal est en relation avec la quantité d'événements survenus dans la journée, de choses à apprendre, à assimiler et même pourrait-on dire à « digérer » (par exemple les contrariétés).

Or chez beaucoup de personnes âgées, il n'y a plus rien de tout cela dans leur vie devenue « petite » et « peinarde »; on comprend alors pourquoi chez celles-ci la quantité de sommeil paradoxal (de rêves) décroît; mais on comprend pourquoi décroissent aussi leurs facultés, notamment cérébrales par manque d'exercice (le rêve est le « sport » du mental).

« Il y a d'ailleurs une relation tout à fait impressionnante, chez ces personnes âgées entre la consommation cérébrale d'oxygène (qui mesure l'activité cérébrale) et la durée du sommeil paradoxal » (Feinberg et Carson, 1968).

Pour réapprendre à rêver à n'importe quel âge : Cf. *La révolution du rêve.*

La nature, les caractéristiques des troubles du sommeil des personnes âgées peuvent donner des indications intéressantes sur leurs affections; et même certaines anomalies du sommeil peuvent être le signe avant-coureur d'une pathologie dans certains cas graves : par exemple chez les coronariens, on peut ainsi prévenir plusieurs nuits à l'avance (et donc éviter) un infarctus du myocarde.

Il faut ajouter enfin que le sommeil des personnes âgées est moins solide, moins stable (d'où encore l'intérêt en réapprenant à dormir à le rendre plus solide); il est plus à la merci des péripéties de la vie, même petites : quelque chose que l'on a mangé et qui « n'est pas passé », une contrariété, même si à un certain âge on semble avoir atteint une plus grande « sagesse ». Il est plus vulnérable aussi aux changements de lit, de chambre, de lieu, d'horaire : la faculté d'adaptation est amoindrie et les habitudes plus ancrées, plus influentes.

3. Les vrais - les faux insomniaques

Si 20 % environ des adultes se plaignent de leur sommeil, c'est le cas de plus de 30 % des personnes âgées.

Avec l'âge, non seulement la proportion de plaintes augmente mais aussi la consommation de somnifères ainsi que la proportion de fausses insomnies; nous avons déjà évoqué le cas de personnes de plus de soixante-dix ans qui se croyaient insomniaques parce qu'elles ne dormaient pas leurs 8 heures par nuit (mais seulement 7 heures).

Chez les personnes âgées, il y a moins de sommeil très profond et paradoxal et plus de sommeil léger; or comme le cerveau n'enregistre pas le sommeil léger comme étant du sommeil, les « je n'ai pas dormi de la nuit » sont beaucoup plus fréquents à partir d'un certain âge.

Beaucoup de personnes âgées se réveillent tôt le matin et ne peuvent plus se réendormir : elles se croient de ce fait insomniaques alors que simplement elles se sont couchées trop tôt; lorsque l'on fait le calcul de leur durée de sommeil on s'aperçoit que le « compte y est » et même dans certains cas elles dorment trop.

D'autre part, un jeune qui dort mal pendant quelques nuits prend cela « du bon côté »; quelqu'un de plus âgé le supporte moins bien et même en exagère l'importance; il augmente d'ailleurs de ce fait automatiquement l'impact et même la durée de cette perturbation.

En général, à partir d'un certain âge on se soucie beaucoup plus de soi-même et moins des autres; et tout en ayant un horaire plus élastique, on est cependant un peu paradoxalement plus esclave de la pendule; et si l'endormissement par exemple ne survient pas à la même heure que d'habitude, on se panique plus facilement.

D'autre part, comme pour les enfants, l'insomnie du vieillard peut être quelquefois une forme de revendication, un moyen d'attirer l'attention sur soi quand on se sent délaissé, de diminuer son isolement, de se faire plaindre... même si ce n'est pas très conscient.

4. Que faire ou ne pas faire

Des études portant sur la longévité ont montré que la majorité des personnes ayant une remarquable longévité se sont toujours (ou presque) endormies ou éveillées à heures fixes; importance donc de la régularité des horaires de sommeil pour prolonger sa vie, mais sans en être trop esclave cependant.

D'autre part, nous le savons (Cf. Ire partie, chap. 4 A), la gaieté va de pair avec le bon sommeil; mais il est difficile de rester gai quand on prend de l'âge.

Il y a le passé qui rend nostalgique et qui semble toujours plus beau que le présent, car il y a ce miracle (mais qui en l'occurrence se retourne contre soi) qu'avec l'éloignement tout s'embellit, même les moments les plus terribles : certains vous racontent leur « Verdun » presque comme si cela avait été une partie de plaisir.

Mais plus encore que le passé, les personnes âgées regrettent de ne plus avoir d'avenir; alors elles doivent s'en inventer un.

Et puis beaucoup ont tendance à ressasser leurs échecs, leurs déceptions, à regretter de n'avoir pas réalisé ce qu'ils auraient eu envie de faire; et c'est surtout lorsque l'on est couché que tous ces souvenirs vous « montent à la tête » et la morosité qui les accompagne est défavorable au sommeil.

Alors il faut se forcer, par exemple, à ne revoir au contraire que les côtés positifs, plaisants de sa vie, et il y en a eu sûrement, et faire un effort pour revivre les moments où l'on a été heureux, où l'on s'est bien amusé; quelquefois pour cela il faut remonter jusqu'à son enfance.

Et il faut fuir les amis, les relations tristes qui ne savent que raconter leurs malheurs du passé, leurs maladies permanentes, leurs difficultés du présent et leurs peurs de l'avenir.

On doit aussi s'organiser pour se distraire et maintenant beaucoup plus de facilités sont offertes à n'importe quel âge.

Il faut rester actif le plus possible et intégré

Il est vraisemblable que si le sommeil nocturne est moins réparateur, c'est la contrepartie de la moindre activité diurne; aussi y a-t-il lieu de renverser la proposition : pour qu'une personne âgée conserve un bon sommeil, elle doit rester active.

Le sommeil est là pour restaurer les forces dépensées et si l'on ne s'est presque pas dépensé, on ne peut espérer bien dormir.

Plus vous serez alerte le jour, plus vous aurez de chance d'avoir un bon sommeil : des journées animées préparent des nuits reposantes bien que cela paraisse un peu paradoxal; inversement des journées creuses où l'on reste quasi immobile physiquement et mentalement préparent des nuits agitées.

A n'importe quel âge, le sommeil se mérite : il est la récompense d'une journée bien remplie.

Le changement brutal de la retraite avec le manque d'activité soudain qui en résulte, l'ennui qui vient vite, les projets que l'on avait des années durant échafaudés (quand j'aurai du temps à moi je ferai ceci ou cela) et qui s'écroulent ou sont terminés en six mois, le changement de rythme, tout cela, comme la tristesse, casse aussi le sommeil.

Sur le plan moral également, les hommes se sentent devenus inutiles à la société, devenus une charge; et les femmes aussi dont les enfants sont devenus autonomes; ils sont partis vivre leur vie et reviennent de moins en moins.

Plus vos jours seront satisfaisants, plus vos nuits le seront aussi.

Beaucoup de personnes d'un certain âge dorment mal parce qu'elles ne se « la foulent pas », même si l'ennui incite à la somnolence ou au sommeil, l'oisiveté engendre l'insomnie.

Alors le meilleur conseil que l'on puisse donner à une personne d'un certain âge pour un bon sommeil : **rester active.** Bien sûr on a mérité de se reposer, mais cela ne veut pas dire vivoter, vivre au ralenti, d'une espèce de sous-vie, simplement en se prolongeant par tacite reconduction; ou alors on aura un sous-sommeil; on a mérité au contraire de vivre plus et aussi un bien meilleur sommeil.

Le pire ennemi de votre jeunesse et de votre sommeil, c'est l'immobilisme, le statisme.

Les gérontologues savent qu'à l'inverse de n'importe quelle autre machine, l'Humain se détériore à ne rien faire et cela est vrai pour le physique comme pour le mental; on ne vieillit pratiquement jamais par usure mais par défaut d'usage.

Donc attention au sédentarisme qui signifie à la fois être trop assis et trop enfermé.

Il faut **bouger, voyager, s'aérer,** s'intéresser même s'il est dur au début de changer ses habitudes et de s'extirper de son confort douillet.

Les personnes qui continuent à trouver la vie intéressante, attrayante dorment beaucoup mieux que celles qui traînent la vie comme un boulet; il faut lutter contre la tendance si tentatrice de devenir routinier, casanier.

Les distractions, les voyages, les loisirs sont maintenant très bien organisés; et il y a beaucoup d'associations, de bénévolat possibles, on peut même retourner à l'école : il y a des universités inter-âges ou pour personnes d'un certain âge.

D'autre part la baisse de l'activité sexuelle n'est pas favorable non plus au maintien du bon sommeil (Cf. Ire partie, chap. 4 B).

Pour beaucoup de personnes âgées, cela ne sert à rien de leur donner quelque chose à avaler pour améliorer leur sommeil (au contraire cela le détraque) ou de chercher la pathologie organique, physiologique qui peut bien leur détériorer le sommeil; en réalité ce qu'il faut leur trouver, c'est une occupation; certaines ont ainsi réalisé un nouveau départ et retrouvé le sommeil de leurs trente ans.

Le Dr André Soubiran *Le Sommeil en 20 leçons* (Éd. Kent Segep) cite ces deux cas :

Celui « d'une ancienne actrice qui avait eu son heure de gloire tapageuse et qui, retirée des sunlights et lâchée par la chronique sur le symbolique boulevard du Crépuscule, devint femme d'affaires » et celui « d'un septuagénaire qui a appris le russe et devint traducteur ».

L'isolement est le lot de beaucoup de personnes âgées parce que les parents, les amis ont disparu ou se sont dispersés; certaines sont mises à l'écart par leur famille ou par la société et en souffrent affectivement, la plupart du temps sans se plaindre de ce rejet, de cette mise au rancart; il est bien rare qu'elles dorment bien.

Mais c'est à elles autant qu'aux autres d'essayer de se rendre utiles, voire indispensables. Il faut aussi, et elles n'y pensent pas, se rendre agréable à approcher, à fréquenter.

Beaucoup se négligent, pensant qu'à leur âge « ça n'a plus d'importance » et elles se mettent elles-mêmes ainsi sur « une voie de garage ».

Il ne faut surtout pas, en prenant de l'âge, se retirer du monde, se retirer en soi : or on a tendance à s'intérioriser; si l'on reste ouvert, sociable, aimable, on restera **intégré;** les autres oublieront aussi votre âge, et votre sommeil sera lui aussi **intemporel.**

Il y a certaines personnes âgées qui dorment trop : c'est aussi préjudiciable à la conservation de la jeunesse que de ne pas dormir assez.

« Jeune homme qui veille, vieillard qui dort, s'acheminent vers la mort »; bien souvent cette hypersomnie ne résulte pas d'une apathie physique ou intellectuelle; pour ces personnes le sommeil est un moyen d'oublier, ou alors elles dorment parce qu'elles n'ont rien d'autre de mieux à faire (« contre l'hypersomnie » Cf. IIIe partie, chap. 7).

La sieste

Chez les personnes âgées, elle est bonne à condition qu'elle ne soit pas trop longue car elle serait alors au détriment du bon sommeil nocturne, de sa durée et de sa profondeur; la sieste détend, recharge en énergie, mais trop longue elle a plutôt tendance à « mettre à plat ».

La sieste est bonne pour les personnes âgées, à condition elle aussi qu'elle soit méritée, c'est-à-dire la suite normale et la compensation d'une dépense; une trêve dans l'activité et non pas le prolongement d'une asthénie.

Il en est de même des somnolences répétées X fois au cours des journées de désœuvrement; ces multiples sommes ne sont pas très bons parce que cela encourage à la paresse physique, à la désinsertion, au désintérêt de l'environnement, à l'avachissement intellectuel.

Les petits sommes le soir devant la télé par exemple sont à éviter aussi, car alors on se met au lit un peu plus tard très éveillé et on a des difficultés d'endormissement.

Très différentes sont au contraire les tranches bien précises de sommeil (sommeil flash, pause parking...) et que l'on doit pratiquer à n'importe quel âge si l'on veut rester actif.

Les somnifères

Une étude effectuée aux U.S.A. (mais dont les résultats sont extrapolables à toute l'Europe occidentale) a montré que près de la moitié des personnes de plus de soixante-cinq ans consommaient des somnifères.

Or les effets secondaires de ces produits sont encore plus nocifs pour les personnes âgées que pour toutes les autres (excepté les jeunes enfants). De plus leur élimination est beaucoup plus lente et le risque de complications physiques et psychologiques telles hallucinations, pertes de mémoire, etc., est pour elles beaucoup plus grand.

On s'est aperçu que beaucoup de personnes âgées qui venaient consulter parce qu'elles avaient des troubles mentaux, des difficultés d'élocution, etc., étaient en réalité victimes de l'effet cumulé des médicaments qu'elles avaient pris pour dormir.

Les barbituriques sont particulièrement préjudiciables aux

personnes âgées parce qu'il y a une diminution de l'oxygénation cérébrale déjà insuffisante; il en résulte une agitation nocturne (qu'ils sont censés calmer) et une confusion.

Or déjà le vieillard qui se réveille la nuit a tendance plus que les autres, étant en « demi-sommeil » à une confusion mentale, une désorientation (qui ont lieu pour tout le monde) et il « perd les pédales », accomplissant parfois alors des actes insensés.

Pour les personnes âgées, c'est quelquefois leur entourage qui pour avoir la paix, comme pour les enfants, leur fait avaler du sirop, des pilules, etc.

Signalons à ce propos que les difficultés financières fréquentes chez les personnes âgées sont aussi source d'insomnie; beaucoup ont plus besoin d'aide que de somnifères; mais la plupart, à partir d'un certain âge, par perte de lucidité ou parce qu'ils n'ont plus le courage d'adopter une autre solution, vont vers la facilité des somnifères; pourtant ils sont choqués quand ils voient des jeunes ou des adultes qui se piquent, se droguent, sans se rendre compte qu'eux-mêmes s'adonnent aussi à la drogue en absorbant des somnifères, sédatifs, tranquillisants...

Attention à l'automédication fréquente chez les personnes âgées qui hésitent à aller trouver un médecin ou à le faire venir et qui sont à l'affût des conseils donnés par leurs amis, leurs voisins, la concierge, un commerçant... « Vous devriez essayer ça, cela me réussit très bien »; rappelons à ce propos qu'un médicament qui guérit quelqu'un peut rendre très malade quelqu'un d'autre ou même le tuer.

Pour supprimer les somnifères, ce qui est hautement souhaitable si l'on veut éviter la dégradation d'une personne âgée, en particulier celle de son sommeil, il ne faut le faire que très progressivement (Cf. IIIe partie, chap. 3).

Les douleurs diverses sont une des grandes causes d'insomnie des personnes âgées; c'est pourquoi le chapitre 4 de cette troisième partie les intéresse tout particulièrement.

Enfin les 7 grandes clefs d'or pour retrouver le bon sommeil expliquées dans *Bien dormir pour mieux vivre* sont valables aussi pour les personnes âgées.

Mais nous allons encore insister sur cette grande clef qui leur est particulière pour la conservation jusqu'à la fin de leur bon sommeil même s'ils vivent très longtemps.

Une personne âgée qui a perdu son enthousiasme à vivre, qui ne vit plus que par automatisme perd aussi le bon sommeil, cette partie si agréable de la vie, parce qu'elle a perdu le goût, la passion de vivre.

Attention donc à cette pente qui conduit tout doucement à se laisser enfermer dans le ghetto de l'âge et devenir selon l'expression du Dr Laurence Cassan « un spécialiste du déclin », sous prétexte par exemple qu'on est à la retraite; car c'est comme cela qu'on la transforme en « retraite de Russie » et en « Berezina ». Répétons-le, la conservation en bon état, en restant le plus actif possible, de ses autres fonctions physiques et intellectuelles est le plus sûr garant d'un bon sommeil.

Les personnes âgées restées dynamiques, intelligentes, de soixante-cinq à quatre-vingt-dix-huit ans (ou plus) sont des personnes qui ont su garder leur bon sommeil d'adulte en bonne santé.

Quelle est la cause et quel est l'effet? Il est bien difficile de le dire; peu importe d'ailleurs; ce que l'on sait c'est qu'il y a toujours concomitance et influence réciproque.

Nous n'acceptons pas plus de gaieté de cœur que notre sommeil se modifie avec l'âge que nous n'acceptons la vue qui baisse, les douleurs un peu partout, la raréfaction des conquêtes, etc.

Il y a comme une sorte de vexation personnelle : « Me faire ça à moi. »

Beaucoup de personnes âgées passent leurs nuits à regretter le sommeil de leur enfance ou, après s'être endormies le soir, elles se réveillaient le matin sans avoir « vu passer » la nuit; à chaque âge son sommeil comme il y a à chaque âge ses joies et ses peines; **il ne faut pas faire de comparaison, c'est tout;** à chaque âge notre sommeil sera à l'image de notre vie.

CHAPITRE 3

Les grands insomniaques

On appelle grande insomnie une insomnie réelle, généralement ancienne (quelques années) et profonde, c'est-à-dire dans laquelle le sujet dort habituellement de manière très insuffisante par rapport à ses propres besoins de sommeil.

Nous n'aimons pas beaucoup cette appellation de « grands insomniaques » qui a un aspect inquiétant alors que ceux qu'elle désigne ont déjà tendance à trop s'inquiéter et à aggraver ainsi leur état; aussi notre premier soin sera de les rassurer : il n'y a pratiquement pas d'insomnie, fût-elle grande, qui soit irréversible. Le but de ce chapitre est justement de leur montrer comment ils peuvent « s'en sortir ».

Ceci sera réalisé grâce à la conjugaison de trois moyens qui sont maintenant offerts :

– La **désintoxication** des produits chimiques.

– Le **reconditionnement de leur psychisme,** grâce à une psychothérapie adaptée.

– Le **reconditionnement de leur sommeil** en leur apprenant les règles de fonctionnement de base du sommeil.

1. La désintoxication

Les grands insomniaques consomment des produits chimiques (quelquefois plusieurs et en quantité assez « massive ») qui (croient-ils) les font mieux dormir. La première action, chronologiquement parlant, consiste à agir au niveau de cette chimiothérapie.

Toutes sortes de produits sont actuellement sur le marché et ils sont très nombreux; et l'on pense à cette fable de La Fontaine *(Le Savetier et le Financier) :*

« Et le financier se plaignait
Que les soins de la Providence
N'eussent pas au marché fait vendre le dormir
Comme le manger ou le boire. »

Ainsi, trois cents ans après que ces lignes furent écrites, les vœux du financier sont exaucés et même à profusion. Mais est-ce vraiment une « providence »?

Nous regrouperons ces produits sous la dénomination générale de somnifères dans laquelle sont inclus tout ce qui peut aider même indirectement à dormir et bien sûr les hypnotiques qui induisent directement le sommeil; mais aussi par exemple les tranquillisants, anxiolytiques, calmants, sédatifs, neuroleptiques, antidépresseurs, dont la plupart sont désignés sous l'appellation plus générale de psychotropes.

Il faut savoir qu'actuellement aucun de ces produits ne donne un sommeil naturel, normal : tous réduisent les deux composantes principales du sommeil :

- le sommeil très profond (stade IV),
- le sommeil paradoxal (stade V),

et ce dans les deux sens, de la durée et de la profondeur. (L'incidence détaillée de ces produits sur le sommeil paradoxal a été développée dans *La Révolution du rêve,* IIIe partie, « Réapprendre le rêve, comment améliorer ses rêves »).

Depuis plusieurs années il y a eu de grands progrès et il existe maintenant des produits moins durs, moins nocifs, qui démolissent moins la quantité et la qualité (organisation) du sommeil; ils sont également moins perturbateurs des autres fonctions de l'organisme et ont donc un peu moins de retombées sur la santé physique et psychique.

a) **Alors la première démarche du médecin** (et pour cette raison on devra s'adresser à un médecin compétent et qui soit très au courant de ces produits) sera d'orienter son patient vers des médicaments un peu plus respectueux du sommeil naturel; les plus détériorants étant les barbituriques.

Il n'est pas question ici d'entrer dans le détail de ces produits et de donner des noms de marque ni même des espèces; car chaque remède doit être ajusté à la personnalité du sujet et à son type d'affection ainsi que les quantités absorbées et la durée de leur usage.

Toute indication générale pourrait être dangereuse; c'est le médecin seul qui doit décider de ce qui vous convient et de ce qui vous convient *actuellement*.

Cette orientation doit être effectuée en plusieurs étapes.

b) **Comment arriver à se passer de somnifères.** Un somnifère ne doit se prendre qu'à titre temporaire et on devrait apprendre aux médecins à le **déprescrire.**

Des études ont montré qu'environ la moitié de ceux qui consomment tous les soirs des somnifères ont eu à un certain moment un sursaut de volonté et ont essayé de s'en passer (mais brusquement) et ont continué à en prendre pour échapper à ce que l'on appelle des « nuits de terreur ».

Il est utile de comprendre ce qui se passe, même de manière un peu simplifiée : tous les somnifères écrasent donc le sommeil paradoxal et on accumule ainsi une dette parfois énorme de ce type de sommeil. Dès que l'on ne contrarie plus la nature (en cessant le somnifère), celle-ci va s'arranger pour nous faire rattraper au plus vite ce manque; alors le sommeil paradoxal (qui est surtout celui pendant lequel a lieu le rêve) va occuper jusqu'à 80 % du sommeil au lieu d'un peu moins du quart pour un adulte normal; il va y avoir une véritable « orgie de rêve » (quatre fois plus), mais ces rêves sont très désagréables.

Alors l'insomniaque très vite veut fuir ces nuits qui ne sont plus que de longs cauchemars et qui peuvent durer plusieurs semaines s'il a pris des produits chimiques depuis longtemps et à une certaine dose.

D'autre part l'insomniaque a l'impression, fausse d'ailleurs, qu'il a extrêmement mal dormi, ce qui le conforte, l'ancre même, dans l'idée qu'il ne peut plus dormir correctement sans somnifères.

Mais ce n'est pas seulement ce manque apparent et trompeur de sommeil qui pousse l'insomniaque à replonger dans sa drogue; ni même ces très pénibles et très longs rêves dont on peut le prévenir à l'avance afin qu'il tente de les accepter et de ne pas trop s'en inquiéter; il y a en plus dans la journée aussi des perturbations difficiles à supporter pour lui et les autres, telles : angoisses, irritabilité extrême... Il arrive même que ce sommeil paradoxal déborde sur la vie de l'éveil et cela donne des comportements aberrants.

Gay Gaer Luce, dans *L'Insomnie* (Éd. Fayard, 1972) cite le cas d'« une dame qui a arrêté brutalement les barbituriques qu'elle prenait et qui avait par moments dans la journée des hallucinations et divaguait comme une schizophrène; elle croyait voir des clefs de voiture par terre et entendre un bébé dans la pièce à côté ».

De plus s'y ajoutent la nuit une agitation physique, une surexcitation mentale impossibles à arrêter avec aussi parfois des crampes, des nausées, un dégoût de la vie et même des envies de se suicider...

Beaucoup d'insomniaques ainsi traumatisés à cause de l'erreur de cette cessation trop brusque se jurent de ne plus recommencer à se passer de somnifères, quelles qu'en soient les conséquences.

Ajoutons que cet arrêt soudain de somnifères peut être pour certains très dangereux physiquement parlant : il y a ce qu'on appelle des phénomènes de « rebond », c'est-à-dire un mélange de sommeil très profond et de sommeil paradoxal : le sommeil très profond stade IV est entrecoupé de petites tranches de sommeil stade V avec retour au bout de quelques instants parfois très brefs au stade IV et ainsi de suite. Or en stade IV certaines de nos fonctions sont « au plus bas » : rythme cardiaque, tension, etc., et brusquement elles se trouvent au plus haut, puis au plus bas, etc.

On conçoit que pour quelqu'un qui a une fragilité cardiaque par exemple, ou des artères en mauvais état, ce phénomène peut avoir des conséquences graves (parfois même fatales).

Alors le secret, simple, pour éviter tout cela, c'est de **se désintoxiquer très progressivement.**

Il y a déjà une bonne surprise pour l'insomniaque, c'est de constater qu'avec des doses peu à peu moindres, cela lui fait le même effet.

A titre d'exemple, voici le sevrage proposé par le Dr Lucile Garma (Hôpital de la Pitié-Salpêtrière) dans *Insomnuit,* du Dr Y. Pelicier. (Éd. Economica) : « Étalé et planifié sur une longue durée, six mois ou un an, diminution d'un quart de comprimé tous les huit à quinze jours du comprimé X (sans changer la dose des comprimés Y ou Z). »

Si on veut aller plus vite, on va à l'échec qui aboutit à quelque chose de pire car l'expérience montre que le sujet est obligé d'augmenter encore les doses par rapport à celles de son point de départ.

Notons qu'il vaut mieux continuer à prendre les produits habituels chaque nuit avec cette réduction périodique plutôt que de sauter une nuit (sans somnifère), par exemple le dimanche, comme certains le préconisent par la méthode dite de « drug holiday » (en congé de drogue), et en gardant les mêmes doses les autres nuits; c'est en effet dès la première nuit que se produisent les effets terribles ci-dessus décrits.

Le Dr Lucile Garma conseille également, pour déshabituer le sujet de ses craintes à la seule idée de l'insomnie, et pour qu'il puisse bénéficier de temps en temps d'une « meilleure » nuit de sommeil, la prise épisodique d'un hypnotique choisi selon son profil hypnologique, tous les huit à dix jours au plus; mais il faut alors insister sur la nécessité de ne prendre le lendemain que la moitié de la dose et le surlendemain le quart, pour éviter les effets de sevrage même dus à un seul comprimé chez ces sujets au sommeil fragile.

Le Dr A. Lazartigue préconise la même méthode que celle du Dr Lucile Garma décrite ci-dessus : 1 comprimé le premier soir, un demi le deuxième, un quart le troisième, puis on arrête au moins huit à dix jours.

Évidemment, ce qui serait l'idéal pour cette désintoxication progressive serait d'avoir exactement les mêmes somnifères, mais dans lesquels le dosage des principes actifs serait peu à peu diminué; ainsi l'effet placebo continuerait à jouer et l'on sait qu'il est très puissant : on déshabituerait quelqu'un éventuellement à son insu; ce serait un grand progrès si les laboratoires fabriquaient de tels produits; on peut même imaginer que lorsqu'il n'y aurait plus rien dans le produit, le sujet continue à en prendre pendant un certain temps par sécurité psychologique : cela n'aurait aucun inconvénient même s'il fallait continuer assez longtemps cette consommation, puisqu'en l'absence de principe actif il n'y a plus d'intoxication. Car en fait le sommeil est lié psychologiquement pour les grands insomniaques à cette oralité : le besoin pour se rassurer d'absorber quelque chose et qui nous vient, dit-on, de la prime enfance. Il ne faudrait d'ailleurs surtout pas leur dire trop tôt qu'il n'y a plus rien dedans, mais là aussi les habituer tout doucement à cette idée, sinon l'intoxication psychologique pourrait jouer à nouveau et l'on sait qu'elle est souvent beaucoup plus longue à faire disparaître que l'intoxication chimique.

Les pouvoirs publics devraient pouvoir admettre (avec une stricte réglementation cependant) pour favoriser cela, car répétons-le ce serait un grand progrès, que les laboratoires vendent au même prix les produits ainsi sous-dosés, ou même totalement factices : eux aussi auraient alors intérêt à pratiquer ce système (alors qu'actuellement ils ont intérêt en principe plutôt à l'inverse de la désintoxication); tout le monde serait gagnant, y compris bien sûr le client.

Cette idée un peu révolutionnaire, de par son grand intérêt, doit être adoptée.

C'est la période des vacances, les grandes ou les petites, qui est la plus indiquée pour ce sevrage; on se dépense plus physiquement, ce qui aide beaucoup, notamment à l'élimination; de plus on a moins à craindre les conséquences d'une mauvaise nuit.

Comme on dort mieux à la montagne qu'au bord de mer (sauf en haute altitude) le moment et l'endroit rêvés pour commencer à se passer de somnifère sont les vacances à la montagne. Mais il vaut mieux ne pas attendre (sauf si ces vacances sont toutes proches) pour se désintoxiquer.

Il est conseillé aux grands insomniaques de ne pas entreprendre ce sevrage seuls mais de se faire aider, soutenir par un membre de sa famille, un ami...

On a créé des associations, par exemple celles dans lesquelles les alcooliques ou les drogués s'aident les uns les autres : les anciens aidant les autres et cela les aide aussi eux-mêmes à tenir le coup et à ne pas retomber.

Nous suggérons que l'on crée aussi des **associations pour les drogués du sommeil :** ils sont aussi nombreux que les drogués de l'alcool et beaucoup plus nombreux que ceux qui s'adonnent à ce que l'on appelle couramment « la drogue ».

De toute façon, ce sevrage doit se faire sous contrôle médical pour les raisons que nous avons déjà indiquées et aussi parce que le médecin pourra prescrire des produits qui atténueront un peu le manque et qui soigneront l'état général par des modificateurs du terrain et du métabolisme; il pourra aussi prescrire des produits qui empêcheront une trop grande somnolence dans la journée, ce qui aide à un meilleur sommeil la nuit.

2. Reconditionnement du psychisme

On ne sait plus « à quel " Psy " se vouer » (Fabrice Bardèche).

On devrait plutôt parler de déconditionnement puis de reconstruction du psychisme; et ceci grâce à une **psychothérapie** qui doit en principe commencer dès le début de la période de sevrage, ne serait-ce que pour aider à mieux la traverser.

On sait maintenant que bon nombre de maladies ne sont que des « symptômes refuges » de déséquilibres psychologiques et que tout dérèglement d'une fonction est toujours accompagné d'une cause ou d'une conséquence psychique.

Ce domaine de la psychothérapie est très vaste, complexe et notre propos sera seulement de donner quelques repères importants pour que les grands insomniaques s'y retrouvent et aient une idée suffisante de ce moyen très efficace pour résoudre leur problème et éveiller en eux le désir d'y faire appel.

Le traitement a donc pour but d'agir sur le psychisme, de traiter en profondeur les troubles psychiques qui sont la vraie cause de cette insomnie en « améliorant l'équilibre intérieur » (Dr D. Frydman, *Et vous trouverez le sommeil,* Éd. Encre).

On appelle psychothérapie l'ensemble des moyens employés pour cela.

Depuis Freud (au début de ce siècle) il y a la psychanalyse, encore très contestée par certains et même jugée comme : « fausse, inutile, nuisible » par le professeur Debray-Ritzen. Pour lui la psychanalyse n'est « qu'une superstition défendue par un establishment »; elle est considérée par d'autres (les psychanalystes) comme un traitement « miracle » pour un certain nombre de cas.

Nous avons abordé assez longuement ce sujet dans *La Révolution du rêve* (IVe partie, « Le rêve pour sa santé »), en décrivant son principe, son champ d'action, ses limites, ses dangers.

Mais « c'est un traitement long, au déroulement imprévisible, qui ne correspond pas toujours à ce que les insomniaques nous demandent » (Dr D. Frydman). Et il ajoute : « D'autres psychothérapies existent, habituellement inspirées de la théorie de la psychanalyse mais ce sont des méthodes qui sont très différentes tant dans leur ambition que dans leur pratique. »

Pour cette psychothérapie on peut, suivant la gravité des cas, faire appel à un psychologue ou à un psychiatre.

– *Le psychologue* est titulaire d'un diplôme national; il n'est pas médecin et ne peut, sauf s'il exerce à l'intérieur d'un centre agréé, effectuer d'actes remboursés par la Sécurité Sociale.

– *Le psychiatre* est un médecin qui a une formation bien précise dans cette spécialité.

Être psychothérapeute ou psychanalyste (certains ne rangent pas cette dernière parmi les méthodes de psychothérapie) ne correspond pas à un diplôme comme les deux appellations précédentes, mais à des méthodes.

Voici pour être plus précis et mieux vous renseigner quelques passages intéressants extraits du règlement de la licence de praticien de la psychothérapie actuellement en vigueur :

« La licence de praticien de la psychothérapie est un **agrément professionnel** homologuant une qualification de psychothérapeute dûment reconnu par les pairs. »

« Trois critères sont reconnus :

a) Une formation minimale théorique et pratique en psychothérapie ou psychologie clinique.

b) La formation obtenue par une démarche psychothérapique personnelle minimale de trois années.

c) L'expérience professionnelle en psychothérapie par une pratique professionnelle en secteur privé ou public de cinq années au minimum.

« Cette licence de praticien de la psychothérapie garantit une qualification au moins égale à une formation de troisième cycle universitaire. »

Tout commence par un entretien avec le psychothérapeute dans lequel celui-ci s'efforce d'avoir un premier aperçu des problèmes psychiques du sujet, de l'état dans lequel il se trouve et des moyens psychothérapiques qui lui conviendront et lui sont le mieux adaptés.

Il s'agit d'étudier avec lui ses difficultés et les meilleures solutions pour l'aider à les surmonter et à ce qu'elles n'aient plus d'impact négatif sur son sommeil.

Le psychothérapeute fait appel suivant le cas :

– soit à des séances individuelles,

– soit à des thérapies de groupe; un peu paradoxalement, le fait de partager le traitement à plusieurs permet souvent d'obtenir des résultats plus rapides; « en effet se trouver dans un groupe agit comme un révélateur et vous serez plus rapidement confronté à des difficultés dont vous ignoriez l'existence » (Dr D. Frydman).

Mais pour que ce traitement réussisse il est nécessaire :

• **D'y croire :** c'est-à-dire de ne pas l'aborder avec scepticisme mais au contraire une certaine conviction de résultat et un minimum d'honnêteté morale, d'authenticité.

• **De donner de sa personne :** c'est-à-dire de ne pas être passif, être assidu aux séances, d'y consacrer le temps nécessaire, accepter de faire un effort et une remise en cause de soi-même. Tout cela, en pensant aux énormes bienfaits que l'on doit en retirer en étant débarrassé souvent définitivement de ce problème d'insomnie (et de toutes ses conséquences) et aussi la promesse d'une vie de l'éveil beaucoup plus agréable, plus harmonieuse.

Mais ces deux conditions sous-entendent qu'un tel traitement de psychothérapie ne peut être imposé et doit être entrepris non pas presque à contrecœur mais volontairement, délibérément, de la part du sujet.

Nous voudrions attirer votre attention sur le point suivant : un traitement de psychothérapie ne doit jamais être entrepris à la légère et à tout propos. Il s'agit ici des grands insomniaques; il existe un grand nombre de personnes qui prennent des somnifères quasi automatiquement parce qu'ils en ont pris l'habitude (cela fait partie de leur rituel du coucher déjà évoqué et est devenu une sorte de réflexe conditionné relevant plus de Pavlov que de Freud) parce qu'ils ont eu dans le passé quelques problèmes soit purement matériels (soucis d'argent, appartement bruyant...) soit même intellectuels ou affectifs. Mais leur cas ne justifie pas pour autant un traitement de psychothérapie qui risque de les « embarquer » dans de vrais problèmes psychologiques. On pourra leur conseiller : de revoir un peu leur conception de la vie, leur philosophie, leurs vrais buts; d'apprendre la relaxation et aussi de diminuer le café, le tabac, le whisky, de prendre un peu d'exercice, quelques ballades en forêt; d'avoir une vie un peu mieux organisée.

Et il serait totalement ridicule et même dangereux pour tous, mais surtout s'il s'agit d'adolescents par exemple, d'aller chercher derrière tout cela, comme le fait quelquefois abusivement la psychanalyse, par exemple, un complexe d'Œdipe mal vécu ou de castration, etc.

Quelques mots du **psychodrame,** assez à la mode et intéressant dans certains cas; il consiste à faire jouer par des personnes qui ont des problèmes psychiques des scènes dramatiques sur un thème qui avoisine la préoccupation probable du sujet; cela favorisera d'abord l'expression puis la liquidation de leurs complexes. Cette branche de la psychanalyse a été créée et mise au point par un élève dissident de Freud; libérer les sujets en leur faisant jouer en public, sur une scène, dans un sketch improvisé, le rôle même qu'il y a lieu de remettre en cause est une sorte de cure psychique par les « semblables » (un des principes de l'homéopathie).

Il n'est pas question ici de donner une liste exhaustive des méthodes de psychothérapie qui sont nombreuses et qui peuvent d'ailleurs être « mixées »; mis à part la psychanalyse et le psychodrame déjà mentionnés, la psychothérapie peut aller de simples conversations avec suggestions et apprentissage de l'autosuggestion positive jusqu'à éventuellement pour certains cas l'hypnothérapie; il y a, un peu entre ces deux extrêmes, le rêve éveillé, la relaxation thérapeutique, la musicothérapie, la sophrothérapie (sophrologie appliquée à la thérapeutique); cette dernière, pratiquée par un sophrologue compétent et honnête est très efficace tout en étant rapide et sans contre-indication dans la quasi-totalité des cas.

ATTENTION! Beaucoup s'attribuent le titre de psy... « quelque chose », et ne sont que des amateurs tout en étant de grands professionnels pour soutirer de l'argent; prenez garde aux centres d'apparence psychothérapeutique (même si on n'emploie pas tout à fait cette appellation); en réalité avant tout centres commerciaux, beaucoup ont des noms alléchants : centres de « bien-être », « à vivre », etc., où on vous « soporifie » très adroitement et on vous rend sournoisement dépendant par des techniques très élaborées sous prétexte de vous libérer; en réalité on vous enchaîne encore un peu plus par une autre forme de drogue (psychique celle-là); ceux qui ont déjà des problèmes psychiques et une vigilance, une lucidité amoindries par les somnifères sont la proie « rêvée » de ces centres et ils y restent ainsi sous « traitement » pendant des années.

Dans un autre genre : il existe des séminaires pour cadres ou même chefs d'entreprise qui ont des problèmes psychiques et sont insomniaques : on les fait « régresser » *(sic)* dans d'autres états de conscience ou dans leurs vies antérieures; dans d'autres ils ont tous les droits (enfin!) : de tout dire, de crier, de se défouler, de retomber en enfance, de se promener à quatre pattes, etc., et sur la table il y a des cartes à jouer, des rivières en plastique, des maquettes de maisons multicolores qui les passionnent comme des bambins; et ils planchent au tableau noir devant de jeunes psy... qui se prennent très au sérieux.

Peut-être serait-ce aussi bien qu'ils aillent voir plus souvent Thierry Le Luron et Henri Salvador et qu'ils aillent nager trois ou quatre fois par semaine à Molitor.

Certains grands insomniaques préfèrent faire appel à plusieurs psychothérapeutes en même temps; nous pensons que plusieurs psychothérapeutes n'équivalent pas à un seul très bon qui dans ce cas est suffisant.

Ajoutons enfin qu'il ne suffit pas d'avoir un diplôme et beaucoup de savoir pour être un bon psychothérapeute. Là encore il faut des qualités humaines car la psychologie est plus une qualité de l'esprit et du cœur qu'un parchemin et nous connaissons des psychologues qui malgré leur longue formation le sont en réalité si peu.

Syndicat national des Praticiens en Psychothérapie. Secrétariat : B.P. n° 9 – 78430 Louveciennes.

Siège social : 27, rue Victor-Chevreuil – 75012 Paris.

3. Réapprendre à dormir

On ne peut pas espérer, même avec les meilleures psychothérapies du monde, conserver de manière durable ou même retrouver un très bon sommeil en continuant à transgresser les lois naturelles fondamentales du sommeil.

Rappelez-vous (IIe partie, « La Naturothérapie ») : « Le seul moyen de conserver une bonne santé, c'est de respecter les lois de la nature à laquelle nous appartenons... sinon il faut toujours payer l'addition » (Dr de Bonnefon).

Dans le même temps où on apprend au grand insomniaque à se désintoxiquer, à se passer peu à peu de somnifères, et où on reconstruit son psychisme, on doit, dès qu'il est en état de lucidité, de perméabilité voulue, et de se prendre un peu en charge, lui réapprendre à dormir, pour reconditionner, rééduquer aussi son sommeil; éviter aussi les erreurs qui l'ont détérioré.

Il y a des cas où cette troisième voie (réapprendre à dormir) ne s'applique pas, tout au moins tout de suite, par exemple :

– les insomnies dues à des troubles psychotiques.

– les insomnies dues à une dépression : pour ce dernier cas voir à la fin de ce chapitre un mode moderne et spectaculaire de guérison de certaines de ces dépressions, l'agrypnie.

C'est donc la conjugaison de ces trois moyens maintenant opérationnels et mis à la portée de tous qu'il faut mettre en œuvre pour les grands insomniaques.

Ce sont des possibilités sans précédent grâce aux progrès des connaissances en psychologie et aux découvertes réalisées depuis quelques années par la science de pointe du sommeil; grâce aussi aux méthodes thérapeutiques maintenant bien expérimentées et suffisamment nombreuses et diverses pour que n'importe quel grand insomniaque bien conseillé, bien orienté, traité par un **médecin,** un **psychothérapeute** et un **« professeur de sommeil »** compétents, retrouve son bon sommeil.

Pour certains ce sera une « remontée des enfers » mais, pour tous, en renaissant au sommeil, ce sera une véritable **« résurrection à la vie ».**

Cas particuliers : *l'agrypnie*

Pour guérir les dépressions endogènes (à l'exclusion de toute autre dépression); il s'agit d'une suppression totale de sommeil pendant au moins trente-six à quarante heures. Le nom d'agrypnie signifie étymologiquement « veillée dans les champs ».

La première recherche systématique sur l'agrypnie comme moyen de traitement a été menée en 1971 par les Docteurs Pfulg et Tolle.

« L'agrypnie, traitement original de la dépression endogène » (Dr J.C. Archambault, *Insomnuit*) :

« La dépression endogène regroupe tous les symptômes de nature mélancolique, indépendamment de toute notion d'intensité; angoisse, tristesse et douleur morale, perte de l'initiative, auto-accusation, idées de suicide et insomnies... Le déprimé dort peu : non seulement il s'endort avec difficulté, mais encore il se réveille très tôt le matin vers trois à quatre heures. Ce court temps de sommeil s'entrecoupe de réveils fréquents. Il réagit plus facilement aux bruits environnants pendant cette période avec une hypersensibilité jusqu'à dix fois supérieure à celle d'un sujet normal. La gravité de l'insomnie rentre toujours en rapport étroit avec l'intensité de la pathologie... Leur sommeil recouvre jusqu'à huit à dix cycles de 30 minutes au lieu de se répartir normalement en quatre cycles de 90 à 110 minutes chacun. Les séquences de sommeil lent et de sommeil paradoxal se déroulent suivant un ordre bouleversé. » Selon F. Snyder (1969) la diminution de la durée de sommeil par les réveils nombreux et longs raccourcit le temps de sommeil paradoxal.

– **Le traitement :** il est d'une grande simplicité. Le malade doit rester éveillé pendant quarante heures, la chimiothérapie antidépressive étant conservée. Il faut pour maintenir cet éveil, un programme d'activité du sujet, continu et élaboré par le personnel soignant.

– **Résultats :** le pourcentage de résultats favorables varie de 30 à 50 %; si une rechute s'annonce ensuite, on recommence une ou plusieurs séances pour renforcer les premiers effets.

L'agrypnie est un mode de traitement encore peu appliqué en France; il se caractérise par son innocuité et sa rapidité d'action en rétablissant la régularité du rythme veille-sommeil.

Renseignements utiles

Il arrive que les grands insomniaques se trouvent la nuit dans une grande détresse; à leur intention :

– **S.O.S. amitié :** tél. 46 21 31 31.

– **S.O.S. psy :** service d'écoute gratuit pour apporter une réponse téléphonique adaptée à toute forme de détresse. Des psychiatres, psychologues et des psychothérapeutes assurent ce service jour et nuit : tél. n° réservé aux jeunes : 48 24 28 28; n° réservé aux adultes : 48 24 24 25.

– **Urgence psy :** association regroupant des thérapeutes qui répondent aux appels téléphoniques : tél. 47 07 77 92 ou 43 29 20 20.

CHAPITRE 4

Rendre le sommeil à ceux qui souffrent

« Sois sage, ô ma douleur
Et tiens-toi plus tranquille. »

Charles Baudelaire
Recueillement (poème)

« Une douleur, un rayon de lumière, une simple puce, peuvent suffire pour détruire tous les effets de la plus envoûtante des chambres à coucher. »

J. Beradou
L'Univers du sommeil

Souffrir c'est dépassé

Tel pourrait être un nouveau slogan; de tous temps la douleur fut acceptée avec résignation surtout parce que l'on n'avait pas trouvé les moyens de la faire régresser ou disparaître; considérée dans l'Antiquité comme une punition des dieux, et par les yogis (au même titre que la maladie) comme la punition d'un péché physique par violation des lois naturelles, certaines religions occidentales attribuent à la douleur une valeur morale, et même méritoire, expiatoire, rédemptrice : souffrir ici-bas permettrait de gagner son paradis dans l'au-delà; elle est le prix à payer pour expier ses fautes et sauver son âme.

Actuellement la douleur est de moins en moins bien acceptée, supportée; on dit que nous sommes devenus beaucoup plus douillets que nos ancêtres et ceci est encore plus vrai en Occident qu'en Orient.

Heureusement la science moderne, qui ne s'est penchée sur la douleur qu'il y a moins de vingt ans, a fait dans ce domaine, depuis quelques années, de spectaculaires découvertes : elle est sur le point de gagner **« la bataille contre la douleur ».**

Déjà elle est capable d'atténuer la souffrance, de la rendre supportable et souvent même de la supprimer totalement.

La douleur et le sommeil

Elle est une des principales causes d'insomnie, soit occasionnelle soit permanente pour certains. Elle peut retarder, voire même empêcher l'endormissement; de toute façon, presque obligatoirement les cycles du sommeil sont perturbés par la douleur car ce sont les mêmes systèmes de neuro-transmetteurs (sérotonine et catécholamines) qui interviennent dans les mécanismes biochimiques de la douleur et du sommeil.

A cela s'ajoute le fait que la douleur vive, ou plus faible mais supportée longtemps, crée un énervement, une fatigue, quelquefois même un épuisement qui perturbent aussi le sommeil, le rendent plus agité, moins réparateur.

Enfin, dans certains cas, la douleur provoque des réveils intempestifs; ceci est particulièrement fréquent lorsque la position horizontale du sommeil crée ou augmente certaines douleurs; c'est le cas par exemple de l'artérite des membres inférieurs, des ulcères et maladies stomacales (pendant le sommeil paradoxal), des difficultés respiratoires, etc.

Notons que même un soulagement momentané de la douleur peut être intéressant pour le sommeil car il permet de s'endormir; la douleur peut alors revenir après sans déranger le sommeil ou sans réveiller si elle n'est pas trop intense; le sommeil est lui-même une trêve à la souffrance.

Les grands progrès actuels pour faire reculer ou vaincre la douleur sont donc aussi de grands progrès pour le sommeil; encore faut-il les connaître.

Pourquoi la douleur

Elle part des terminaisons nerveuses qui sont partout dans notre corps sauf dans les ongles, les cheveux et le cerveau; elles sont les récepteurs des stimulations mécaniques, thermiques, chimiques, électriques, et les transforment en des messages qui sont transmis via la moelle épinière à notre cerveau qui va, lui, dans certains cas, les transformer en douleur : **c'est lui qui *crée* la douleur.**

Déjà l'on comprend pourquoi il y a dans toute douleur à la fois une composante physique, physiologique et une composante psychique puisqu'elle met en jeu notre cerveau, centre de notre psychisme.

Dans n'importe quelle douleur, quelle qu'en soit la cause, l'origine, il y a un aspect personnel, subjectif.

A quoi sert la douleur

Elle est un signal d'alarme, exactement comme la fièvre, la fatigue, la faim, la soif, etc. Elle est le symptôme de quelque chose d'anormal; il serait donc dangereux de la faire disparaître complètement.

Il y a des douleurs, dues par exemple à une brûlure, à une coupure...; elles provoquent le réflexe instantané, parce que très vives, de retirer la main de la flamme de la bougie, ou le couteau qui vous entaille la chair. Certaines personnes (affection rare et congénitale) sont totalement insensibles à la douleur; paradoxalement leur vie est un cauchemar : elles sont obligées d'être constamment sur le qui-vive et de faire très, très attention à tout; leur insensibilité peut avoir des conséquences graves, parfois mortelles et généralement elles ont le corps couvert de cicatrices.

La douleur est là aussi pour nous prévenir d'une maladie, d'une anomalie (carie dentaire, fracture); elle doit donc, même si elle n'est pas très forte, être prise au sérieux si elle persiste et on ne doit chercher ni à l'oublier, ni à la camoufler par des calmants, mais d'abord à en rechercher la cause; beaucoup de maladies en effet ont « intérêt » à être prises tout à fait à leur début.

Lorsque la douleur a rempli son office, théoriquement elle ne sert plus à rien (sauf à nous avertir par la suite que sa cause a cessé) et c'est alors que l'on peut songer à la diminuer ou à la faire disparaître, surtout si elle est forte ou permanente.

Car non seulement elle perturbe le sommeil mais la vie tout entière : elle est très stressante et pour cette raison absorbe une grande quantité d'énergie vitale; donc elle affaiblit et contrarie la guérison et même dans certains cas de grandes douleurs elle démolit encore plus la santé physique et psychique.

Ce chapitre nous intéresse tous car tous nous sommes susceptibles, soit ponctuellement, soit de manière chronique, d'être agressés par la douleur; c'est d'ailleurs ainsi souvent que se déclenche une insomnie qui peut devenir permanente; et il y a ceux qui souffrent actuellement et auxquels ce chapitre doit apporter un espoir et des moyens de se défaire de leurs douleurs.

Quels sont les facteurs dont dépend la douleur

A un stimulus donné, reçu par les récepteurs de notre corps, ne correspond pas une douleur donnée; en effet le message doit être transmis au cerveau et déjà dans la transmission existent un certain nombre de filtres, de barrières même, qui vont entrer en action. Sans vouloir rentrer dans des détails compliqués : trois sortes de fibres nerveuses existent chargées de transmettre les messages reçus par nos terminaisons nerveuses :

– Celles qui transportent à grande vitesse les sensations purement tactiles non douloureuses.

– Celles qui propagent à vitesse plus lente les douleurs vives.

– Celles qui propagent à vitesse lente également les douleurs diffuses.

Or il y a une sorte de compétition entre ces différentes fibres.

Exemple : vous êtes piqué par une guêpe; si vous vous frottez à l'endroit de la piqûre, de ce frottement vont naître un grand nombre de sensations non douloureuses transmises très vite par les fibres rapides et qui vont « fermer la porte » aux messages de la piqûre, les empêchant d'atteindre votre cerveau et donc d'être transformés en douleur : vous ne sentez plus la piqûre.

Mais il y a aussi et surtout un deuxième grand filtre : notre cerveau lui-même avec des processus de contrôle « supérieur » de la douleur au niveau du bulbe et du cortex.

Montrons par des exemples à quel point ce cerveau, au

travers de l'état psychique du sujet, va influencer la traduction du message en une douleur plus ou moins forte.

Le fait par exemple de prévenir le sujet à l'avance qu'il va souffrir lors d'une opération ou après, même si on lui décrit exactement à quoi il doit s'attendre sans exagération, le prépare à cette douleur et va mobiliser ses forces pour lutter contre elle; il sera tout étonné (et parfois le médecin aussi) de souffrir moins qu'il ne s'y attendait, à condition que cette mobilisation n'aboutisse pas, par crainte de la douleur, à un état de tension.

Il en est de même si le sujet s'est familiarisé avec sa douleur : ses causes, son mécanisme, son déroulement. « Connaître sa douleur, c'est déjà la soigner » (Dr Pierre Fournier). Il l'accepte mieux; c'est le cas par exemple des femmes ayant reçu des informations précises sur leur accouchement.

Il est important aussi pour le patient d'être au courant de la durée pendant laquelle il va souffrir : le fait d'en connaître les limites en réduit l'intensité.

Chaque personne a sa sensibilité propre à la douleur et en principe les enfants et les vieillards la supportent moins bien; un civil à blessure égale souffre plus qu'un militaire, un intellectuel plus qu'un manuel, quelqu'un de triste plus que quelqu'un de gai.

Un stress important (soldats blessés pendant la guerre) peut bloquer toute douleur, même celle d'une blessure très grave (état de choc).

Pour une même personne, cette sensibilité est fonction de nombreux facteurs : heure, état de santé, état de détente ou de tension. C'est pourquoi la souffrance physique est plus aiguë lorsqu'on souffre aussi psychiquement. La perception de la douleur est moins vive et même celle-ci peut disparaître si on n'y pense plus; par exemple lorsque l'on est distrait (tiré en dehors) :

– Par la télévision, la radio, la lecture, l'écoute de la musique, etc. Quand on souffre on ne devrait jamais rester désœuvré.

– Quand on est entouré; le fait d'être seul augmente la douleur; par exemple la nuit, dans son lit : le noir, la solitude, le silence. Le seul fait d'allumer la lumière calme en partie la douleur.

Les conditions intérieures et extérieures jouent donc un rôle dans l'intensité de la douleur, même quand celle-ci est d'origine purement physique; parce que l'Humain est un tout indissociable et que le psychisme a finalement un rôle prédominant, déterminant, dans ce domaine.

La peur, l'appréhension renforcent la douleur; dans certains cas la douleur peut être plus ou moins consciemment entretenue par le patient lui-même lorsqu'il en tire des avantages : congés maladie, famille « aux petits soins » pour lui, etc. Nous ne parlons que des douleurs réelles et pas des douleurs simulées.

Le psychisme a une telle influence sur la douleur que le Larousse médical (qui avoue d'ailleurs la difficulté de définir précisément cette notion) la définit ainsi : phénomène psychologique qui met en jeu le fonctionnement du système nerveux dans son ensemble.

Il en est de la douleur comme du stress (Ire partie, chap. 3 B) : tout dépend comment on la reçoit, comment on la vit, comment on la prend : il ne faut pas, dit-on, la prendre « à rebrousse-poil ».

Certains religieux par exemple s'imposent des souffrances physiques volontaires qui créent pour eux une certaine « joie » de souffrir et ce n'est plus vraiment de la souffrance; il y a à l'inverse des douleurs physiques parfaitement inventées par le psychisme et qui n'ont aucune réalité concrète organique; il semble alors que ce soit le cerveau lui-même qui crée le message douloureux.

On a fait dans ce domaine, ces dernières années, une découverte capitale : on sait maintenant que notre cerveau, sous l'effet de différentes stimulations, sécrète des morphines naturelles appelées endorphines (morphines endogènes) qui calment la douleur. C'est au XVIIIe siècle que Seturner isole pour la première fois la morphine qu'il appela ainsi en hommage au dieu grec Morphée, dieu des songes, parce que la morphine, dérivé principal de l'opium, donne des rêves (artificiels); « dans les années 70, à la fois des chercheurs américains et suédois ont fait la preuve que l'être humain était capable de produire lui-même des substances aux vertus calmantes, euphorisantes et soporifiques identiques à celles des dérivés de l'extrait de l'opium du pavot » (Dr Marc Schwob, *De l'amour plein la tête,* Éd. Hachette).

Elles agissent contre la douleur non seulement en bloquant le passage de l'influx douloureux dans la moelle épinière, mais aussi en augmentant la tolérance individuelle à la souffrance par leur action au niveau du cerveau; et le docteur Henri Amoroso nous dit qu'elles sont : « quarante-huit fois plus puissantes que la morphine ». Des découvertes très récentes ont permis de mettre en évidence une autre substance endogène appelée « P. » qui joue un rôle elle dans la transmission de la douleur.

On en arrive à dire que la douleur chronique, c'est la déficience des processus de contrôle de la douleur par le cerveau qui est en cause bien plus que la lésion et le stimulus qu'elle envoie.

Les armes antidouleur

Centres antidouleur

L'idée de créer un centre antidouleur est venue des États-Unis; dans ce pays comme dans d'autres telle la Grande-Bretagne, la douleur est généralement considérée comme à éliminer; le pionnier de ces centres antidouleur est un anesthésiste américain, le Dr Bonica, qui avait été très choqué par les souffrances intenses éprouvées par son épouse lors de son accouchement. Le premier centre fut créé en France (celui de l'hôpital Cochin) également par un anesthésiste : le professeur Jean Lassner, vers 1980, alors qu'il en existait déjà plus de cent vingt en Grande-Bretagne. A Paris, il en existe maintenant un certain nombre d'autres : La Pitié, Saint-Antoine... ainsi qu'en banlieue : Clichy, Villejuif, et en province : Toulouse, Strasbourg...

Au sujet de ces centres, voici **les points les plus intéressants pour ceux qui souffrent :**

– Quelles sont les douleurs traitées dans ces centres? : les douleurs chroniques, c'est-à-dire permanentes ou qui reviennent fréquemment.

On ne peut venir consulter directement. Ce sont les médecins traitants ou hospitaliers qui adressent les patients; quelqu'un ne peut donc être reçu dans un centre antidouleur de sa propre initiative; d'ailleurs on doit apporter son dossier médical.

– Quel est l'intérêt de ces centres? : un médecin traitant a plus tendance à ne penser qu'à la guérison et à oublier que son patient « a mal »; d'ailleurs dans certains cas, des douleurs souvent très intenses persistent bien après la guérison de l'affection elle-même; cela est vrai par exemple dans le cas de zonas ou d'amputations où le malade souffre atrocement, parfois pendant des années, du membre amputé; dans ce dernier cas le chirurgien lui-même n'y peut plus rien.

De même aussi par exemple dans certaines douleurs lombaires on ne peut trouver d'origine pathologique.

Dans ces centres on est axé sur la douleur à traiter; des découvertes fondamentales, appliquées, technologiques, font que maintenant la douleur est devenue une spécialité; les spécialistes nous disent d'ailleurs que la douleur est une maladie comme n'importe quelle autre maladie.

Enfin, et peut-être surtout, dans ces centres, des équipes pluridisciplinaires sont constituées et le plus souvent le malade voit plusieurs spécialistes : neurologue, neurophysiologiste, psychiatre... ainsi toutes les composantes de la douleur sont examinées et prises en compte.

Généralement chaque centre a plus ou moins sa spécialité : c'est une raison de plus pour que ce soit un médecin qui décide de l'envoi de son patient dans tel centre plutôt que dans tel autre.

– Quelles sont les méthodes employées pour atténuer ou faire disparaître la douleur? : elles sont très diverses.

Par exemple la stimulation électrique grâce à de petites électrodes placées sur la peau et à un petit appareil que le patient peut, après essai, louer puis acheter si le traitement s'avère efficace avec le temps

Quelquefois, le traitement consiste en l'injection d'un produit anesthésiant même si son action est brève : on peut arriver, en multipliant les blocages de la douleur, à des rémissions de plus en plus longues; de plus si on rend au malade, grâce à ce soulagement, sa motricité, cela engendre un développement de ces fibres dont nous avons vu qu'elles étaient capables de « fermer la porte » à la douleur.

Parfois, dans certains de ces centres, est pratiquée, pour faire cesser des douleurs bien particulières, une intervention de courte durée; quelquefois aussi elles nécessitent une intervention plus « lourde » en salle d'opération.

– Résultats obtenus : ils sont très variables d'une affection à l'autre et pour une même affection d'un sujet à l'autre; vous savez pourquoi : nombre et diversité des facteurs qui influencent la douleur.

Dans tous les domaines de la vie d'ailleurs et en particulier dans le domaine médical, devant une affection ou un médicament, chacun réagit « à sa manière ». Certains résultats sont spectaculaires : douleurs disparues immédiatement et définitivement; d'autres sont plutôt décevants. Mais dans beaucoup de cas le soulagement est très net et dans le cas donc des douleurs chroniques, même si ce n'est jamais « gagné d'avance », cela vaut la peine d'essayer, en particulier si elles perturbent votre sommeil; ainsi vous serez doublement gagnants : la douleur disparue et le sommeil retrouvé.

Méthodes antidouleur

La mésothérapie

Lancée en 1968 par le Dr M. Pistor, elle a été adoptée par certains centres antidouleur; elle consiste en injections (le plus souvent micro-injections à l'aide d'un multi-injecteur) sous-cutanées superficielles ou intradermiques (mésoderme) d'un liquide contenant de la procaïne et d'autres produits actifs; cette injection se fait tout près de la lésion occasionnant la douleur.

Son intérêt est que pour un certain nombre de douleurs elle est très efficace et de plus les doses de médicaments employées sont très faibles, d'où moins de risque d'effets secondaires; elle traite un assez grand nombre de maladies mais sa grande réussite est son action antidouleur; elle est particulièrement indiquée lorsque la douleur est d'origine :

- rhumatismale,
- due à des traumatismes (sportifs par exemple),
- la migraine,
- les affections bucco-dentaires.

Actuellement plusieurs milliers de médecins la pratiquent et elle est enseignée officiellement à la faculté de Bobigny.

Livre : *Mésothérapie, médecine de pointe,* Drs Hosana, Le Coz, Médioni et Pichard, (Éd. Dangles).

Le Shiatsu – le Do.In

Ils sont une combinaison du massage et de l'acupuncture. Ils nous viennent du Japon. (Cf. IIe partie, I. L'Orient, chap. 2).

Ceux qui les ont essayés savent qu'ils sont particulièrement efficaces contre certaines souffrances, en particulier celles dues aux céphalées, à l'arthrose.

Deux centres de Shiatsu à Paris :
– 11, rue Paul Barruel – 75015
– 9, bd, Richard Lenoir – 75011
Un centre à Marseille :
36, Av. du Prado – 13006

Le magnétisme

Il ne s'agit pas là du magnétisme humain pratiqué par les magnétiseurs bien qu'ils soient dans beaucoup de cas efficaces si on sait éviter les charlatans qui sont nombreux dans cette spécialité :

La magnétothérapie

Elle utilise des champs magnétiques constants (surtout des aimants); ici pas d'imposition des mains, mais on pose des aimants (petites pastilles) sur les points d'acupuncture; cela peut faire disparaître la douleur en quelques secondes parfois mieux qu'avec des aiguilles.

On a constaté des résultats spectaculaires, par exemple sur les entorses; résultats également rapides pour les claquages musculaires, les tendinites, le tennis-elbow, etc.

Livre : *La Magnétothérapie* (Éd. Retz).

La magnothérapie

Née en 1975 et mise au point par le Dr Constantinescu (hôpital Sainte-Anne), elle envoie des champs magnétiques variables (de fréquence entre 12 et 460 par seconde) à l'aide d'une machine : le Magno-pulse.

Cette méthode obtient des résultats étonnants dans certains cas où les patients ont parfois tout essayé; elle s'applique particulièrement en rhumatologie, traumatologie et dans tous les cas où une rééducation motrice est nécessaire; elle fait merveille dans des cas de douleurs du cou et de l'épaule, de lombalgies et (comme la magnétothérapie) de tendinites, claquages musculaires et même fractures, etc.

Une centaine de médecins la pratiquent en France et presque 2 000 kinésithérapeutes.

Centre de recherches et de soins de la magnothérapie
20, rue Pigalle – 75009 Paris.
Centre de magnothérapie
23, avenue Niel – 75017 Paris.

Le laser

Définition du laser (Cf. IIe partie, I. L'Orient, chap. 4 : « Méthodes dérivées de l'acupuncture »).

C'est une nouvelle arme antidouleur; on utilise dans ce domaine un « laser froid » (infrarouge). Son efficacité contre la douleur s'explique par ses effets antalgiques, anti-inflammatoires et anti-œdémateux.

Une diminution et même une disparition de la douleur peuvent être obtenues dès les premières séances.

Le laser est utilisé :
– en rhumatologie (douleurs cervicales et lombaires),
– en traumatologie (entorses, tendinites, tennis-elbow),
– en cas de douleurs après interventions chirurgicales.

Cette méthode ne doit être utilisée qu'après un examen sur l'origine de la douleur et un diagnostic par un médecin.

La sophrologie

Pour mieux connaître la sophrologie (se référer à IIe partie, II. L'Occident, chap. 5). Rappelons que cette méthode emprunte à la relaxation, à l'hypnose et au yoga.

On sait que les tensions musculaires avivent la douleur : l'abaissement de ces tensions va la diminuer.

La sophrologie, d'une manière générale, est efficace pour les douleurs chroniques moyennes; elle permet, en « revivant son corps » de prendre conscience de la totalité de ce corps : de ce fait la douleur localisée perd de son importance.

La sophrologie s'applique au contrôle de la douleur dans un grand nombre de cas :

– Au moment de l'accouchement : elle transforme « l'art de l'accouchement en permettant une naissance bien vécue par la mère et par l'enfant » (Dr J.-P. Hubert).

– Règles douloureuses, torticolis, rhumatismes, maux de dents.

– Pour diminuer ou supprimer les anesthésies dans la chirurgie dentaire.

– Douleurs des membres amputés.

– Ulcères, céphalées, migraines.

Ajoutons que l'apprentissage d'une technique de **relaxation-respiration** qui vous convient permet de diminuer l'impact de n'importe quelle douleur; l'ayant apprise, dix minutes de relaxation peuvent faire le même effet et permettre d'éviter d'avaler un médicament antalgique ou anti-inflammatoire.

L'acupuncture

Considérations générales sur l'acupuncture (se référer à IIe partie, L'Orient, chap. 4).

L'efficacité de l'acupuncture dans le domaine de la douleur s'explique par le fait qu'elle stimule considérablement la production par l'organisme des endorphines; cette efficacité est telle que l'on peut pratiquer des opérations chirurgicales sous acupuncture; en Chine cela est utilisé couramment; on emploie dans ce cas en Occident, pour que l'anesthésie dure pendant toute l'opération, l'électropuncture. Le Dr Giraudeau (hôpital d'Hagondange) qui est à la fois médecin-anesthésiste et acupuncteur l'associe avec l'anesthésie classique, ce qui permet de diminuer de 80 % les antalgiques : cela diminue les risques opératoires, les suites opératoires et aussi les douleurs postopératoires.

Pour le traitement de la douleur, il faut d'abord déterminer le caractère Yin ou Yang de la douleur : Yang elle est généralement récente et aiguë, Yin elle sera plutôt ancienne et lancinante.

Pour les douleurs Yang, on utilise la technique de la dispersion : les aiguilles sont laissées très peu de temps; pour les douleurs Yin, les aiguilles sont laissées en place plus longtemps.

Les points utilisés sont fonction de la localisation de la douleur; pour celles situées sur un méridien soit on pique les points en amont ou en aval de la douleur soit on pique plus loin pour vider la branche douloureuse de son excès d'énergie, au point de passage des deux branches du méridien.

Il existe un grand nombre de points spécialisés dans la douleur et ayant chacun leur spécificité.

Par exemple : VGO : dit « point aspirine » car il est efficace contre toutes les douleurs. RP5 : point maître des douleurs rhumatismales. VB39 : soulage les douleurs vertébrales.

Nous venons de citer quelques-unes des indications de l'acupuncture dans la lutte contre la douleur; on peut résumer ainsi l'ensemble des applications principales dans ce domaine :

– En rhumatologie, névralgies, torticolis, lombalgies, sciatiques, tendinites, entorses, élongations, claquages, certaines maladies rhumatismales classiques lors des poussées douloureuses aiguës.

– Autres origines : céphalées, migraines, douleurs du zona, de la sinusite, cystalgies.

En plus d'être efficace, l'acupuncture est dénuée d'effets secondaires, ce qui n'est pas le cas des drogues antidouleur.

La digitopuncture

Elle rejoint le Do.In; on peut soi-même atténuer et même dans certains cas faire disparaître des douleurs en se massant des points d'acupuncture avec l'extrémité d'un doigt.

Le livre du Dr Roger Dalet : *Supprimez vous-même vos douleurs par simple pression d'un doigt* (Éd. de Trévise) vous indiquera le ou les points à masser en fonction de l'endroit où vous souffrez.

Citons à titre simplement d'exemple quelques-unes des douleurs que l'on peut traiter ainsi soi-même : de la tête, de l'oreille, de la face, de l'épaule, du dos, de la main. Règles douloureuses, crises de foie, mal de gorge, sciatique, et même le trac.

L'homéopathie

Certaines douleurs, même si elles sont aiguës, peuvent être soulagées par l'homéopathie; c'est le cas par exemple de celles pourtant intenses des coliques néphrétiques, mais aussi des douleurs plus classiques comme celles des cystalgies, crises hépatiques, céphalées, migraines.

Certains sont plus sensibles que d'autres à l'homéopathie.

La musicothérapie

Redécouverte dans les années 60 par M. Jost (ingénieur).

La musique adoucit les mœurs (sauf la musique militaire);

elle adoucit aussi les douleurs; à condition qu'elle ne soit pas assourdissante comme c'est le cas trop souvent (dancings) : alors elle démolit le système nerveux et exacerbe les douleurs.

Une musique agréable, qui vous charme, vous captive, vous fait rêver, vous transporte, vous met dans un état de bien-être, non seulement vous les fera oublier le temps d'un 33 tours ou d'une cassette, mais les fera régresser.

Toute musique qui détend diminue la douleur et si c'est une musique qui vous met dans un état de relaxation un peu poussé (musique spéciale et pas seulement du Mozart ou du Clayderman), la douleur peut disparaître, au moins pour un temps.

Les sons bas ont un effet lénifiant alors que les sons aigus font l'effet inverse car ils favorisent la contraction des muscles.

On pense maintenant que certaines musiques provoquent la sécrétion des fameuses endorphines antidouleurs; expérience étonnante réalisée : on a injecté à des sujets des produits qui bloquaient cette sécrétion et ils n'éprouvaient plus aucun plaisir en écoutant leur musique préférée.

Certaines musiques peuvent aider à surmonter des douleurs morales.

Mais au-delà de cette action antalgique de certaines musiques, il y a la musicothérapie elle-même.

C'est une méthode très précise, très sophistiquée, ayant donné lieu à de nombreuses recherches, de nombreux essais, dans des hôpitaux par exemple, de la part de M. Jost, et qui a maintenant plus de vingt-cinq ans d'expérience.

Elle peut traiter un certain nombre d'affections psychosomatiques et être considérée comme une véritable psychothérapie, la plus agréable de toutes.

Elle procède généralement en trois temps :

– Musique créant, par une certaine pulsion sonore, une tension qui décharge le corps et l'esprit, l'agressivité : on s'éclate; exemple : musiques rythmées, sons à percussions.

– Puis une musique de détente : musique plus calme qui favorise la respiration; on commence déjà à se sentir beaucoup mieux, mais cette musique est encore chargée d'affects.

– Enfin une musique de relaxation, très neutre, avec une mélodie linéaire, composée spécialement, sans rythme perceptible, ne créant aucun affect; elle peut conduire à une relaxation très profonde.

La musicothérapie se pratique individuellement ou en groupe et elle est soit purement réceptive soit active : avec expression corporelle.

En traitant beaucoup plus au fond et même en guérissant l'affection, la musicothérapie peut faire disparaître complètement et définitivement la douleur.

Livres :

– *La Musicothérapie et les méthodes nouvelles d'association des techniques,* Guilhot, Jost, Lecourt (Éd. Sociales françaises).

– *Le bilan psychomusical et la personne,* Dr Verdeau-Pailles (Éd. Fuzeau).

– *La Pratique de la musicothérapie* Lecourt (Éd. Sociales françaises).

Centres :

Centre international de musicothérapie
73, rue Curial. Bât. C – 75019 Paris.
Association française de musicothérapie
40, rue de Provence – 75009 Paris.

L'ostéopathie

(Cf. IIe partie, II. L'Occident, chap. 7.)

Toutes les douleurs ostéo-articulaires (rhumatismes inflammatoires ou pas), le fameux mal de dos (qui correspond quelquefois à un trouble psychique), et ce que l'on appelle les douleurs projetées (une douleur au ventre peut très bien provenir d'un déplacement vertébral) relèvent typiquement de l'ostéopathie; et elle obtient une régression spectaculaire des douleurs chroniques et tenaces. Elle traite aussi les migraines, céphalées, etc.

Mais l'indication la plus spectaculaire de l'ostéopathie concerne les traumatismes (sans déchirure ligamentaire).

L'ostéopathie soigne les douleurs en deux temps : d'abord le symptôme et elle a le même effet qu'un antalgique; et puis un traitement plus global qui prend en compte la cause plus profonde de l'affection; si aucune amélioration n'a lieu au bout de trois séances il ne faut pas insister. Les manipulations ostéopathiques agissent sur l'hypophyse et elles ont donc une action hormonale générale; on pense qu'elles provoquent aussi la sécrétion d'endorphines.

La chiropraxie, qui peut être considérée comme une application particulière de l'ostéopathie, s'intéresse essentiellement à votre colonne vertébrale; elle traite surtout les sciatiques, lumbagos, torticolis, brachialgies, dorsalgies.

La réflexothérapie

Pour le principe de cette méthode et ses différentes applications (Cf. IIe partie, II. L'Occident, chap. 2).

En stimulant par massage ou par piqûre les « zones réflexes » de certains endroits de notre corps (oreilles, nez, plantes et dessus des pieds, paume des mains) où aboutissent des terminaisons nerveuses qui sont en relation avec l'ensemble (ou presque) de notre corps : organes, squelette, on agit souvent très efficacement sur certaines douleurs; ces stimulations envoient des messages qui empruntent les fibres nerveuses à transmission rapide et court-circuitent la transmission de la douleur qui, elle, emprunte comme nous l'avons vu des fibres à transmission lente.

L'emploi de ce moyen nécessite que le système nerveux qui sert de transmission soit intact; il ne peut donc être utilisé par exemple dans le cas de polynévrites avancées, d'atteinte cérébrale, etc. Il ne peut pas non plus tout traiter, par exemple il n'a pas d'action sur les maladies infectieuses.

L'oreille est particulièrement intéressante en ce qui concerne la douleur (et pour soigner) car elle a des zones particulièrement réceptives; c'est :

L'auriculothérapie

L'oreille est au confluent d'une triple innervation :

– Le nerf trijumeau qui innerve le crâne.

– Une branche du nerf vague qui est en relation avec le système parasympathique (problèmes concernant les fonctions neurovégétatives : respiration, circulation, digestion, sommeil...)

– Et le nerf du plexus cervical en relation avec tout (ou presque) le reste du corps.

Pour des douleurs rebelles contre lesquelles on a souvent

déjà tout essayé, l'auriculothérapie (et plus généralement la réflexothérapie) peut être un moyen d'en venir à bout; mais la consultation, avant de savoir quel endroit (oreille, pied, main ou nez) et en quel point traiter, doit être longue pour bien déceler la cause réelle de l'affection.

Sous le pied par exemple, il y a, entre autres, la projection des vertèbres et de l'estomac et la réflexothérapie des pieds est évidemment aussi très efficace pour ce qui concerne les troubles et douleurs de la locomotion; par contre le pied n'a pas de connection avec le système nerveux sympathique.

Nous emploierons à propos de la réflexothérapie cette comparaison qui est d'actualité : on agit à distance sur une sonde spatiale parfois très lointaine (plusieurs milliards de kilomètres) pour modifier le fonctionnement de certains de ses mécanismes; de la même manière par des messages partant des points d'émergence à la surface de notre corps des terminaisons nerveuses en relation avec nos organes on peut rectifier les mauvais fonctionnements de ceux-ci et supprimer la douleur correspondante.

Un cas particulier de la réflexothérapie est la *sympathicothérapie :* elle procède par touches à l'intérieur du nez avec un stylet en des endroits bien précis; la sympathicothérapie est très intéressante pour certaines douleurs telles : l'arthrite rhumatismale, névralgie, sciatique, migraines, règles douloureuses et surtout névralgies faciales du trijumeau.

L'hypnothérapie

« Le médicament de l'inconscient. »

On sait que le psychisme, même à l'état d'éveil actif, peut avoir une action très puissante sur le physique; malheureusement dans la vie courante on utilise cette puissance le plus souvent contre soi par les sentiments dits négatifs.

Le phénomène des **stigmatisés** montre à quel point l'autosuggestion (d'ordre mystique, religieux) peut arriver à modifier son corps : stigmates du Christ, celles de la crucifixion; anneau de chair à l'annulaire pour celles qui sont « mariées » au Christ...; on est d'ailleurs arrivé à reproduire sur des personnes non croyantes les mêmes stigmates par hypnose.

On peut se servir de cette puissance de l'hypnose pour, à

l'inverse, effacer une douleur présente ou même à venir : interventions chirurgicales, accouchement sans douleur sous hypnose.

L'état hypnotique est un état provoqué et il y a (en simplifiant) trois niveaux d'hypnose : le stade léger, moyen, profond; ce sont les stades les plus profonds qui sont les plus puissants sur le plan de la suggestion et qui sont à utiliser pour des douleurs intenses et rebelles; de même pour cette sorte de douleur, la suggestion par un hypnotiseur compétent est plus efficace que l'autosuggestion.

« Au début de l'année 1968, un ancien danseur étoile est venu un jour prendre son cours d'hypnotisme devant un groupe d'étudiants en médecine. Personne ne savait alors qu'il avait un cancer et qu'il mourrait trois mois plus tard. Il est entré dans la salle, le visage émacié, tendu par la souffrance. Aucun médecin ne trouvait de cause organique à la douleur qui lui ceinturait l'abdomen. Il ne pouvait pas dormir et n'avait pas envie de manger. Même les plus puissants analgésiques ne pouvaient le soulager. Réduit à cette extrémité, il se laissait rapidement hypnotiser. Le médecin lui demandait de recouvrir sa souffrance d'une sorte de couverture, pour l'engourdir. La souffrance demeurerait mais il la percevrait autrement. On lui enseignait en même temps à tirer parti tout seul de la transe hypnotique pour réfléchir et pour annihiler la douleur. Quand il est sorti de sa transe, les étudiants lui ont demandé comment il se sentait. Il n'éprouvait plus de douleur mais sentait comme une couverture chaude autour de son ventre. Son aspect, son maintien, sa démarche étaient devenus tout autres qu'à son arrivée. Quand il a quitté la salle il rappelait à nouveau le danseur qu'il avait été » (Gay Gaer Luce, *L'Insomnie*).

Il est à signaler qu'il est très déconseillé de se faire suggestionner ou de se suggestionner soi-même contre toute douleur mais seulement contre une (ou plusieurs) douleur précise; d'abord parce que c'est plus efficace et aussi parce qu'il est très dangereux d'essayer d'échapper à toutes douleurs bien que cela puisse être tentant : n'oubliez pas que la douleur est un signal d'alarme.

L'hypnothérapie agit dans 80 % des cas (environ) parce que 80 % des maladies sont psychosomatiques et parce qu'il y a toujours dans la douleur, nous en avons vu les raisons, une composante psychique importante : on a dit que l'hypnothérapie était l'équivalent d'un médicament psychique.

Dangers de l'hypnose : On peut en supprimant un symptôme en créer un autre, augmenter une névrose, etc. Ces dangers ne dépendent que de la qualité du thérapeute, d'où l'importance de son choix.

Peu utilisée en France, elle est de pratique très courante aux U.S.A., en Amérique du Sud, en Union soviétique, en Grande-Bretagne. Certaines personnes sont très sensibles à l'hypnose, d'autres moins, surtout d'ailleurs parce qu'elles ont une prévention contre elle et en vertu justement de la puissance du psychisme; c'est un exemple parfait de l'utilisation du psychisme, mais à son détriment.

Rire et pleurer

La *rigolothérapie,* quelquefois appelée *gélothérapie* (nom un peu « glacial »), elle, est très sérieuse.

Rappelez-vous l'expérience de Norman Cousins (Ire partie, chap. 4 A) : atteint d'une maladie très grave et irréversible, il ne pouvait plus faire un geste dans son lit sans crier de douleur; il utilisa pour guérir la vitamine C et le rire; il ne voulut plus recevoir dans sa chambre que des gens rigolos, se fit apporter des livres humoristiques, raconter des histoires drôles, projeter des films « marrants ». Il déménagea à l'hôtel d'en face (il était très dépendant de l'hôpital) pour que ce soit plus gai... Le rire l'a sauvé; il ne fut d'abord pour lui qu'un antidouleur; cet effet a été expliqué depuis par le fait qu'il provoque la sécrétion des fameuses endorphines qui ont un pouvoir analgésique; mais le rire a aussi une action anti-inflammatoire. Il agit également par son action relaxante et parce qu'il détourne l'attention de la douleur.

On cite également le cas de ce producteur américain F.W. atteint d'un cancer; le rire l'aida à le supporter et même à « s'en tirer ».

Pleurer : si votre douleur physique ou morale (chagrin) vous donne envie de pleurer, abandonnez-vous à ce calmant naturel dont on connaît maintenant l'explication scientifique de son action : la glande lacrymale est alimentée par une branche de l'artère ophtalmique; les larmes dérivent donc du sang allant au cerveau. Cette perte de sérum sanguin a le même effet qu'une petite saignée, ce qui provoque une sorte de petite anesthésie cérébrale; après avoir pleuré on ressent une sensation d'engourdissement et de relaxation qui éteint plus ou moins la souffrance.

L'idéal : *rire aux larmes;* mais il y a peut-être mieux encore : *pleurer de joie.*

L'amour, merveilleux antidouleur

Quel beau titre! Nous pourrions peut-être l'appeler l'amour-thérapie, car il est capable de guérir de tout.

Il s'agit d'abord de la douleur dite « morale » et de l'amour sentiment qui fait oublier tout le reste qui devient tellement secondaire, dérisoire; mais aussi de l'amour physique : il apaise, fait oublier, efface les douleurs physiques; il aide à s'endormir (Ire partie, chap. 4 B) et il endort aussi la douleur. On a découvert en effet que s'aimer physiquement induit également dans notre corps ces endorphines que le Dr Marc Schwob (*De l'amour plein la tête,* Éd. Hachette) appelle « les morphines de l'amour ».

« La paix des sens et de l'âme... qui suit l'acte sexuel et son aboutissement dans l'orgasme, cette impression de plénitude, d'apaisement qui mène à la fois vers l'assoupissement et la détente tout en laissant paradoxalement l'esprit plus clair et plus dispos, ce sentiment de bonheur et d'euphorie que procure l'acte amoureux, tout cet ensemble qui s'apparente aux effets ressentis par les fumeurs d'opium, tout être humain ayant fait l'amour l'a connu; il est le résultat de la formidable sécrétion d'endorphines (vérifié par de nombreuses expériences et analyses) qui se produit à ce moment-là dans notre cerveau. » L'amour, une drogue universelle?

Nous dirons plutôt **remède universel,** contre les douleurs en tout cas et nous ajouterons : que l'on peut obtenir sans ordonnance, qui est en sans contre-indications, et de surcroît (comme l'humour) tellement agréable : le plus beau et le plus grand... plaisir du monde.

Appareils antidouleur

Un certain nombre d'appareils sont actuellement proposés; notre but ici est uniquement, à titre d'information, que vous connaissiez leur existence. Nous ne mentionnerons que ceux qui nous semblent les plus sérieux et non pas des « gadgets ». C'est à chacun de savoir, notamment par des essais, si tel appareil convient à son cas ou ne convient pas ou même est peut-être contre-indiqué.

Appareils utilisant l'électricité

L'effet bienfaisant de l'électricité sur les douleurs est connu depuis l'Antiquité; c'est d'Arsonval (1851-1940) ce savant, médecin, physicien et biologiste, qui a été le véritable fondateur de l'électrothérapie actuelle.

– **Appareils classiques :** proposés depuis une quinzaine d'années, ils se présentent dans une petite mallette style attaché-case (un peu plus petite); ce sont des courants très faibles de moyenne fréquence qui sont utilisés et circulent grâce à des électrodes placées sur la peau. Les cas d'application les plus classiques sont : les douleurs rhumatismales, arthrites, arthroses.

– **Appareils récents :** par exemple le Quantapulse qui présente, entre autres, l'intérêt d'être plus petit, plus léger, plus facile d'emploi.

D'après les rapports médicaux, il semble que l'efficacité soit :

- Très bonne : pour les atteintes traumatiques ostéoarticulaires, entorses, luxations, douleurs ligamentaires; pour les accidents musculaires : élongations, contractures.
- Bonne sur les syndromes inflammatoires et les algies diverses.
- Autres indications préférentielles : tendinites, périostites, lombalgies, cervicalgies, arthrose.

– **Appareils à infrarouge** (lampes) : ils agissent en émettant un rayonnement qui réchauffe les tissus; ils doivent être employés sous contrôle médical et permettent dans de nombreux cas de soulager les douleurs musculaires.

– **Appareils utilisant la piezo-électricité :** cette électricité est produite par certains cristaux (quartz par exemple) grâce à des compressions et des tractions. Ces appareils sont assez petits et ils ont l'avantage de fonctionner sans pile, sans branchement, par simple pression du doigt.

Ils agissent par stimulation des terminaisons nerveuses à l'endroit où l'on applique l'appareil; il faut les essayer pour savoir s'ils sont efficaces contre les douleurs contre lesquelles ils sont proposés : rhumatismes, arthroses, sciatiques, névralgies, torticolis, séquelles de traumatismes, déchirures, etc.; plusieurs maisons proposent ces petits appareils :

Sedalgic 3 D : **Forme, Santé, Beauté**
29, rue des Favorites – 75015 Paris.
Piezor 3 D : **La Boutique du dos**
171, rue La Fayette – 75010 Paris.

Appareils de massage

Nous avons déjà montré l'intérêt des massages pour faire disparaître certaines douleurs.

– Appareils émettant des vibrations et donnant un excellent effet d'automassage. Il existe :

- Des appareils légers, tête arrondie : quelques minutes suffisent, quand ils sont efficaces, pour faire disparaître des douleurs en différents endroits du corps tels la nuque, les épaules, le dos, les membres.
- Des appareils un peu plus lourds dont la surface vibrante est plate, plus grande, et qui sont multi-usages, depuis les massages sur le visage jusque sous la plante des pieds.

– Appareils de massage **Shiatsu** :

- Il y en a de très simples en bois (buis) pour le corps, le dos, ou le dessous des pieds.
- Un tout petit peu plus compliqués sont les masseurs à lanières : un certain nombre de bobines reliées par des lanières donnent un massage en profondeur et modulable de toutes les parties du corps et il correspond à un pétrissage des muscles et des tissus.
- Le fauteuil multimassage Shiatsu : les boules en bois se déplacent le long de votre dos et vous massent sans que vous bougiez.
- Le lit ou table de massage Shiatsu qui en raison de son prix intéresse surtout les salles de sport, kinésithérapeutes, etc. Des disques de massage de la largeur d'un

pouce de masseur se déplacent de haut en bas et suivent le galbe de votre corps : en tout 32 pouces qui vous massent simultanément : c'est comme si vous aviez seize masseurs qui s'occupent de vous en même temps.

Ces différents appareils se trouvent dans des maisons spécialisées telle :

Forme, Santé, Beauté
29, rue des Favorites – 75015 Paris.

Quelques cas particuliers

Le mal de dos

On l'a appelé « le mal du siècle »; plus de la moitié de la France, dit-on, souffre du dos. L'expression « j'en ai plein le dos » n'est donc pas seulement symbolique : il empêche beaucoup de dormir.

Deux grands responsables, nous dit le Dr P. Fournier :

– la position assise qui fait reposer le poids du corps sur la base de la colonne vertébrale,

– les trépidations des moyens de transport, automobile, train, métro et même avion.

Nous en ajouterons une troisième : on ne dort pas dans un lit convenable et la tête quand on dort est très mal soutenue : c'est la nuque qui doit être soutenue et non pas le crâne (Cf. *Bien dormir pour mieux vivre*).

L'animal préhumain vivait à quatre pattes et sa colonne vertébrale était horizontale; il y a environ cinq millions d'années, il s'est mis debout, et cela a été un véritable défi à la pesanteur, mais le corps humain n'est pas encore habitué à cette position verticale et elle est encore anormale pour notre organisme; plus précisément pour notre circulation sanguine qui est contrariée (par la pesanteur) et pour notre colonne vertébrale dont les disques élastiques entre les vertèbres se tassent par suite du poids du corps; c'est justement un des intérêts du sommeil que de nous remettre à l'horizontale quelques heures.

Mais après l'animal horizontal, puis l'homme vertical, voici une troisième espèce : l'homme assis ou « en accordéon »; et même c'est la civilisation de l'homme « trop assis ».

Nous sommes devenus de ce fait des « avachis » et nous

avons perdu le sens de la verticalité, de l'équilibre; c'est une des grandes raisons des maux de dos.

Le problème du mal de dos est compliqué, car il peut provenir de causes très diverses, très nombreuses et qui souvent se cumulent; un dos c'est d'abord une colonne vertébrale (arbre vital) : empilement de 33 vertèbres de formes biscornues, toutes différentes, traversées par un très grand nombre de nerfs, séparées par des disques et tenues par un réseau très complexe de muscles, de tendons et de ligaments.

Nous vous donnerons seulement ici quelques renseignements complémentaires à ceux qui ont déjà été donnés dans la deuxième partie (II. L'Occident, chap. 6. « L'ostéopathie ») et dans la première partie de ce chapitre sur les moyens généraux de chasser les douleurs.

Vous pouvez lire :

– *Mal de dos, mal du siècle,* Dr R. Maigne (Éd. R. Laffont). Le Dr Maigne enseigne à l'Hôtel-Dieu, c'est un vertébrothérapeute.

– Pour en savoir plus sur les problèmes d'équilibre : *Être d'aplomb,* Noëlle Perez Christiaens, Institut supérieur d'Aplomb, 7, avenue de la Bourdonnais – 75007 Paris.

Que faire quand on a mal au dos

Même une douleur légère, si elle persiste, ne s'en ira pas toute seule et elle risque de s'aggraver; il faut voir votre médecin généraliste. C'est lui qui vous soignera : un mal de dos peut provenir par exemple de troubles digestifs ou d'insomnies créant la fatigue, ou vous orientera vers le spécialiste qui convient, par exemple :

– un vertébrothérapeute (manipulations vertébrales),
– un kinésithérapeute,
– un posturothérapeute.

En attendant cette consultation ou ces traitements, vous pouvez soulager vos douleurs de dos par la digitopuncture, ce qui peut vous éviter par exemple la prise de médicaments antalgiques ou anti-inflammatoires.

Voici les points les plus intéressants :

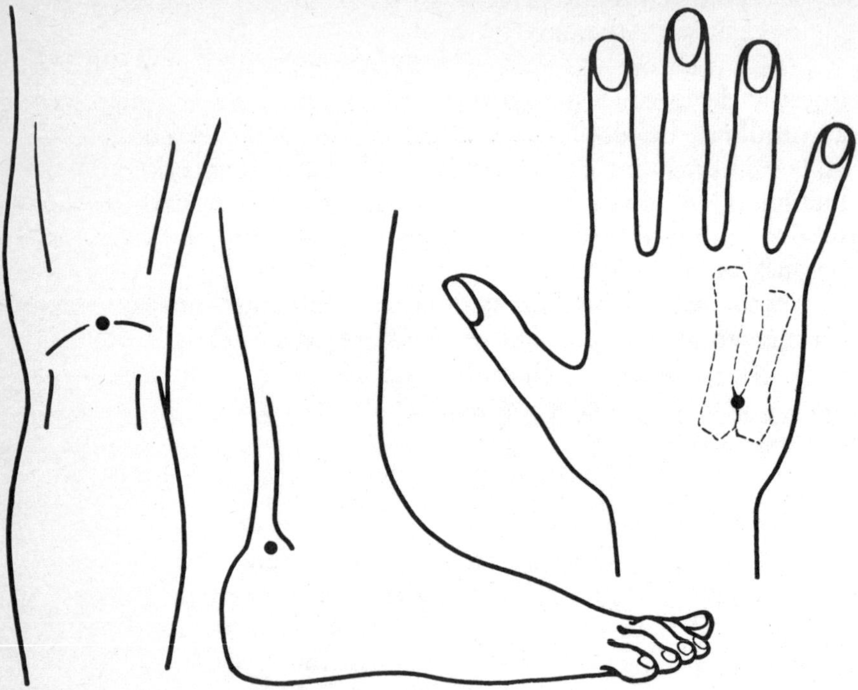

– Les manipulations vertébrales :

Elles permettent de soulager rapidement un certain nombre de douleurs du dos souvent rebelles parce qu'on s'est trompé sur leur origine qui peut être un dérangement des vertèbres; il peut affecter :

- Les vertèbres cervicales et provoquer : des vertiges, torticolis, des douleurs depuis le cou jusqu'à l'extrémité des doigts, des douleurs à l'épaule ou vers la base du crâne, des maux de tête, des douleurs du coude.
- Les vertèbres dorsales : dorsalgies (le mal des dactylos) ou douleurs entre les côtes (comme un coup de marteau).
- Les vertèbres lombaires. On dit à tort « j'ai mal aux reins », or cela n'a rien à voir avec ces deux organes : lumbago, sciatique, douleurs allant de la fesse aux jambes et jusqu'à l'extrémité des orteils (pouce), les névralgies dites crurales : douleur de l'aine ou du genou.

Ces manipulations peuvent être faites par un vertébrothérapeute ou un chiropracteur (Cf. IIe partie, II. L'Occident, chap. 6).

– Les kinésithérapeutes :

Ils apportent des soulagements certains; excellents auxiliaires de rééducation, ils peuvent vous apprendre à éviter les gestes susceptibles de provoquer une récidive.

– La posturothérapie : pas encore assez connue et cela est à regretter car elle aussi peut faire disparaître les douleurs et donner des conseils précieux de maintien, d'exercices et de positions favorables ou à éviter.

Voici enfin quelques exercices quotidiens très simples et très bons pour votre dos. (Voir page suivante).

Maux de tête

Quatre-vingts pour cent de la population en souffre au moins une fois par an; le mal de tête peut retarder, empêcher, perturber, raccourcir le sommeil; ce qui nous intéresse surtout ici ce sont les maux de tête à répétition.

Mais quand on dit « j'ai mal à la tête », cela peut traduire des symptômes et des causes très différentes; il faut d'abord essayer de les identifier : dans 15 % des cas environ c'est une migraine (voir plus loin).

Voyons les principaux autres cas :

– Sensation de casque sur la tête (ou quelquefois barre sur le front) qui apparaît surtout le soir après le travail ou dans la journée lors d'une activité demandant de la précision ou une attention soutenue, provient vraisemblablement de troubles de la vue et c'est un ophtalmologiste qu'il faut consulter.

– Barre sur le front au-dessus des yeux; c'est plutôt une douleur matinale qui apparaît surtout avec le froid ou un redoux : c'est probablement une sinusite.

– Douleur qui démarre du visage, sur une joue, toujours la même et, souvent, on croit que ce sont les dents mais ça n'est pas toujours le cas; la douleur est intense : algie faciale.

– Céphalée qui apparaît le matin et s'estompe au fur et à mesure que la journée s'avance; la douleur est plutôt sourde et son centre est l'arrière de la tête avec parfois des bourdonnements d'oreille; sa cause : hypertension artérielle.

– Si la céphalée vous prend vers onze heures du matin ou

EXERCICES QUOTIDIENS POUR DOS DIFFICILES

Bascule du bassin. Couché sur le dos, jambes pliées, décoller la région lombaire. Rechercher la fluidité du mouvement et la sensation du travail des muscles. Plusieurs fois. ▼

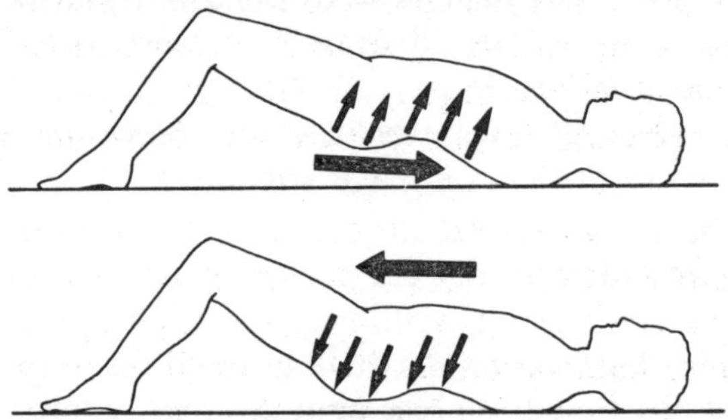

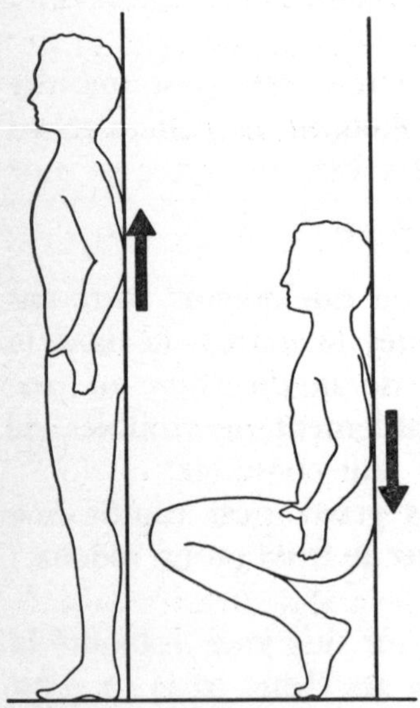

◀ Exercice d'assouplissement : debout dos au mur, mains aux hanches, fléchir les genoux en les écartant, dos glissant, s'accroupir puis remonter en maintenant dos et tête au mur.

Tampon buvard. Coller la colonne lombaire au sol. Décoller lentement fesses, vertèbres lombaires ; enfin dorsales. Tenir quelques secondes. Redescendre en douceur. ▼

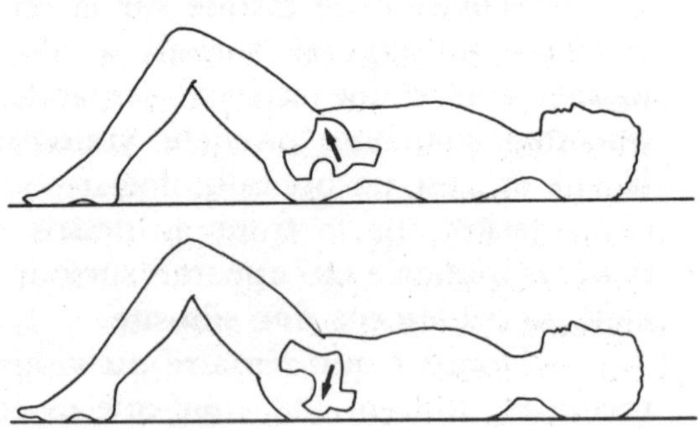

Extrait de Santé Magazine, *n° 72, déc. 1981.*

en fin d'après-midi, elle est peut-être due à une hypoglycémie (baisse du taux de sucre dans le sang) ; pour l'éviter, ne pas sauter ou réduire (mais augmenter) le petit déjeuner mais éviter les aliments contenant des sucres : desserts, boissons « douces ». Si cela persiste : un médecin américain préconise de manger des protéines juste avant de se coucher : blanc de poulet ou un peu de jambon pour éviter la céphalée de onze heures du matin.

Les maux de tête d'origine alimentaire surviennent généralement deux heures après un repas et ils représentent environ 15 % des cas.

– Dans 50 % des cas de maux de tête : mal des deux côtés de la tête, barre au milieu du front de façon permanente du lever au coucher : origine psychique, remède : relaxation, homéopathie, acupuncture, physiothérapie (appareil à ultra-sons ou aux infrarouges).

Il y a bien d'autres cas de maux de tête. Pour pouvoir aider votre médecin à déterminer les causes et les remèdes, il faut en repérer les caractéristiques dominantes et répétitives : horaire, fréquence, durée, localisation au début, est-il accompagné d'autres symptômes : nez bouché, gêne visuelle, nausées, etc.

Essayer aussi d'observer la concomitance avec d'autres événements : ce que l'on a mangé, le travail, et tenir un « carnet de bord ».

L'ostéopathie est un bon traitement de la plupart des céphalées.

La migraine

Huit millions de Français ont des migraines (dans le monde entre 5 et 10 % de la population). Si c'est votre cas, sachez que Jules César, Pascal, Cervantès, Darwin, Tolstoï, Bernard Shaw en avaient aussi; elle est très différente des autres maux de tête. Avant de faire quoi que ce soit, il faut être sûr qu'il s'agit bien d'une migraine : plus de 80 % de ceux qui disent : « j'ai ma migraine », cela n'en est pas une. Or elle a des caractéristiques bien précises :

- A la différence des autres maux de tête, elle s'accompagne de troubles généraux.
- Elle n'affecte le plus souvent que la moitié du crâne (d'où son nom).
- Elle se répète, mais avec des fréquences très variables (quelques jours à un an).
- Elle dure de quelques heures à quelques jours.

• Elle s'accompagne de nausées, dégoût pour certains aliments, ce qui la fait souvent confondre avec ce que l'on appelle (souvent à tort) une « crise de foie ».

• Elle s'accompagne aussi d'anxiété, d'irritabilité et de fatigue morale ou physique.

• Elle est pulsatile : battements dans la tête.

Certains sont transformés en « loques » par la migraine quand elle est présente; entre les crises, tous ces symptômes disparaissent.

On sait très bien par des examens identifier maintenant à coup sûr une migraine : scanner, thermographie (photo infrarouge à développement instantané), analyse du sang.

Quelques petits remèdes antimigraineux (Dr Marc Schwob)

– Sur les tempes :

• Presser du bout du doigt et masser en tournant doucement.

• Le froid : linge humide ou mieux contenant un cube de glace (sur les tempes).

• Masser les tempes (et le front aussi) avec du Baume du Tigre.

– Prendre :

• Dès le début une bonne tasse de café fort et sucré et aspirine en même temps.

• Une tasse de camomille très concentrée.

– Si possible s'allonger dans le noir et le calme; se relaxer.

Les causes de la migraine peuvent être très diverses; par exemple :

Héréditaire – les soucis – le stress – les week-ends – approche de l'orage – certaines odeurs – certains aliments ou boissons : chocolat, lait, œufs – le ventre vide – au moment des règles.

Lorsque l'on est un « migraineux », *à titre préventif* éviter certains aliments contenant de la tyramine et limiter le chocolat, l'alcool, le tabac, la grasse matinée; pratiquer la relaxation, l'exercice ou le sport.

Traitement de la migraine

On la soulage dans 90 % des cas et on la guérit définitivement dans 50 % des cas.

– Traitement de crise : remèdes vaso-constricteurs, antalgiques, anti-inflammatoires.

– Traitement de fond : ne s'applique que si elle est trop fréquente et perturbe trop la vie personnelle, familiale, ou professionnelle. Il y a :

- Des médecins spécialisés dans la migraine, par exemple le Dr Marc Schwob (Centre antidouleur de Cochin).
- Des centres spécialisés dans la migraine : Centre international de la migraine – 4, avenue Victoria – 03200 Vichy.
- Il y a même un *Club antimigraine* ouvert à tous les migraineux, à l'hôpital Rothschild, son but : soutien mutuel, on y apprend à soigner sa migraine et il sert à approfondir les connaissances des médecins.

Sachez que l'homéopathie et l'acupuncture peuvent être des armes antimigraine. L'ostéopathie aussi est efficace. De plus nous avons indiqué dans ce chapitre consacré à la douleur, l'efficacité contre la migraine et la névralgie faciale de la sympathicothérapie.

Pour vous documenter si le mal de tête est un réel problème pour vous :

– *Migraines et maux de tête,* Dr Alain Cornic (M.A. Éditeur).

– *La Migraine et les Maux de tête,* Dr P. Bakouche (Éd. R. Laffont).

– *Les Migraines,* professeur G. Serratine (Éd. P.U.F., Coll. Que Sais-je?)

– *Vaincre sa migraine,* Dr C. Loisy et Dr S. Pelage (Éd. Presses de la Renaissance).

– *Pour vaincre sa migraine,* Dr Marc Schwob (Éd. Grasset).

Nous ne pouvions terminer ce chapitre (important pour votre sommeil) sur la douleur sans parler de :

L'aspirine

Acide acétylsalicylique : « Vraiment l'un des plus grands médicaments et qui favorise incontestablement le sommeil lent » (Dr E. Schuller, *Les Insomnies et le Sommeil,* Éd. R. Laffont).

« La panacée universelle... en général elle soigne toutes les douleurs » (Dr P. Fournier, *Que faire pour soulager vos douleurs,* Éd. R. Laffont).

Mais il attire notre attention sur les contre-indications.

– On peut y être allergique et les allergies de l'acide acétylsalicylique peuvent être très graves : asthme, œdème du poumon...

– Ne pas être sujet aux hémorragies parce qu'elle fluidifie toujours le sang; ne jamais en donner avant une opération.

– Ne pas avoir d'ennuis rénaux.

– Ne pas souffrir de l'estomac : attention aux ulcères.

Nous ajouterons une petite chose simple : ne pas avaler de comprimés entiers mais les dissoudre dans de l'eau sucrée.

Attention : l'acide acétylsalycique entre dans la composition de beaucoup de calmants : véganine, etc.

Si on ne tolère pas l'aspirine, la remplacer par le Pyramidon, l'Amidopyrine.

Le Baume du Tigre

C'est l'aspirine de l'Orient; il est très efficace contre les douleurs.

Remarque : Il faut toujours être très prudent après avoir fait disparaître une douleur; elle est aussi une protection, par exemple : Vous empêcher de faire un mouvement qui aggraverait votre mal.

On a dit que lorsque l'on souffrait on était toujours seul :
« Quand tu seras dans la douleur
Viens à moi sans inquiétude
Je te suivrai sur le chemin
Mais je ne puis toucher ta main
Ami, je suis la solitude. »

Alfred de Musset *(La Nuit de décembre)*

Nous avons essayé, pour vous qui souffrez, non pas seulement de vous tenir compagnie mais de vous aider à faire disparaître dès maintenant ce qui sera considéré dans quelques années comme un archaïsme : la douleur.

CHAPITRE 5

L'hypertension et le sommeil

La tension est la pression du sang dans les artères; l'hypertension gêne l'endormissement et perturbe le sommeil. Elle est un antisommeil et si l'on voulait employer une expression un peu lapidaire dans le style de celle de Gayelord Hauser (pour l'embonpoint) « notre sommeil est inversement proportionnel à notre tension »; mais n'en déduisez pas que plus elle sera basse, meilleur sera votre sommeil : l'hypotension est également assez défavorable au bon sommeil... Le sommeil idéal correspond à une tension normale.

C'est l'hypertension qui est, dans notre civilisation occidentale, de très loin la plus répandue; pour la situer :

Quelques chiffres

En Europe et en Amérique :

– 6 % des enfants d'âge scolaire sont déjà hypertendus (l'hérédité joue un grand rôle).

– 15 % de la population totale est hypertendue, soit près de 8 millions de Français.

– 25 % des soixante ans et plus sont hypertendus.

Contrairement à ce que l'on croit les femmes sont plus atteintes par l'hypertension que les hommes : sur cent hypertendus, 52 femmes, 48 hommes.

L'hypertension est un mal sournois car beaucoup de ceux qui sont hypertendus ne le savent même pas : on ne s'en rend pas compte; pour cette raison on l'a appelée « le tueur silencieux » (Dr J.H. Larrach, un des plus éminents spécialistes du monde de ce problème); mais avant d'arriver à cette échéance, l'hypertension tue aussi votre sommeil, sans que vous sachiez le plus souvent pourquoi, car pendant des années elle peut ne provoquer aucun autre trouble que celui-là.

Encore des chiffres

La tension varie constamment entre une valeur minima et une valeur maxima; le cœur est une pompe qui a une activité rythmique et ne fonctionne pas en continu comme une pompe rotative. C'est au moment de l'éjection du sang hors du ventricule (par contraction, compression du cœur) que la tension est à son maximum (pression dite systolique) et lorsque le cœur s'est détendu et se repose que la pression décroît jusqu'à son minimum (pression dite diastolique); puis elle remonte, etc.

A titre indicatif, on peut considérer les chiffres suivants comme des limites supérieures à la normale :

Entre	*Pression maxima*	*Pression minima*
8 et 12 ans	11	7,5
12 et 16 ans	12	8
16 et 30 ans	13	8,5
30 et 40 ans	13,5	9
40 et 50 ans	14	9
50 et 60 ans	14,5	9,5
à 70 ans	17	10
à 80 ans	17,5	10,5

Pour quelqu'un qui a environ quarante-cinq ans par exemple :

– Entre 14-9 et 16-9,5 la tension est à surveiller.

– Au-dessus de 16-9,5 il faut agir.

– Et si le chiffre le plus bas est supérieur à 10,5 les médicaments sont indispensables.

Il existe actuellement des tensiomètres assez fiables qui permettent de prendre soi-même sa tension.

Attention : Ne pas prendre sa tension quand on vient de faire un effort physique (même seulement de la marche) car le rythme cardiaque s'accélère et la tension monte; or elle met un certain temps à redescendre (au moins 1/4 d'heure); de même si on a pris du café par exemple.

Pour éviter l'hypertension ou la traiter

Hypertensions modérées

Le problème de l'hypertension, important de par son ampleur et ses conséquences a fait l'objet depuis quelques années de nombreuses recherches, expérimentations, observations qui ont abouti à beaucoup de découvertes; on sait maintenant beaucoup mieux à quoi elle est due et comment l'éviter ou la faire disparaître.

Ce qui est défavorable

• *Le sel :* il est l'un des grands responsables de l'hypertension. Il y a de nombreuses preuves; notre organisme a besoin de sodium : 1 gramme par jour; nous en absorbons dix fois trop. Il ne faut pas en rajouter à ses aliments car beaucoup en contiennent déjà; et même certains en sont très riches et leur consommation doit être limitée si on a tendance à être hypertendu : viandes et poissons fumés ou séchés, certains fromages, charcuterie, pain, moutarde, potages industriels, olives... de même certaines eaux minérales (Vichy).

Notons que le goût du sel qui est un goût factice se passe très vite.

Lire : *L'Homme et le sel,* D^r^ Ph. Meyer (Éd. Fayard).

Attention à ce qui contient de la réglisse (réglisse, cachous, bâtons de coco, antésite, pastis sans alcool) qui renferme une substance qui réduit l'élimination du sodium par l'organisme; de ce fait elle est déconseillée à certains et au-dessus d'une certaine dose à tous.

• L'*alcool,* le *thé,* le *café* favorisent l'hypertension.

• Le *surmenage,* le *stress,* les soucis, les contrariétés, une vie agitée... provoquent dans le sang une décharge d'hormones dont l'adrénaline qui entraîne de brusques pincements des artères et augmente la tension; c'est l'hypertension d'origine psychique; on l'appelle parfois le « mal des babouins » à la suite d'expériences sur ces animaux : des babouins mâles que l'on avait stressés en les rendant jaloux par séparation d'avec leur femelle que l'on avait placée à proximité d'eux en compagnie d'un autre mâle, sont devenus rapidement des hypertendus.

On pourrait aussi bien l'appeler le « mal des managers ».

Tous ceux qui ont des responsabilités dans les affaires, la politique, ceux qui sont dans le « show business » ou les médias (surtout dans l'actualité) sont ou seront hypertendus s'ils négligent ce problème; de même tous ceux qui vivent à « cent à l'heure » et les commerçants (ils font souvent beaucoup d'heures et sont en contact avec le public).

• S'exposer au soleil la tête nue, se baigner dans de l'eau à moins de 20 degrés, monter au-delà de 2 000 mètres (sauf en avion).

Ce qui est favorable :

• *Le potassium* (sans excès). Il faut privilégier les aliments riches en potassium : carottes, artichauts, pommes de terre, abricots, bananes, tous les fruits secs : pruneaux, dattes, figues, raisins, amandes.

• *Le calcium.* Des chercheurs américains ont découvert ceci assez récemment : « Si vous mangez plus de calcium, vous augmentez vos chances de ne jamais souffrir d'hypertension ». Il y a du calcium dans le lait et les laitages, les fromages (particulièrement le gruyère), les yaourts, le cresson, les endives, les oignons (autant que dans le lait), les fruits secs.

• *Le sport* (modéré, pas de compétitions, même entre amis); la sédentarité (un peu paradoxalement) fait monter la tension; ce n'est d'ailleurs que depuis 1970 que les médecins ont découvert que (contrairement à ce que pensaient certains) le sport a un effet bénéfique sur l'hypertension : il permet la dilatation des petits vaisseaux; la marche, la bicyclette, sans excès, mais de manière assidue, pas seulement occasionnellement.

• *La relaxation* (cf. Ire partie, chap. 3 B).

Elle est l'antistress par excellence et elle entraîne des modifications physiologiques exactement inverses de celles du stress; notamment elle fait baisser la pression sanguine et ralentit le système cardiaque.

• *Certaines plantes* (*Prévention santé,* n° 29).

« Voici des fruits, des fleurs, des feuilles et des branches.

Et puis voici mon cœur qui... »

Et justement pour le ménager en diminuant l'hypertension :

– **L'aubépine :** contre l'hypertension d'origine nerveuse. Mode d'emploi : 50 grammes dans un litre d'eau bouillante. Laisser infuser sans bouillir 10 minutes; trois ou quatre tasses par jour.

– **La reine des prés :** appelée aussi **ulmaire :** 30 grammes de plante dans un litre d'eau bouillante. Laisser infuser sans bouillir 10 minutes; trois ou quatre tasses par jour, de préférence après les repas.

– **De simples pelures de pomme :** avant de peler les pommes il faut les laver à l'eau et les essuyer pour enlever les traces d'insecticides et de pesticides sur la peau. Pulvériser les pelures séchées : 50 grammes pour un litre d'eau bouillante. Laisser infuser sans bouillir 10 minutes, filtrer; cinq à six tasses par jour après les repas.

– **La pâquerette :** que l'on trouve dès Pâques (d'où son nom) dans les champs et toute l'année chez les herboristes : 25 grammes de fleurs et de feuilles de pâquerette dans un litre d'eau bouillante. Laisser infuser sans bouillir 10 minutes; trois à quatre tasses par jour.

– **La feuille d'olivier :** elle dilate les artères; 30 grammes de feuilles dans un demi-litre d'eau bouillante. Laisser infuser sans bouillir 10 minutes; six petites tasses par jour.

– **L'ail** fait baisser la tension.

• *La sympathicothérapie* (cf. IIe partie, II. L'Occident, chap. 2).

« Elle réduit le tonus sympathique et par là dilate les vaisseaux sanguins permettant au sang de s'écouler plus facilement. En même temps elle augmente le tonus parasympathique, ce qui ralentit le rythme cardiaque... Le traitement endonasal a un rôle fondamental dans la régulation de la tension artérielle » (D. Bobin, Président de l'Institut français de sympathicothérapie).

Et, du Dr Marie Leroux : « C'est sans doute la thérapeutique la plus rapide actuellement; quelques secondes ou parfois une seule séance suffisent... Le stylet est introduit dans le nez, puis après un bref attouchement de la zone bien repérée, celui-ci est retiré et c'est terminé. Une médecine qui paraît simple, facile à exécuter par des spécialistes compétents, indolore et efficace, voilà qui a de quoi séduire plus d'un hypertendu. »

Toujours dans le domaine de la réflexologie : l'auriculothérapie est également un traitement intéressant de l'hypertension.

• *L'ostéopathie.*

Pour 80 % des hypertendus, l'ostéopathie va équilibrer elle aussi les systèmes sympathique et parasympathique et va agir sur le foie, etc., donc sur les mécanismes de l'hypertension; à condition bien sûr que l'on ait établi le diagnostic de manière précise; mais elle ne remplace pas, bien sûr, l'ensemble des règles d'hygiène et de diététique que nous avons énumérées ci-dessus.

• La sophrologie, l'hypnose, l'homéopathie, l'acupuncture sont des armes antihypertension. Rappelons que le cobalt est un oligo-élément hypotenseur.

Entre toutes ces méthodes, comment faire le choix? Chaque cas est particulier et le mieux est d'en faire l'essai jusqu'à ce que l'on ait trouvé celle qui convient.

Mais voici deux autres manières valables pour tous de diminuer sa tension :

– *Dormir* un peu plus : un cycle de plus de temps en temps que la quantité dont on a besoin; le sommeil est encore le plus naturel et le meilleur des hypotenseurs.

– *Rire :* exceptionnelle soupape qui « évacue » le stress, principale responsable de l'hypertension; le rire par son action sur le système parasympathique détend; c'est le plus agréable des hypotenseurs et aussi le plus complet car il a une quadruple action musculaire, nerveuse, respiratoire et hormonale (endorphines); son importance est telle vis-à-vis de l'hypertension et même vis-à-vis de son sommeil (cf. Ire partie, chap. 4) et de l'ensemble de sa santé que les médecins devraient bien le prescrire sur la plupart de leurs ordonnances; cela aurait au moins déjà le mérite de faire rire leur patient (sauf les incurables).

Hypertensions sévères

Il faut consulter un médecin et surtout ne jamais pratiquer l'automédication qui en ce domaine plus encore que dans d'autres peut avoir des conséquences graves; et surtout bien poursuivre le traitement prescrit; des études ont montré qu'au bout d'un an, à peine plus d'un hypertendu sur trois suivait correctement son traitement qui est pourtant fort simple; dans aucune autre affection la négligence n'atteint un tel degré; et pourtant votre vie est parfois à ce prix et votre bon sommeil toujours.

Enfin nous voudrions attirer votre attention sur ceci : le mot hypertension est assez mal choisi; en effet beaucoup croient qu'il s'agit d'hypertension nerveuse et s'ils ne se sentent pas excités sur le plan nerveux, ils croient ne pas avoir d'hypertension (artérielle); ce quiproquo extrêmement regrettable est la cause de cette incroyable négligence que l'on constate. Beaucoup d'insomniaques ne sont en réalité que des hypertendus qui s'ignorent.

Les premiers symptômes de l'hypertension

Leur venue et leur répétition peuvent faire suspecter l'hypertension : ce sont surtout des maux de tête fréquents et persistants, des bourdonnements d'oreille, des vertiges, impression de mouches volant devant les yeux, des petites hémorragies des vaisseaux sanguins de l'œil, des saignements de nez... ce peut être un ou plusieurs de ces signes : alors il faut faire vérifier sa tension.

Mais il peut n'y avoir aucun de ces signes et que l'on ait cependant de l'hypertension; c'est pourquoi il est prudent, à partir d'un certain âge (la cinquantaine) de faire prendre sa tension de temps en temps.

CHAPITRE 6

L'hypersomnie

Ce qu'elle est

Un hypersomniaque est quelqu'un qui a des excès de sommeil, qui dort trop, par rapport à ses besoins normaux; c'est le contraire d'un insomniaque. Plusieurs centaines de milliers de personnes en France sont hypersomniaques.

L'intérêt de ce chapitre n'est donc pas secondaire, et ce, d'autant plus que les conséquences de l'hypersomnie sont souvent très gênantes, parfois dramatiques, et toujours plus importantes qu'on ne le croit.

Ce qu'elle n'est pas

Attention!

Il ne faut pas confondre l'hypersomniaque avec le « gros dormeur » qui a besoin de plus de sommeil que les autres (de même qu'il y a les « gros mangeurs »), tels :

Henri Poincaré (10 heures par 24 heures).

Albert Einstein (12 heures par 24 heures).

Les gros dormeurs sont généralement des personnes qui fournissent des efforts intenses, soit intellectuels, soit physiques de manière régulière : les grands sportifs, les conducteurs de poids lourds, les écrivains, les savants, etc. Leurs muscles ou leur cerveau travaillent huit ou dix heures de suite.

Dormir longtemps, habituellement, n'est donc pas forcément pathologique et certains d'entre nous ont réellement besoin de plus d'heures de sommeil sans que l'on sache d'ailleurs encore exactement pourquoi.

Ne sont pas non plus hypersomniaques les hommes d'affaires surmenés qui s'assoupissent pendant qu'ils jouent au bridge ou leur épouse qu'endort le bavardage sans intérêt de leur voisine de canapé; il en est de même de tous ceux qui, nombreux, en fin de semaine, dorment quelquefois douze heures ou plus d'affilée pour récupérer leur sommeil en retard; il en résulte d'ailleurs un petit mal pernicieux dû à ce « trop de sommeil d'une seule traite » et aussi au décalage horaire : le spleen du lundi.

Il peut y avoir une somnolence diurne due par exemple à la sénilité, mais ce n'est pas vraiment du sommeil et ce n'est pas de l'hypersomnie.

On ne doit pas non plus confondre l'hypersomnie avec le cas de ceux qui ont un nombre d'heures tout à fait dans les normes, et même normales pour eux, mais qui dorment à des heures considérées comme anormales : tels ceux qui ont de gros problèmes d'endormissement avec une énorme latence de cet endormissement; ayant dû écourter leur sommeil par suite de leurs obligations, ils s'endorment dans la journée; les couche-tard qui doivent se lever tôt sont dans la même situation.

D'une manière générale ceux, et ils sont nombreux, qui ont un sommeil insuffisant la nuit : en durée, en profondeur ou en qualité sont, dans la journée, soit dans un état constant de « mal réveillé », soit subissent des accès de sommeil quasi irrésistibles, après les repas par exemple.

Les hypersomnies

Il y a un assez grand nombre de formes d'hypersomnie.

L'hypersomniaque est mal accepté par les autres : pour eux, c'est automatiquement un paresseux ou un fêtard dont on se demande « où et à quoi il peut bien passer ses nuits »; à l'école, au travail on ne tolère pas ceux qui s'endorment sur leur pupitre, leur bureau ou leur établi.

Pourtant l'hypersomniaque est en réalité un malade; voici un exemple type d'hypersomnie (*Les secrets du sommeil,* d'Alexandre Borbely, Éd. Belfond) :

« S. souffre durant la journée d'une tendance irrésistible à s'assoupir. Dès son enfance déjà, il avait le plus grand mal à se réveiller et devait être énergiquement secoué pendant plusieurs minutes avant de se décider à sortir du lit.

« Les réveille-matin ordinaires se montrant inefficaces, il s'en fabriqua un particulièrement bruyant. Sa sonnerie réveillait tout le monde dans la maison, sauf lui.

« Quand il avait enfin réussi l'exploit de se lever, il pouvait s'habiller et préparer son petit déjeuner mais n'en continuait pas moins à tituber une bonne heure durant en s'épuisant à garder les yeux grands ouverts. Cet état de torpeur persistait tout le long du jour. Bien qu'il eût coutume de faire une longue sieste il ne se sentait pas plus reposé dans l'après-midi. Toutes ces indications révélèrent que S. souffrait d'hypersomnie, trouble dont les causes nous échappent encore. C'est l'équilibre entre système de veille et système de sommeil qui semble perturbé. »

L'hypersomnie présente parfois un caractère héréditaire et dans ce cas elle peut apparaître de façon précoce dès l'enfance; mais parfois aussi plus tardivement entre vingt et trente ans. Mais l'hypersomnie des enfants, bien qu'il y ait intérêt à la traiter le plus tôt possible, passe assez souvent inaperçue parce qu'elle arrange plutôt les parents; quand elle n'est pas trop prononcée, l'abondance de sommeil alarme moins que le manque; de plus, certains parents considèrent encore que leur enfant bénéficie ainsi d'un privilège par rapport aux autres et qui lui assurera une meilleure santé et une plus grande forme.

Enfin ils mettent sur le compte d'un mauvais sommeil, ou d'un mauvais réveil, le fait que leur enfant mette toute la matinée à émerger; certains même ne s'inquiètent pas de ce qu'il ne commence à s'éveiller réellement que le soir.

En réalité, c'est une grande anomalie et même si on améliore le sommeil de la nuit ou l'éveil, elle demeure; c'est le syndrome que M. Jouvet désigne par **« l'a-éveil »** et que les psychiatres appellent **« psychasthénie » :** c'est une remise en marche beaucoup trop lente de leur système d'éveil et qui les rend quelquefois apathiques, sans volonté une grande partie de la journée : ils dorment pendant les classes du matin.

Si on n'agit pas, cette hypersomnie va persister pendant des années, parfois même jusqu'à la vieillesse.

L'hypersomnie peut parfois se traduire par un sommeil pris d'une seule traite et beaucoup trop longtemps : si l'on réveille le dormeur au bout de par exemple dix ou onze heures de sommeil et qu'on le force à se lever, il ne parvient pas à coordonner les gestes les plus élémentaires pendant au moins une heure. Cet état a été appelé « l'ivresse du sommeil »; et si on le laisse seul, il va aller se recoucher et dormir encore plusieurs heures.

Mais habituellement, si elle comporte toujours cette phase de réveil difficile, l'hypersomnie est plutôt un état de sous-éveil dans la journée avec accès de sommeil et tendance à s'endormir partout.

Nous verrons une forme particulière d'hypersomnie, la narcolepsie, heureusement assez rare. Mais dans sa forme classique, l'hypersomniaque, en faisant un effort, peut résister un certain temps au sommeil qui le gagne; celui-ci arrive de façon progressive, dure assez longtemps mais pas très fréquemment dans la journée et ce sommeil est **« vide de rêves ».**

L'hypersomnie comprend tous les degrés, depuis la forme bénigne, où il faut plusieurs années avant qu'on ne la détecte, jusqu'au stade où l'hypersomniaque dort presque jour et nuit ne se réveillant que pour manger; elle peut même aller jusqu'à une léthargie qui se rapproche presque du coma.

Les neurologues ont d'ailleurs établi toute une échelle des hypersomnies.

Il y a aussi les hypersomniaques permanents et ceux qui n'en souffrent que sporadiquement tous les trois à six mois par exemple.

Les femmes enceintes (surtout au début de leur grossesse) sont parfois sujettes à l'hypersomnie mais ce sommeil anormal doit alors être considéré comme normal : l'enfant prend sa vie de celle de sa mère et c'est la perte d'énergie qui en résulte qui provoque ce phénomène.

Mais le signe classique de l'hypersomnie est celui-ci : « Le matin on a des difficultés à reprendre contact avec le réel; au moment du réveil, on est abattu, isolé comme par un brouillard épais... et dans la journée on doit céder à un sommeil qui submerge n'importe quand, n'importe où... Ces sujets que l'hypersomnie frappe n'y trouvent aucun bonheur, aucune impression agréable; ils se plaignent au contraire de ne traverser qu'un repos lourd... une narcose en quelque sorte » (P. Passouant, *Le sommeil, un tiers de notre vie,* Éd. Stock, 1976).

Tout est susceptible d'endormir un hypersomniaque dans la journée : le silence, le bruit régulier ou ronronnant, le métro ou le train, la télévision ou le cinéma, la chaleur ou le froid, la digestion, la musique, etc.

Les causes de l'hypersomnie

L'hypersomnie, comme l'insomnie, constitue un signal d'alarme; mais avant d'aller chercher une cause physique, mieux vaut, comme pour les insomnies, vérifier s'il n'y a pas une cause psychologique et particulièrement une cause affective.

L'hypersomnie peut en effet être une réaction de défense, une sorte de barrière de protection, de rempart même que l'on dresse entre un monde que l'on croit hostile et soi : c'est la fonction-refuge du sommeil...

Le Dr C. Paupst cite l'exemple d'une jeune fille qui avait « choisi » l'hypersomnie comme moyen d'oublier les disputes de ses parents en train de divorcer.

Un traumatisme affectif, comme par exemple un chagrin d'amour, peut pousser vers « l'oreiller-oubli » (Dr H. Lérat); ou un état d'anxiété dû a de gros soucis, ou la peur de « ne pas y arriver », la fuite des responsabilités, ceux qui ne « s'assument pas »; tout ce qui chez la plupart des autres engendrerait plutôt une insomnie; le sommeil est leur drogue.

Gay Gaer Luce (*L'insomnie,* Éd. Fayard, 1979) cite l'exemple « de cette jeune femme qui avait le plus grand mal à se lever le matin. Elle avait toujours été arrachée à son lit par des parents inflexibles qui tenaient à ce qu'elle aille en classe. Il lui arrivait quand on la soignait de s'endormir au milieu d'une phrase lorsqu'elle jugeait trop forte la pression que l'on exerçait sur elle ».

L'inverse, c'est-à-dire l'ennui, la monotonie, l'absence d'événements importants, intéressants, stimulants, de stress, la retraite, la solitude peuvent aussi provoquer l'hypersomnie; dans ces cas, elle sera provisoire comme elle l'est quand elle est due à un « coup » de fatigue, un nouvel emploi...

L'hypersomnie peut être aussi la conséquence d'absence d'activité physique par manque d'oxygénation ou au contraire un excès : soit en semaine, une journée de travail suivie de plusieurs heures d'exercice ou un week-end trop sportif. Il y a aussi parfois des causes externes à l'hypersomnie, par exemple : les endroits où l'on respire un excès d'oxyde de carbone, ou dans une cuisine : des produits d'entretien, ou certains espaces trop clos, étroits, sombres, surchauffés, renforcent la tendance léthargique. Il en est de même de certaines musiques « soporifiques » ou de certains... orateurs.

Mais au-delà de ces cas, l'hypersomnie est assez souvent le symptôme majeur d'un certain nombre d'affections dont certaines sont encore mal connues.

Mais d'autres le sont, telles : l'urémie, le diabète s'il s'accompagne d'azotémie élevée et d'acidose; une augmentation de la pression intracrânienne, tumeur au cerveau, ramollissement cérébral, traumatisme crânien...

L'hypersomnie peut accompagner certaines maladies infectieuses et de nombreuses affections qui touchent le système nerveux central : méningites tuberculeuses, encéphalites, polyomyélite, hépatite virale...; et aussi typhoïde, emphysèmes, bronchites chroniques, insuffisance rénale, les grandes insuffisances hépatiques, insuffisances hormonales, vésiculaires, paresse digestive, troubles de la thyroïde, athérosclérose...

L'hypersomnie peut aussi indiquer un début de dépression nerveuse. « J'ai constaté une hypersomnie chez la plupart des patients atteints de dépression névrotique ou légère et souvent chez les maniaco-dépressifs.

« La dépression se caractérise habituellement par une tendance à un besoin accru de sommeil lent et de sommeil paradoxal, ce qui est conforme à une exagération des observations sur les gros dormeurs qui étaient en fait souvent légèrement déprimés » (*Les Fonctions du sommeil,* E. Hartmann, Éd. Dessart et Mardaga, Bruxelles).

Mais l'hypersomnie peut aussi être une maladie en elle-même, d'origine inconnue, qui s'installe progressivement; il faut savoir aussi que la hantise de l'insomnie peut déclencher l'hypersomnie médicamenteuse : par abus des hypnotiques, tranquillisants, sédatifs, analgésiques, dépresseurs (contre l'hypertension); il en est de même de certains anticonvulsifs, antihistaminiques, décontractants musculaires...

De même l'abus de stimulants (quelquefois pour la faire

disparaître), excitants (amphétamines) et même le tabac, le café, l'alcool...

L'accoutumance s'installe, et on se met à utiliser des doses de plus en plus fortes pour demeurer alerte : quand les effets de ces produits s'estompent, on ressent quelquefois une très forte envie de dormir.

L'hypersomnie peut résulter aussi d'un déséquilbre de la nutrition (provoquant une prise de poids).

Les conséquences de l'hypersomnie

« Dormir au-delà de vos besoins est presque aussi nocif que l'inverse ». (*La Révolution du sommeil,* Éd. R. Laffont).

« Le sommeil que l'on pourrait qualifier de " sommeil de luxe " même s'il est involontaire est préjudiciable à notre santé ». (Marianne Kohler).

Il alourdit physiquement et mentalement; il avachit, il abrutit. On sait aussi que les fonctions d'élimination deviennent paresseuses : l'organisme alors s'encrasse, ce qui augmente l'engourdissement par accumulation des déchets.

Le syndrome « trop de sommeil » se traduit par un mélange de fatigue, de déprime et souvent de « maux de tête ». On est à plat, sans ressort et de mauvaise humeur (d'ailleurs on sait, par des mesures, que les humeurs sont perturbées).

« Un excès de sommeil n'est pas réparateur, bien au contraire, il diminue la vigilance et les facultés intellectuelles » (Dr John M. Taub), car l'activité cérébrale se ralentit.

A trop dormir, d'autres rythmes physiologiques se dérèglent, les fonctions neurovégétatives (telles celles du cœur, des poumons) deviennent indolentes, une baisse de la tension artérielle et des troubles du système nerveux apparaissent.

D'une manière générale, l'organisme s'affaiblit.

Tout cela constitue un sérieux handicap dans la vie personnelle, familiale, professionnelle, sociale...

Hypersomnie et maladies coronariennes

Une étude américaine d'environ 800 000 sujets, hommes et femmes, a montré que les personnes qui avaient déclaré dormir plus de dix heures par nuit avaient été environ deux fois plus atteinte de maladies coronariennes que celles qui ne dormaient que sept heures; il ne faut pas en conclure que trop dormir provoque ces maladies. En réalité, cette « hypersomnie » et ces maladies résultent toutes les deux de l'*athérosclérose :* définition (du grec *athera :* bouillie et *scleros :* dur, fibreux) : accumulation de dépôt dans les artères avec modification de leur paroi.

Que faire

Nous venons de constater qu'il peut y avoir à l'hypersomnie un grand nombre de causes très diverses; la première étape est bien sûr d'en chercher la cause pour essayer de la supprimer; dans la plupart des cas d'ailleurs elle est due, comme l'insomnie, à une « constellation » de causes, c'est-à-dire à la concomitance d'un certain nombre de causes dont l'effet cumulatif la provoque, avec une cause principale et une cause déclenchante.

La guérison de certains hypersomniaques relève du psychothérapeute; pour d'autres, ce sera un médecin généraliste ou un spécialiste.

Pour les cas d'hypersomnie dont la cause est extérieure, une fois décelée, c'est à l'hypersomniaque lui-même d'agir.

D'une manière générale, surtout quand la cause dominante est psychique et sauf dans le cas de cause physique précise et grave, on peut détourner quelqu'un de son hypersomnie en lui créant un (ou plusieurs éventuellement) pôle d'intérêt qui va le passionner; l'enthousiasme pour quelque chose est encore le meilleur remède contre l'hypersomnie (et aussi contre beaucoup d'autres problèmes tels la fatigue, le manque de dynanisme, etc.)

Cela peut se faire en changeant de travail pour un plus intéressant mais ce n'est pas toujours possible; alors il faut trouver quelque chose hors de sa profession. Gay Gaer Luce nous dit : « Si vous avez une occupation qui vous émoustille, l'adrénaline va couler à flot en vous (substance de l'éveil) et vous restez alerte. »

Il est important que l'hypersomniaque soit entouré, soutenu, conseillé pour s'en sortir plus vite et mieux.

L'acupuncture est un traitement intéressant de l'hypersomnie.

Les cas particuliers

La narcolepsie

Elle fut décrite par le psychiatre français Gélineau en 1880; c'est lui qui inventa ce mot de narcolepsie que l'on appelle parfois aussi « syndrome de Gélineau ».

Elle est un trouble de l'état de veille qui se caractérise par des crises de sommeil soudaines et irrésistibles dans la journée, généralement de courtes durées (de quelques secondes à quelques minutes); au bout de cette durée, le sujet se réveille, également brusquement, et reprend son activité ou la conversation exactement où il l'avait interrompue.

Ces accès de sommeil peuvent apparaître en tous lieux, à tout moment, en toutes circonstances; citons quelques cas assez curieux :

A Palavas, près de Montpellier, un pêcheur, dès qu'il voyait du poisson dans ses filets s'effondrait endormi dans sa barque; de même un chasseur dès qu'il s'apprêtait à tirer; on cite aussi le cas d'un cueilleur de champignons qui était terrassé par le sommeil à la vue d'un cèpe.

Car ce sont souvent des émotions violentes, la colère, la peur, le rire, qui provoquent ces crises; nous avons cité, dans *La Révolution du sommeil,* le cas de Napoléon tombant profondément endormi lors de sa première défaite (sommeil-refuge).

Mais elle peut se déclencher aussi sans raison apparente :

« Une secrétaire trouvait parfois étrange l'attitude de son patron : quand il était en train de dicter une lettre, il s'endormait tout d'un coup, mystérieusement pour ne se réveiller que plusieurs secondes plus tard » (Gay Gaer Luce).

Certains narcoleptiques « tombent » de sommeil étant à bicyclette ou pendant l'acte sexuel; on cite le cas d'un médecin s'endormant sur le lit des malades lors de ses visites à l'hôpital.

« Le récit le plus extraordinaire que j'aie jamais entendu fut celui d'une femme atteinte de narcolepsie qui me raconta s'être une fois endormie sous l'eau en faisant de la plongée sous-marine à six mètres de profondeur » (W. Dement, *Dormir-rêver,* Éd. du Seuil).

Quelquefois ce sommeil s'accompagne de cataplexie : chute du tonus musculaire pouvant aller jusqu'à la paralysie complète (notons que cette cataplexie peut aussi se manifester sans sommeil); la personne alors s'affaisse, tombe « en gelée ». On a l'impression qu'elle est prise d'une syncope mais on sait maintenant qu'en réalité elle est entrée directement en sommeil paradoxal; ce n'est donc pas un simple assoupissement, elle dort profondément.

D'ailleurs à l'inverse de tous les autres dormeurs, un narcoleptique s'endort directement la nuit en sommeil paradoxal qui est normalement la tranche de sommeil qui termine chaque cycle et donc ne survient qu'au bout de quatre-vingt-dix minutes environ. C'est pendant ce type de sommeil qu'a lieu principalement le rêve et les tranches de sommeil du narcoleptique pendant la journée (et contrairement à celles des autres hypersomniaques) sont peuplées de rêves, et même sont un véritable **« concentré de rêve »** (*Confrontations psychiatriques,* nº 15, 1977), avec des rêves-cauchemars souvent très pénibles.

La narcolepsie apparaît généralement dès l'adolescence ou chez des adultes jeunes (entre quinze et vingt-cinq ans). On ne l'observe guère avant quinze ans et avec l'âge elle semble diminuer; on en décèle quelquefois certains symptômes dès l'enfance et il y a alors intérêt à la traiter le plus tôt possible car le dépistage précoce est essentiel.

La narcolepsie rend souvent la vie sociale très difficile et beaucoup de choses sont interdites au narcoleptique.

On cite le cas d'un pompier qui s'est endormi tandis qu'il était sur une échelle accolée à un bâtiment en feu; il y a ceux qui s'endorment au volant et se retrouvent soudain aveugles (on devient aveugle dès que l'on s'endort même si on garde les yeux ouverts) et paralysés. Sur la route, les narcoleptiques sont encore plus dangereux que les alcooliques.

« Il n'y a aucun doute quant au danger que réprésentent les hypersomnolents sur la route et on peut s'étonner que ces troubles soient si peu considérés alors qu'ils constituent un facteur si important d'accident.

« Une statistique américaine estime par exemple qu'en 1968, il y a eu deux fois plus de morts à cause des troubles du sommeil qu'à cause de l'alcoolisme... En France, sur vingt narcoleptiques examinés qui tous conduisaient un véhicule : deux seulement avaient abandonné la conduite d'une automobile en raison d'endormissements répétés au volant. Tous les autres continuaient à conduire bien qu'ils aient reconnu s'être retrouvés avec leur voiture dans un ravin, sur le trottoir ou sur le côté gauche de la route... la conclusion de cette enquête est **un cri d'alarme.** » (Dr E. Schuller, *Les insomnies et le sommeil,* Éd. Robert Laffont, 1976); mais peut-être ce cri restera une fois encore **« vox clamans in deserto ».**

Beaucoup de narcoleptiques vivent dans l'anxiété d'une chute, d'un comportement dangereux (certains se sont endormis lorsqu'ils traversaient une rue en voyant arriver une voiture); quand le nombre d'attaques par jour est important, toute vie normale est impossible.

Des études effectuées à Stanford en Californie (W. Dement et ses collaborateurs) montrent que la narcolepsie frappe dans le monde environ une personne sur mille; ces études ont confirmé qu'elle peut être héréditaire : cinq individus sur cent dans une famille où un narcoleptique a été repéré (soit cinquante fois plus que la moyenne).

Ce qu'il faut savoir aussi c'est que, contrairement à l'opinion courante, l'accès narcoleptique ne survient pas d'emblée sur un sujet en plein éveil.

Guilleminaut constate, après une étude portant sur 180 sujets : « La majorité de ces malades ont un niveau de vigilance abaissé par rapport à un individu normal.

« C'est une hypovigilance diurne beaucoup plus que les accès qui handicapent le sujet : retard scolaire, chômage, échec conjugal sont les lots fréquents de ces endormis permanents » (*Confrontations psychiatriques,* n° 15, 1977).

Pour la plupart des cas, l'état de narcolepsie perturbe non seulement l'état de veille mais aussi le sommeil nocturne :

« Jusqu'à présent, il n'existe pas de moyen de guérir les narcoleptiques et aucune rémission complète n'a jamais été constatée. » Car les spécialistes du sommeil ne connaissent pas la cause spécifique de la narcolepsie. « Un groupe de médicaments, les antidépressifs tricycliques, parvient en général à maîtriser effectivement la cataplexie. » Mais ils ont deux effets secondaires très gênants : ils accroissent la somnolence entre les crises et créent l'impuissance sexuelle.

« Le métylphénidate, stimulant non amphétamine, peut être

prescrit pour diminuer les accès de sommeil. » (Ces citations sont de W. Dement). Mais le métylphénidate provoque la nervosité, aggrave l'insomnie et peut provoquer une dépendance.

Les succédanés des amphétamines, anorexiques, psychostimulants sont incomplètement efficaces sur les accès de sommeil et la somnolence. Même si les narcoleptiques essaient de dormir plus la nuit, cela ne change rien. S'ils emploient les amphétamines dans la journée pour rester éveillés, celles-ci ont pour effet de diminuer le sommeil paradoxal dont on connaît l'importance pour la réparation psychique; or des mesures ont montré que certains narcoleptiques avaient déjà moins de sommeil paradoxal la nuit que la normale; ce dont ils auraient sans doute le plus besoin, au contraire, serait plutôt un médicament qui accroisse ce sommeil paradoxal.

Le repos, l'obscurité, l'ardeur du soleil, un effort d'attention précipitent l'apparition de la crise de sommeil. Un des moyens de défense du narcoleptique, le meilleur, le plus usité, est de marcher activement, de bouger; il semble également que la position assise favorise l'endormissement tandis que la position debout la retarde.

Un spécialiste affirme que les médicaments actuellement proposés peuvent être diminués par des tranches de sommeil espacées dans la journée et d'autant plus fréquentes que les accès de sommeil le sont aussi; le simple fait de fermer les yeux quelques minutes peut prévenir une crise de sommeil; l'avantage est aussi que l'on choisit son moment tandis que la crise survient de manière inopinée et quelquefois à un très mauvais moment.

Dans la narcolepsie **« douce » :** des heures de coucher régulières et un éveil spontané à la fin du dernier cycle (et non en l'interrompant) seront très bénéfiques; notons que certains psychiatres disent avoir guéri des narcolepsies sévères par une psychothérapie.

Le syndrome de Pickwick

Son nom vient du fameux Joë du roman : *Les Aventures de Monsieur Pickwick,* de Charles Dickens; Joë, serviteur obèse dont la principale occupation était de dormir en allant faire ses courses, et de ronfler en servant à table; on le gardait parce que c'était une grande curiosité.

Chez certains obèses, la respiration est si réduite qu'ils ne parviennent pas à expirer le gaz carbonique malgré une accélération de leur rythme respiratoire.

Nous avons vu (Ire partie, chap. 5, « Le dormeur champion ») que l'augmentation du taux de gaz carbonique dans le sang était soporifique; de plus, après s'être endormis, ils ont des arrêts respiratoires : d'où ronflement et augmentation de la somnolence. Leur sommeil de la nuit est perturbé : diminution du sommeil profond, très profond, paradoxal, et aussi de fréquents réveils, mouvements et soubresauts; tout cela aggrave encore la somnolence diurne.

Les « Pickwickiens » sont des ronfleurs « champions »; le traitement consiste à les faire maigrir et parfois à leur donner aussi des stimulants mais cela ne suffit pas toujours; en leur réapprenant à respirer, ils sont grandement soulagés.

Le syndrome de Kleine (Allemand, 1925)-**Levin** (Américain, 1929)

Il est encore plus curieux que le précédent mais plus rare; il affecte des sujets jeunes (quinze à trente ans) de sexe masculin (très peu les femmes) qui présentent périodiquement des crises de faim insatiable (quelquefois remplacée par une soif insatiable) et qui peut les faire grossir de dix kilos en deux à trois semaines, une très forte hypersomnie avec irritabilité et aussi une « faim » sexuelle débridée : ils sont très entreprenants avec leur soignantes quand ils sont réveillés, bien que pendant leurs brèves périodes d'éveil, ils soient engourdis, prononçant des paroles incohérentes entrecoupées de nombreux bâillements et ne s'éveillant que pour manger.

Ces crises durent de quelques jours à six semaines entre lesquelles le sujet est normal; après quelques années, il y a une amélioration spontanée.

La maladie du sommeil

La plus connue est celle transmise par la **mouche Tsé-tsé :** des microorganismes (les trypanosomes) logés dans les pattes de l'insecte s'infiltrent dans l'organisme humain.

Elle n'affecte que l'Afrique (surtout l'Afrique tropicale :) il y a 10 000 nouveaux cas qui se déclarent chaque année. Elle n'est guérissable que si on la prend à ses débuts. Les premiers symptômes sont des accès intermittents de fièvre, des maux de tête et un amaigrissement assez rapide.

Les troubles du sommeil n'apparaissent qu'au bout de quatre à cinq mois : dérèglement du sommeil nocturne et accès de sommeil dans la journée qui vont en augmentant; puis des hallucinations visuelles et auditives.

La maladie évolue sur deux ou trois ans et elle aboutit au coma, puis à la mort, en passant par l'état de démence.

CHAPITRE 7

Les décalages horaires

On est en décalage horaire quand on doit être éveillé, dormir ou travailler, à des heures décalées par rapport à ses heures habituelles c'est-à-dire celles sur lesquelles les horloges biologiques qui gouvernent nos différentes fonctions sont « calées ».

Alors on oblige ainsi ces horloges à se décaler et pendant un certain temps les fonctions telles, par exemple celles du système digestif, hormonal, du métabolisme fondamental, du sommeil sont détraquées.

Certains de ces inconvénients sont plutôt amusants : que l'on tourne à gauche en pensant : je vais tourner à droite; que l'on appuie sur le bouton « montée » de l'ascenseur pour descendre; mais ce peut être extrêmement dramatique : le plus gros incident, qui aurait pu tourner à la catastrophe, dans une centrale atomique, celui de Three Miles Island aux U.S.A. fut le résultat d'erreurs commises à 4 heures du matin par des ouvriers qui changeaient d'équipe chaque semaine. Entre ces deux extrêmes, les décalages horaires provoquent toutes sortes de troubles souvent très gênants et terriblement éprouvants s'ils se répètent comme c'est le cas dans certaines professions.

A. NOUS SOMMES TOUS EN DÉCALAGE HORAIRE DEUX FOIS PAR AN

Et chaque fois pendant un mois environ. En septembre, comme dans beaucoup d'autres pays européens, en France nous devons retarder nos pendules d'une heure; nous retrouvons ainsi comme chaque année depuis 1976 l'heure dite **« d'hiver »**. Ce changement d'heure est la conséquence de l'avancement, d'une heure également, des pendules vers la fin mars dans ces mêmes temps européens qui ont décidé d'adopter depuis cette date et pendant plusieurs mois l'heure dite **« d'été »**.

Or cette heure d'été est en réalité en France en avance de deux heures sur l'heure solaire et nous vivons cinq mois par an à l'heure de Moscou ou d'Ankara...

Nos pendules intérieures sont déréglées

L'inconvénient principal certes passager, mais qui affecte tout le monde, de ces deux changements d'heure est leur brutalité; il faudrait pour l'éviter, mais malheureusement c'est irréalisable, étaler chaque changement sur un mois à raison de deux minutes chaque jour. On pourrait aussi, mais ce n'est guère plus facile, commencer à décaler ses horaires progressivement quelques jours avant ces changements; faute de pouvoir réaliser cela, nous subissons un décalage horaire identique à celui que subissent ceux qui franchissent rapidement en avion des fuseaux horaires.

Ce décalage n'est que de une heure mais il est suffisant pour dérégler nos pendules intérieures.

La chronobiologie qui a fait depuis une dizaine d'années beaucoup de progrès nous apprend que toutes nos fonctions sont sous la dépendance d'horloges biologiques internes engendrant des cycles dont la période peut être très longue : cycle de sept ans de renouvellement de nos cellules ou cycle des saisons, ou très courte : celle des pulsations électriques émises par notre cerveau (trente à quarante par seconde en éveil actif); entre les deux se situe un cycle très important pour nous, habitants de la planète Terre : le cycle circadien (vingt-quatre heures).

Nous avons (dans la Ire partie, chap. 1 A) attiré votre attention sur l'importance du respect de ces cycles, et notamment celui de vingt-quatre heures, en particulier pour notre sommeil.

C'est ce dernier cycle qui est concerné par ces changements d'heure; il est synchronisé par les donneurs de temps (Zeitgebers) qui sont l'alternance jour-nuit de la lumière et de l'obscurité et de la chaleur due à la présence de notre étoile : le Soleil; et aussi les repères sociaux : heures de début et de fin du travail, de l'école, des repas, des programmes de télévision, etc.

En changeant d'heure, on change tous ces repères et nos pendules intérieures (et donc toutes les fonctions qu'elles commandent) sont obligées de se décaler; or il faut savoir qu'elles ne peuvent rattraper ce décalage soudain, du jour au lendemain, mais seulement progressivement; de plus, ce qui complique le problème et en aggrave les conséquences est que la vitesse de rattrapage est différente suivant les fonctions. A titre d'exemple : pour les fonctions digestives, c'est un ou deux jours, pour le rythme cardiaque c'est presque une semaine et pour le sommeil ce peut être deux jours ou deux semaines suivant les individus. Certaines personnes sont beaucoup plus sensibles que d'autres à ce stress de l'organisme, mais pendant cette période intermédiaire, pour tous, à des degrés divers : « ça ne tourne pas rond », on est en déphasage, en dysharmonie avec ses propres rythmes intérieurs.

D'une manière générale, les femmes y sont plus sensibles que les hommes, les enfants et les personnes âgées aussi, ainsi que les personnes malades, fragiles, fatiguées.

Pourquoi ces changements d'heure

On gagne une heure de soleil à partir de fin mars, en fin de journée; il en résulte des économies d'éclairage et donc d'énergie. Économie doublement précieuse car l'énergie est chère et de plus payée en devises car en partie importée. Cette économie est difficile à chiffrer mais elle serait d'un peu plus de 1 % de la consommation annuelle; certains contestent d'ailleurs ce chiffre car il correspond à l'ordre de grandeur de la marge d'erreur inévitable lorsque l'on veut évaluer la consommation annuelle.

Les autres inconvénients

Dans certains pays comme la France, il semble que ces changements soient assez bien acceptés; il y a eu cependant des pétitions pour leur suppression et même une demande de référendum mais ils le sont moins dans d'autres pays comme la Suisse, l'Autriche, la République démocratique allemande.

Quand on est en vacances, on peut bronzer plus longtemps et mieux profiter des longues soirées de clarté; et pour ceux qui travaillent, cela équivaut à sortir une heure plus tôt de leur bureau, de leur atelier ou de leur magasin, d'où plus de temps pour les loisirs à l'air libre. Plus généralement, les « couche-tard » y trouvent leur compte.

Par contre, ceux qui doivent se lever tôt, par obligation professionnelle par exemple, sont défavorisés : « on nous vole des heures de sommeil », disent-ils. Se lever à 6 heures du matin, c'est se lever à 4 heures, heure solaire. Il fait nuit, froid, humide, brumeux à la campagne.

Ce sont les enfants qui sont le plus touchés et de nombreuses observations depuis près de dix ans, de médecins, d'enseignants, de parents aboutissent à la même conclusion : à cause de ce décalage, les enfants ont du mal à aller au lit (il fait jour) et à se lever le matin (il fait nuit); ils sont fatigués ou agressifs dans la journée et le rendement scolaire baisse nettement.

L'heure folle

A Brest par exemple, qui est à moins vingt minutes par rapport à l'heure du méridien de Greenwich, un écolier qui se lève à 7 heures, se lève en réalité à 4 h 40 du matin (heure solaire).

« Des personnes hospitalisées ou en maison de retraite déplorent ces heures aussi peu naturelles : réveil et petit déjeuner à 7 heures (5 heures au soleil), déjeuner à 11 h 30 (9 h 30 au soleil), dîner à 18 heures (16 heures au soleil), fermeture des volets à 19 heures (17 heures au soleil) » (*L'Impatient,* n° 61).

Les éleveurs constatent que les animaux, par exemple les vaches pour la traite, refusent de suivre cette heure assez antibiologique et qu'ils appellent « l'heure folle ».

Le retour en septembre à l'heure d'hiver et qui raccourcit nos journées n'est qu'un retour à une heure solaire plus normale; de plus ce changement est plus facile à supporter que celui de fin mars car notre organisme retarde plus aisément ses pendules qu'il ne les avance; c'est pour cette même raison que les décalages horaires sont mieux supportés quand on va vers l'ouest que vers l'est.

Notons enfin que des suggestions ont été faites, par exemple celle de ne plus changer l'heure mais seulement quelques horaires tels ceux du travail en été, et qui pourraient enfin réaliser l'unanimité dans tous les pays européens.

Ainsi, on ne chercherait plus « midi à quatorze heures »; et puis la santé (et le sommeil) de chacun de nous, et en particulier de nos enfants, ne vaut-elle pas quelques barils de pétrole.

B. LE TRAVAIL POSTÉ

On peut être en décalage horaire sans voyager : c'est le cas des « travailleurs postés » ainsi appelés parce que leur travail, correspondant presque toujours à une activité à « feu continu », 24 heures sur 24, est réparti en trois postes de 8 heures chacun avec en général changement de poste chaque semaine. Si nous leur consacrons une grande partie de ce chapitre, c'est parce qu'ils sont très nombreux en France : plus de deux millions et que leur nombre augmente; le recours au travail posté est en effet, contrairement à ce que l'on croit, en progression continue dans la plupart des pays et notamment en France.

Actuellement, en France, il représente donc une proportion non négligeable des actifs : hôpitaux, usines, P.T.T., S.N.C.F., informatique, etc., et parmi eux presque un million pratiquent le travail posté en continu, c'est-à-dire (mis à part leurs jours de repos) tous les jours y compris dimanche et fêtes. Plus de cinq millions de Français sont concernés directement par ce problème en tenant compte des conjoints et des enfants, soit environ un Français sur dix.

Voici un cas typique :

« Ali travaille comme ouvrier spécialisé sur un chantier. C'est un " dur ", il n'a jamais froid, n'est jamais fatigué. Sa fierté est d'être un des seuls de la " boîte " à savoir souder sous argon.

« Il est sur le point de quitter son poste pour déjeuner lorsqu'on lui apprend que son collègue de l'après-midi est malade et ne viendra pas. Après un bref entretien avec le chef, il accepte ce remplacement au pied levé. Vers 10 heures on rit dans l'équipe : Ali habituellement réservé, chante à pleins poumons, tout en travaillant. Vers 18 heures, c'est l'inquiétude : Ali vole des tubes au " métallier " et se met à les souder en forme de sculptures abstraites " pour faire joli comme à Beaubourg ". Il distribue l'argent qu'il a sur lui à ceux qui l'entourent et les embrasse. Le médecin arrive sur le chantier. Ali ne boit jamais d'alcool et dehors il fait sombre. Il ne s'agit ni d'une ivresse ni d'une insolation. Le soir, au service de garde de l'hôpital, on évoque un " accès maniaque "; mais le psychiatre prend le temps d'interroger l'entourage sur les horaires de travail du patient. Ali fait les trois-huit mais change d'équipe chaque semaine; chaque semaine, il doit se resynchroniser. La veille son collègue avait deux heures de retard et Ali avait dû l'attendre. Le jour de " l'accès maniaque ", le travail ininterrompu, harassant avait duré 16 heures alors que la nuit précédente le sommeil n'avait pas été possible.

« Toute personne qui dans sa vie a passé examens ou concours a connu dans son entourage de telles défaillances spectaculaires provoquées par le bouleversement des rythmes; défaillances parfois impressionnantes » (*Comprendre notre cerveau,* professeur J.-M. Robert, Éd. du Seuil).

Nous allons parcourir rapidement les perturbations principales engendrées par le travail posté avant d'examiner les suggestions qui pourraient en atténuer les conséquences et qui constitueront la partie le plus intéressante.

INCONVÉNIENTS DU TRAVAIL POSTÉ

A. C'est la santé qui est la plus affectée soit directement, soit indirectement par la désynchronisation forcée et quasi permanente de l'organisme par rapport à ses rythmes intérieurs naturels; le plus souvent en effet, à peine a-t-on eu le temps de commencer à « recaler » ses pendules qu'il faut les redécaler dans l'autre sens.

Des expériences ont été réalisées sur des animaux, par exemple celle du Dr Janet Harker de la « Cambridge University »; on les a obligés à vivre à des rythmes qui ne leur convenaient pas et à contre-rythme. Ils sont tombés malades et même sont morts très rapidement.

L'Humain est plus résistant, mais sa santé en « prend un

coup » et c'est dans ce domaine que les dégâts sont les plus nombreux et les plus inacceptables car les plus lourds de conséquences.

Ils sont d'autant plus dangereux que si certains apparaissent assez vite, d'autres (les plus graves) apparaissent **« en différé »**, quelquefois longtemps après, c'est-à-dire quand il est trop tard et certains peuvent être irréversibles.

Ils proviennent de trois causes principales :

1) Un mauvais sommeil

Il y a assez rapidement un déficit en sommeil, en qualité et en quantité avec toutes les conséquences que souvent on n'imagine même pas (cf. *Bien dormir pour mieux vivre,* chap. 1, « Les conséquences fâcheuses du sommeil insuffisant »).

Quatre raisons majeures à ce déficit :

– Le sommeil de jour est moins réparateur (voir dans ce même chapitre : le paragraphe consacré au travail de nuit / sommeil de jour); rappelons aussi que le sommeil du matin est pour quelques-uns, dont le sommeil est « calé sur la nuit », pauvre en stades III et IV (sommeil profond et très profond) les plus réparateurs sur le plan physique.

– Autre raison :

• « Il semble, comme l'a démontré le Dr Weitzman, que le corps ne s'adapte pas sans difficultés à une inversion des heures de sommeil... des semaines durant ils dormirent en laboratoire... on constata des modifications considérables du rythme normal de sommeil. En premier lieu, les sujets sombraient avec une rapidité extraordinaire dans la phase de sommeil paradoxal : celui-ci surgissait au bout de quatre à cinq minutes et non de quatre-vingt-dix minutes après qu'ils se furent endormis... il ne s'agit pas là d'un sommeil réparateur et calme... à la lecture de leurs carnets, on constatait qu'ils se sentaient apathiques et mal à l'aise. Il semble qu'ils ne soient adaptés à ce sommeil diurne au bout de *deux* semaines seulement; à ce moment-là, les tracés E.E.G. (électro-encéphalogramme) commençaient à ressembler à du sommeil normal.

Cette sensation d'apathie et de malaise est peut-être due à une diminution du taux des hormones surrénales. Pour certains d'entre eux, l'inversion du sommeil semblait freiner la sécrétion des stéroïdes (nécessaires pour notre vitalité), ce qui signifiait que pendant deux semaines ils se contraignaient à vivre éveillés toute la nuit malgré un taux d'hormones extrêmement bas.

« Il est révélateur de constater que l'adaptation à l'inversion du sommeil exige plus de deux semaines; en revanche dès que les sujets retournent à leur horaire nocturne de sommeil, l'adaptation est immédiate. Le rythme de la température thermique se révèle normal dès le deuxième ou troisième jour.

« Ce retour instantané à un horaire habituel semble indiquer que les habitudes sont profondément " imprimées " à l'intérieur de nos systèmes endocriniens et qu'il n'est pas facile de les modifier » (*Le temps des corps,* Gay Gaer Luce, Éd. Hachette, 1972).

Ajoutons cette citation récente du Dr Odile Benoît du laboratoire d'étude du sommeil de l'I.N.S.E.R.M., en France : « Un ouvrier en rotation tous les sept jours ne pourra jamais resynchroniser ses courbes de température et de sommeil. » Or on sait que pour avoir un sommeil correct (quantité, qualité) cette synchronisation est indispensable (cf. Ire partie, chap. 2 B).

– Nous sommes dans la civilisation du bruit et le travailleur posté est sans doute l'un de ceux qui souffre le plus de cette pollution qui est actuellement la pollution numéro un.

Dans la journée, il y a les bruits de la rue, ceux dans les immeubles et aussi des occupants eux-mêmes de l'appartement ou de la maison.

D'autre part le travailleur posté a tendance à utiliser les heures diurnes à d'autres occupations plutôt qu'à dormir ou se reposer et il a assez souvent une double activité, officielle ou non, bénévole ou non; mais presque tous en plus bricolent chez eux ou aident leur épouse.

Alors non seulement il y a une moindre récupération mais une fatigue supplémentaire.

– Enfin, probablement pour des raisons psychosociologiques, ils sont plus insomniaques que les autres.

2) Une fatigue accrue

Une troisième raison de fatigue vient s'ajouter aux deux autres (mauvais sommeil, travail accru) : à travail égal, il faut la nuit une plus grande dépense physiologique et nerveuse. Il résulte de cette fatigue non seulement une diminution de la capacité de travail, du rendement, mais aussi une augmentation des accidents du travail, en proportion et en gravité, pour des raisons qui se cumulent : fatigue, baisse de la vigilance... Une de celles-ci est le fameux effet dit de la « septième heure » et qui survient surtout dans l'équipe travaillant de 5 heures du matin à 13 heures à cause du réveil trop matinal.

3) L'alimentation est perturbée

On connaît l'importance de cette fonction sur l'ensemble de notre vie; or les travailleurs postés, plus encore que les autres, ne mangent pas ce qui conviendrait à leur mode spécial de travail et de plus les repas sont mal répartis en quantité et chronologiquement.

Il en résulte, en plus des répercussions sur le sommeil et la fatigue, ce qui les détériore encore, des troubles digestifs caractéristiques : par exemple, des ulcères des intestins en proportion beaucoup plus élevée que chez les travailleurs normaux; les troubles dyspepsiques sont, eux, considérablement augmentés (deux à trois fois plus).

D'une manière plus générale :

– sur le plan de la *santé physique :* les travailleurs postés sont beaucoup plus sujets aux maladies, en particulier les plus courantes parce qu'il y a une diminution des défenses immunitaires naturelles entraînant une moindre résistance;

– sur le plan de la *santé psychique :* bien qu'il y ait, tout au moins pour certains, au début, une satisfaction à braver ainsi les normes habituelles, les conventions, à ne pas travailler « comme tout le monde » et bien que cela satisfasse les noctambules, les marginaux, les asociaux, en général au bout d'un certain temps, il y a chez presque tous les travailleurs postés une certaine lassitude, un souhait de revenir à un travail plus régulier, un désir de rompre leur isolement; un sentiment de malaise général, d'être « moins bien dans sa peau ».

Et s'il apparaît que la consommation d'alcool est moindre chez les travailleurs postés, par contre le tabagisme y est aggravé ainsi que l'usage et même l'abus des excitants, tranquillisants, hypnotiques, etc.

En résumé, le Dr Soly Bensabat, auteur d'un livre remarquable sur le stress, ancien externe des hôpitaux de Paris (*Stress*, Éd. Hachette, 1980) écrit, à propos du travail posté : « Les rythmes nouveaux de l'activité, du repos, du sommeil, de l'alimentation, auxquels le fonctionnement de leurs organes, la sécrétion de leurs glandes doivent s'adapter sans cesse... est responsable de nombreux troubles pathologiques qui apparaissent tardivement plusieurs années après : irritabilité, difficultés de concentration, troubles du sommeil, fatigue, anxiété, troubles organiques polymorphes (troubles digestifs, cardio-vasculaires, etc.). La perturbation des rythmes biologiques est un facteur de stress. »

Or on connaît bien maintenant les ravages du stress, très nombreux, très divers, parfois très graves sur la santé physique et psychique.

B. Perturbations familiales vis-à-vis de son conjoint, de ses enfants : on est coupé de la vie en commun; et l'on est coupé aussi de sa famille plus ou moins proche : on n'a plus de « vie de famille ».

Cette perturbation affecte même les temps de loisir car le travailleur posté travaille souvent le dimanche; lorsque ce n'est pas le cas, il profite de son week-end pour récupérer sa fatigue et son sommeil en retard. Il ne pense souvent qu'à une seule chose : s'allonger ou même dormir et plus du tout à se détendre en famille; ni même à s'amuser car il n'en a même plus, quelquefois, ni le courage ni l'envie. Il devient de plus en plus une sorte d'étranger que l'on héberge sous le même toit.

Mais nous serions injustes d'oublier :

LES AVANTAGES DU TRAVAIL POSTÉ

Ils se résument ainsi :

– On a plus de temps « pour soi » car en général on fait moins d'heures et on bénéficie d'une récupération de temps plus importante.

– Le salaire est plus élevé.

Notons cependant que ces deux premiers avantages sont artificiels car ils ont été accordés surtout pour essayer de compenser les inconvénients.

– On peut être plus au soleil dans la journée ou à « l'air libre »; un travailleur a dit : « La nuit je travaille, le jour je m'oxygène. »

– Enfin, autre avantage important pour tout le monde mais qui ne justifie qu'en partie ce travail de 24 heures sur 24 quand il ne s'agit pas d'une activité qui ne peut pas s'arrêter : c'est la diminution spectaculaire des prix de revient.

Mais quelquefois le travailleur posté paie ces avantages très cher.

SUGGESTIONS POUR DIMINUER LES CONSÉQUENCES NÉFASTES DU TRAVAIL POSTÉ

Un certain nombre d'études ont été réalisées sur le travail posté et notamment celle du rapport Wisner (Professeur de physiologie du travail et d'ergonomie au conservatoire des Arts et Métiers). Rapport préparé par James Carpentier.

Nous allons nous en inspirer mais nous ne retiendrons que les suggestions les plus importantes et surtout celles qui concernent le sujet de ce livre : *Le sommeil,* encore que tout soit lié.

Les voici (mis à part celles qui concernent la diminution possible dans certains cas du nombre de travailleurs postés) :

– *Celui qui travaille en travail posté* connaît à l'avance ses horaires. Il peut donc appliquer les conseils donnés par le Dr Charles F. Ehret (Directeur du Laboratoire national d'Argonne près de Chicago) dans son livre *Overcoming Jet Lags* (1983). Le Dr Ehret fait autorité dans le monde entier pour ses études des rythmes biologiques de l'homme; ce livre très clair a été traduit en français : *Comment surmonter les décalages horaires* (Éd. Chotard et Associés, 1985).

Il indique comment on peut agir sur les différents facteurs qui influencent nos rythmes internes pour minimiser les conséquences de ces décalages horaires et accélérer le « recalage »; le programme de mise en œuvre de ces facteurs commence, pour un décalage de huit heures – ce qui est le cas pour ceux qui font les trois-huit – trois jours avant le décalage et se termine après le premier jour du changement; ce programme pourra paraître, au début, un tout petit peu compliqué au travailleur posté mais il peut devenir rapidement d'application quasi automatique et de nouvelles habitudes s'installent très vite qui remplacent les anciennes.

Il faut d'abord que le travailleur détermine si ce décalage va dans le sens de l'avance de ses pendules (ce qui équivaut à un voyage vers l'est) ou dans le sens de retarder ses pendules (voyage vers l'ouest).

En effet, le livre du Dr Ehret a été fait pour les voyageurs aériens (passagers) qui franchissent les fuseaux horaires. D'autre part, il y a lieu de l'adapter un peu, ce qui est simple; par exemple, les dénominations pour les repas de petit déjeuner, déjeuner, dîner doivent être transposées : le déjeuner sera, s'il travaille la nuit, le repas qu'il prendra au milieu de la nuit (et non pas au milieu du jour); il en est de même pour les heures indiquées dans le livre. L'application des conseils de ce livre sera déjà pour le travailleur posté un grand progrès.

– *Celui qui a travaillé la nuit* ne doit pas prendre tout son sommeil le matin; quand il rentre au « petit matin », après avoir travaillé toute la nuit, il n'a généralement qu'une hâte : prendre un bon petit déjeuner et dormir le plus longtemps possible. Or le matin (sauf s'il a été de nuit pendant assez longtemps : au moins une semaine), il n'a pratiquement pas de (stade IV) sommeil très profond – le plus réparateur sur le plan physique. Il faut qu'il garde un cycle de sommeil par exemple pour la fin de l'après-midi/début de soirée; un autre avantage : il sera ainsi très reposé juste avant de partir au travail.

– Le travailleur posté doit, plus que tout autre, pratiquer pendant sa période d'éveil (et surtout pendant sa période de travail) des tranches de sommeil; mais attention, pas n'importe quelles tranches, (cf. Ire partie, chap. 1 B) et (cf. *La Révolution du sommeil*).

Dans ce but, il faudrait que les responsables qui organisent ce travail prévoient des temps de pauses (d'ailleurs ils existent déjà souvent) et aussi des endroits calmes et en semi-obscurité. Ces tranches sont d'une grande importance pour la santé et la forme à court terme et à long terme du travailleur posté.

– Réduire les bruits susceptibles de perturber le sommeil du travailleur posté; rappelons que même les bruits qui ne réveillent pas démolissent le sommeil.

Tout travailleur posté devrait dormir dans une pièce insonorisée et sa famille (et même ses voisins) devraient bien se pénétrer que pour lui ce silence est essentiel.

– Favoriser les repas en famille grâce notamment à un choix différent, meilleur, des horaires et à une amélioration des conditions de transport (transports spéciaux); organiser mieux aussi, au sein des entreprises, la possibilité de prendre des repas normaux au lieu du traditionnel casse-croûte souvent très antidiététique.

– Mieux informer le travailleur posté sur les moyens, à leur portée, pour dormir mieux : leur enseigner les règles élémentaires de fonctionnement du sommeil, règles que la science du sommeil connaît maintenant et notamment les règles des cycles (cf. *Bien dormir pour mieux vivre*); ainsi que les règles élémentaires de la diététique et celles particulièrement adaptées à leur mode de travail.

– Pratiquer un examen plus approfondi sur le plan médical des travailleurs postés et ne retenir pour ce travail que ceux qui ont déjà un bon sommeil : ce n'est l'intérêt de personne qu'ils le démolissent encore plus : absentéisme, mauvais rendement, etc.

Il faudrait aussi tenir compte pour ces travailleurs d'autres critères tels que la robustesse générale, la stabilité de la température, la stabilité psychique et certains critères d'intolérance tels, par exemple, la spasmophilie; d'ailleurs, il serait bon de systématiser la période probatoire qui devrait être suffisamment longue (huit mois).

– Quand cela est possible et pour supprimer l'irrégularité des horaires qui est la cause principale de la non-adaptation, supprimer l'alternance des postes : l'affectation des postes à horaires fixes devrait tenir compte des désirs des travailleurs et aussi des critères du paragraphe précédent.

– Si l'on est obligé de maintenir la rotation des postes, tenir compte de ceci : le déficit, notamment en sommeil paradoxal, est cumulatif, ce qui conduit à recommander d'avoir une nuit normale de sommeil après environ trois jours de travail en poste de nuit; cela plaide donc en faveur de rotations courtes : « Rotation de trois jours au lieu de rotations hebdomadaires » (Dr Alain Reinberg).

– Préserver pour la récupération, notamment celle du sommeil, le repos en fin de semaine après une période de cinq à six jours de travail posté si cette période de rotation ne peut pas être diminuée.

– Lorsque le sommeil se détraque chez un jeune, cela peut avoir pour lui des conséquences plus lourdes que pour un adulte plus âgé; donc prévoir pour ce travail posté un âge minimum : par exemple vingt ans.

– La capacité de synchronisation physiologique et l'adaptation qui en résulte, aussi bien à l'alternance qu'au travail de nuit diminuant avec l'âge, prévoir un âge maximum pour le travail posté : par exemple quarante-cinq ans.

– Possibilité de départ à la retraite plus tôt pour ceux qui ont accompli au moins vingt-cinq ans de travail posté.

Ces suggestions s'adressent aussi bien aux travailleurs postés eux-mêmes qu'aux dirigeants des entreprises qui pratiquent ce travail; ces derniers doivent pouvoir en tirer des enseignements et des décisions.

Les problèmes que pose ce travail, né avec l'ère industrielle, ont été un peu négligés; il faut les remettre d'actualité.

C. DÉCALAGES HORAIRES DE CEUX QUI VOYAGENT EN AVION

Les problèmes des décalages horaires sont nés avec notre siècle : ceux du travail posté comme ceux des voyages rapides.

Tant que l'on voyageait en diligence ou en bateau, l'organisme humain avait le temps de s'adapter au changement d'heure; avec l'apparition de l'avion, tout a changé : Lindbergh par exemple, en 1927, effectua la traversée de l'Atlantique en trente-trois heures (vingt fois plus rapidement qu'en bateau); le Concorde, cinquante ans après, met dix fois moins de temps que Lindbergh.

C'est très agréable de voyager vite et de découvrir notre belle planète et c'est réellement stupéfiant d'arriver à New York 2 heures (heure locale) avant d'être parti parce que nos avions vont maintenant beaucoup plus vite que la rotation de la terre.

Mais pourtant il y a, comme s'il fallait payer cette contrepartie, ce grand problème des décalages horaires avec ses conséquences souvent fort désagréables, dont la plus difficile certainement à supporter est celle sur notre sommeil.

Et puis, pour ceux dont c'est le métier de voler dans les airs et d'y conduire les autres, peut-être s'en faut-il juste de cela : savoir garder la maîtrise de leur sommeil pour qu'il devienne le plus beau métier du monde.

Or voici que maintenant la science du sommeil et celle de la chronobiologie connaissent (et il y a très peu de temps) les moyens d'atténuer très fortement les conséquences de ces décalages.

1) Décalages horaires des passagers

Nous avons déjà abordé ce problème dans la *Révolution du sommeil;* mais il y a, depuis, du nouveau.

« Si par exemple vous êtes en voyage d'affaires et que vous avez à tenir des réunions, des discussions difficiles ou longues, à négocier un contrat important, etc. et que vous êtes somnolent ou fatigué, que vous avez « mal au cœur », les idées embrouillées, confuses, avec des trous de mémoire... mais même si vous ne voyagez que pour votre plaisir, celui-ci risque d'être gâché si vous allez passer quinze jours de vacances à Bangkok et que la première semaine au moins vous ne pouvez en profiter pleinement et qu'à votre retour il vous faut encore au moins une semaine pour vous en remettre... » *(La Révolution du sommeil).*

Un ouvrage clair, simple, très documenté, très complet et très pratique, celui déjà mentionné à propos du travail posté vient d'être traduit de l'américain et édité par Chotard et Associés (France-Empire); rappelons son titre : *Comment surmonter les décalages horaires,* du Dr Charles F. Ehret.

« Ce livre est le résultat de presque quarante ans de travail et d'expériences par de nombreuses personnes dans ce nouveau champ d'investigation que nous connaissons sous le nom de chronobiologie... et de la persévérance de mon talentueux coauteur : Lyne Waller-Scanon de New York; c'est elle... qui a traduit les termes ésotériques et le jargon de la science biologique contemporaine en une forme lisible et compréhensible pour le lecteur non averti » (Dr Charles F. Ehret, « Préface »).

Ce livre permet, en fonction du nombre de fuseaux horaires traversés et suivant qu'il s'agit d'un voyage vers l'ouest ou vers l'est, d'établir un programme qui porte essentiellement sur les heures de lever et de coucher et sur ce que vous devez prendre ou éviter comme boisson ou nourriture :

Ainsi vous résisterez beaucoup mieux aux décalages horaires et vous vous resynchroniserez au plus vite; les symptômes sont réduits considérablement et ils s'atténuent et disparaissent très rapidement.

Par exemple, pour un vol en direction de l'est et un décalage horaire de six heures : le temps normal de resynchronisation est de neuf jours et on peut, par application du programme du Dr Ehret, le faire descendre à un jour; pour un décalage horaire de douze heures dans le même sens : temps normal de resynchronisation : douze jours; on peut, par application du programme, le faire descendre à trois jours.

2) Décalages horaires des équipages

C'est pour eux que les décalages horaires ont les conséquences les plus fâcheuses et les plus profondes, de par leur caractère répétitif, à intervalles parfois courts et aussi parce qu'ils se prolongent pendant des années et des années.

Nous avons décrit, dans *La Révolution du sommeil* (IIe partie), les inconvénients principaux de ces décalages horaires trop fréquents et endurés trop longtemps.

Nous y ajouterons seulement ce récit, extrait également de *Comprendre notre cerveau :* « Marlène est une hôtesse de l'air, aimable, efficace, âgée de vingt-cinq ans. Elle exerce cette profession depuis des années sur les lignes intercontinentales. Depuis quelques mois, elle éprouve des difficultés croissantes à trouver le sommeil, elle perd l'appétit, son caractère jusque-là enjoué s'assombrit. Elle passe ses jours de repos à son domicile, sans se distraire ni rendre visite aux siens.

« Elle " rumine " de sombres idées au sujet de son inutilité dans l'existence, espace ses rencontres avec son fiancé. Un matin elle est en pleurs dans le bureau du médecin du personnel navigant de la compagnie qui l'emploie : celui-ci est surpris du changement qui s'est opéré en elle : son visage est figé, sa voix, ses gestes sont ralentis. Elle n'a pas dormi depuis six jours et, pour la première fois depuis qu'elle exerce son métier, elle est arrivée en retard et a manqué le départ de l'avion.

« Une enquête médicale approfondie élimine toute cause d'insomnie ou de dépression qui aurait pu l'atteindre, à l'exception du " mal des fuseaux " dont elle souffrait en réalité... Marlène a guéri après une période de repos au calme et de reprise du travail avec réaménagement de ses horaires. »

Les conséquences de ces décalages horaires, pour les équipages, sont encore aggravées par le fait que ce métier de navigant, qu'on soit commandant de bord, hôtesse ou steward, est très stressant.

Rappelez-vous (cf. Ire partie, chap. 3 B) : le stress est la réaction de l'organisme à tout changement quel qu'il soit.

Or les équipages doivent constamment s'adapter, non seulement à des horaires décalés sans cesse changeants, mais aussi à des passagers, des pays (climats, nourriture), fort différents; de plus ils doivent faire face, très vite, à beaucoup de circonstances imprévues : météo, pannes, retards, remplacements, incidents divers.

Or le stress est une véritable « pompe à énergie vitale », d'où une fatigue qui s'ajoute à la fatigue normale du travail et des voyages; et il engendre aussi beaucoup d'autres dégâts physiques et psychiques.

Or, et cela est vrai pour tout l'équipage mais surtout pour le pilote et le commandant de bord : ils auraient besoin à certains moments d'une forme parfaite, d'être particulièrement lucides et très éveillés : décollages, atterrissages, incidents plus ou moins graves.. Ils ont une lourde responsabilité (ce qui est extrêmement stressant) : celle non seulement de leur propre vie mais aussi de leur équipage, des passagers et celle aussi de l'avion.

Des enquêtes ont montré que dans beaucoup de cas d'accidents d'avion, le pilote avait mal dormi les nuits précédentes; donc savoir minimiser les conséquences des décalages horaires a pour eux une importance majeure, vitale même.

Et pourtant, s'il existe des programmes maintenant bien au point pour leurs passagers, il n'y a rien actuellement pour les équipages; il faut dire que le problème est beaucoup plus compliqué.

En effet, même si les vols sont organisés et en principe prévus d'avance, en fait, à cause des changements inévitables, à cause aussi des destinations très diverses soit vers l'est, soit vers l'ouest, et un nombre de fuseaux horaires traversés très variables, les programmes prévus (ceux du Dr Ehret) contre les décalages horaires sont inapplicables (sauf pour l'aéropostale); à cause aussi des durées entre les départs et les retours au point de départ qui sont elles aussi très différentes.

ALORS QUE FAIRE

– Il nous paraît aussi important pour un pilote, un navigateur, un mécanicien (et tous les autres membres de l'équipage) d'apprendre la conduite, le fonctionnement des mécanismes de leur sommeil que d'apprendre à mener, à dépanner l'avion qui leur est confié; surtout que c'est infiniment plus simple, plus rapide, et le premier conseil serait d'inclure dans leur programme de formation l'enseignement des lois fondamentales du sommeil (cf. *Bien dormir pour mieux vivre*).

Dans la première partie, chapitre 1, nous avons rappelé les deux lois fondamentales du sommeil :

- Dormir un nombre entier de cycles.
- Ne pas prendre son sommeil en une seule phase et faire des « tranches » de sommeil.

Ces deux lois sont particulièrement importantes pour les équipages et ils doivent les respecter en tous lieux et quel que soit le décalage horaire qu'ils subissent; car ils ne peuvent se permettre des éveils longs et pénibles et des somnolences, des « trous » de lucidité beaucoup plus dangereux que les « trous d'air » pour leur avion; nous croyons savoir que les consignes de bord sont qu'il leur est interdit de dormir pendant le vol; or il y aurait au contraire un très grand intérêt à ce que les tranches de sommeil qu'ils auraient apprises à pratiquer soient **obligatoires** pendant le vol. Il n'y a aucune impossibilité à cela, ni même aucune gêne si elles sont pratiquées à des moments où cela ne gênerait pas leur service.

– Il arrive aux navigants d'être de service et donc éveillés pendant le temps qui correspond pour eux à la nuit et qui est celui où leur organisme est en état de sommeil; le conseil que nous avons donné aux travailleurs postés leur est applicable : ne pas prendre leur sommeil entièrement pendant ce qui est le matin (pour leur organisme et non pour l'heure locale d'arrivée); ils doivent garder un cycle de sommeil qui est à prendre pendant ce qui correspond pour eux à l'après-midi; c'est à cette condition qu'ils auront un sommeil très profond et très réparateur (sur le plan physique).

– Le Dr Charles Ehret recommande vivement aux navigants d'apprendre la relaxation qui permet une grande détente, la récupération et favorise le sommeil.

Cette relaxation, tellement importante pour tous (cf. Ire partie, chap. 3 B) est pour eux indispensable; certes, pour devenir navigant, il y a déjà tellement de choses à apprendre. Mais la relaxation devrait faire partie des programmes, quel que soit le poste occupé dans l'équipage; elle serait un atout considérable pour bien exercer ce métier passionnant mais éprouvant car elle est un antistress, antifatigue, anti-insomnie. On peut la pratiquer n'importe où, n'importe quand, quel que soit le temps (ou le peu de temps) dont on dispose.

– Pour leur permettre d'améliorer leur sommeil et de diminuer considérablement leur fatigue, nous rappellerons les conseils simples donnés dans la première partie, (chapitre 3 A), concernant l'alimentation; ils doivent y être très attentifs et ne plus mettre « n'importe quoi dans leur moteur » comme ils ne l'accepteraient pas pour leur appareil.

• *Quelques renseignements complémentaires intéressants*

– *Vaisseau d'isolation sensorielle*

Inventé aux U.S.A. où il est très répandu, il commence à être connu et apprécié en France; c'est une enceinte entourant un « lit d'eau » spacieux, à la température du corps humain; un sel spécial neutre est dissous dans l'eau et on y flotte en état d'apesanteur très agréable et en isolation sensorielle totale : de la lumière, du bruit...

Il permet d'accélérer le rattrapage des décalages horaires, en particulier celui de son sommeil; de tels vaisseaux devraient être installés dans tous les aéroports et ils serviraient pour les passagers et les équipages avant de « replonger » dans la vie normale; ils le feraient ainsi dans de bien meilleures conditions.

– Rappelons que le Do. In (cf. IIe partie, I. L'Orient, chap. 2 B) aide beaucoup l'organisme à « remettre à l'heure ses pendules » plus rapidement et atténue ainsi les effets des décalages horaires à la fois en importance et en durée.

– Les somnifères et l'alcool, qui sont utilisés par certains navigants comme inducteurs de sommeil, ne peuvent être une solution au problème des décalages horaires; ils ne font que rajouter un problème de plus en aggravant le dérèglement des horloges biologiques : « En réalité, en prenant un verre ou un somnifère, on rend le problème plus aigu encore. Les drogues (et les somnifères et l'alcool sont des drogues) vous ferment les yeux et vous font perdre conscience, mais le sommeil qu'elles procurent n'est absolument pas réparateur. En fait les drogues obligent le corps – qu'il soit en état de conscience ou d'inconscience – à lutter durement pour se délivrer des substances chimiques étrangères, pendant le temps où il sera engagé dans un processus de récupération. Et quand vous vous réveillez, vous êtes aussi fatigué qu'avant, sinon plus » (Dr Charles Ehret, *Comment surmonter les décalages horaires*).

Nous ajouterons qu'il aurait beaucoup mieux valu, même sans dormir, rester en état de relaxation profonde (cf. Ire partie, chap. 3 B : « La relaxation pour remplacer le sommeil »); il s'agit là d'une raison importante de plus pour apprendre la relaxation.

Ceci dit, si l'on fait des voyages transméridiens, on peut de temps en temps, pour aider au déclenchement du sommeil, prendre un somnifère et il ne faut pas s'en culpabiliser, à la condition expresse de faire très attention à ne pas mettre **« le doigt dans l'engrenage »** terrible de l'habitude.

Cas particulier de décalage horaire

Nous l'appellerons : décalage horaire spontané; c'est le cas des personnes dont l'horloge intérieure veille-sommeil a un rythme différent de 24 heures.

Quelquefois ce rythme est plus court et elles tombent de sommeil de plus en plus tôt; mais le cas le plus fréquent est celui d'un rythme plus long que 24 heures.

A la fin du chapitre 1 A de la première partie, nous avons mentionné celles dont le rythme est non pas solaire mais lunaire

(24 h 84); mais pour d'autres le rythme peut être plus long encore, par exemple 27 ou 28 heures.

Alors elles ne peuvent s'endormir que très tard (au petit matin) et même de plus en plus tard, arrivant à un décalage tel qu'elles devraient dormir en plein jour.

Cette affection a reçu le nom de *Delayed sleep phase syndrome* (syndrome du sommeil retardé).

Ces personnes, en décalage horaire sommeil permanent accumulent, si elles suivent les horaires sociaux, une dette de sommeil qu'elles essayent de combler en fin de semaine; et si elles suivent leur horaire sommeil intérieur, elles ne peuvent plus avoir de vie familiale et professionnelle normale.

Que faire

Il est demandé tout d'abord à ces sujets de tenir un calendrier sommeil afin de guider le thérapeute.

Une technique récente et efficace a été expérimentée avec succès par deux spécialistes américains : E. Weitzmann et Ch. Czeisler.

Elle consiste à décaler l'heure du coucher : on demande au sujet de se coucher chaque nuit 3 heures plus tard que la veille.

Cela nécessite de pratiquer cette thérapeutique en période de congé (ou de prendre un congé) car on arrive rapidement à ce que le sujet dorme le jour pendant un certain temps jusqu'à ce que l'heure d'endormissement redevienne normale par rapport à ses obligations.

Il faut alors essayer d'influencer l'horloge veille-sommeil pour ramener son rythme à 24 heures; il semble que pour ces sujets ce soient les donneurs de temps extérieurs (Zeitgebers) qui ne soient pas assez puissants; il faut donc renforcer leurs effets.

Pour cela, il est demandé de se coucher et de se lever à des heures très régulières (synchroniseurs sociaux); on a constaté par exemple qu'en période de vacances, le décalage s'accentue car la pression des horaires est plus faible.

D'autre part les chronothérapeutes disposent actuellement de moyens pour accroître l'action de ces synchroniseurs déficients : la cause peut être organique ou psychique.

Il peut s'agir d'un défaut de sensibilité à la lumière, et on peut alors soumettre le sujet à un éclairage intense à l'éveil.

Enfin nous pensons qu'en plus de ces thérapeutiques qui doivent être conduites par des médecins, ces personnes en décalages horaires permanents pourraient utiliser une méthode inspirée de celle du D[r] Ch. Ehret.

Le travail de nuit

Le sommeil de jour

Il y a des dizaines et des dizaines de millions d'années, lorsqu'ils étaient en compétition avec les reptiles qui étaient alors beaucoup plus nombreux et beaucoup plus forts qu'aujourd'hui (dinosaures), les mammifères ne pouvaient sortir que la nuit (et ils dormaient le jour); car la nuit les reptiles, dont la température interne suit la température extérieure, étaient paralysés.

Ce gigantesque combat, qui dura lui aussi des dizaines et des dizaines de millions d'années, les mammifères l'ont gagné; grâce à cela, ils ont pu devenir des animaux diurnes qui peuvent dormir tranquillement la nuit.

Chaque espèce est faite soit pour le jour, soit pour la nuit : la guêpe dort plutôt la nuit, l'abeille dort plutôt le jour; un chat est un noctambule.

Un Humain, comme la quasi-totalité des autres mammifères, est un animal diurne.

Mais certaines industries (à « feu continu »), les transports, certains chantiers, les P.T.T., les hôpitaux et cliniques, la presse, l'informatique, les surveillances de nuit (police, gardiens de nuit) etc., obligent un grand nombre d'hommes à travailler la nuit et à dormir le jour; leur activité à eux commence au moment où tous les autres se préparent au sommeil.

Il s'agit ici, dans ce chapitre, de ceux qui travaillent constamment la nuit ou pendant une longue période; ils sont de plus en plus nombreux car certaines entreprises abandonnent le travail posté, dont on a vu les multiples inconvénients, pour le volontariat de nuit : ayant ainsi choisi leur horaire, et se sentant sans doute plus motivés (nous verrons ces motivations), on constate chez les « volontaires de la nuit » une forte diminution de l'absentéisme (de l'ordre du quart de celui du travail de jour).

Pourtant ce travail de nuit pose aux intéressés de nombreux problèmes de tous ordres; ce chapitre doit les aider à les résoudre encore que, nous le verrons, ils ne peuvent jamais l'être complètement.

Certains disent être des « oiseaux de nuit » mais en fait être actif la nuit et dormir le jour est anormal, est contre-nature pour un Humain, et même très contre-indiqué pour certains; le sommeil de nuit semble être inscrit dans notre patrimoine héréditaire; c'est pour cette raison qu'en France le travail de nuit est interdit pour les femmes car elles le supportent encore moins bien (sauf dérogation, par exemple les infirmières) et pour cette même raison aux enfants de moins de dix-huit ans.

Il y a quelques années, ont paru des articles aux titres inquiétants : « Le travail de nuit détruit la santé », déclarent les experts de l'Organisation Internationale du Travail (O.I.T.) à Genève; « Une enquête de l'O.I.T. souligne les méfaits du travail de nuit », etc.

Où en sont les recherches modernes sur ce sujet? Est-il possible, par des moyens simples (sinon ils ne sont pas applicables), d'éviter, tout au moins en partie, ces inconvénients?

Les inconvénients du travail de nuit

– Il faut un certain temps pour passer du travail de jour au travail de nuit; on sait qu'un certain nombre de nos caractéristiques internes sont différentes le jour et la nuit par exemple : notre température (baisse de 1 degré), les rythmes cardiaques et pulmonaires sont plus lents, la tension baisse, notre métabolisme basal (qui exprime le volume des échanges énergétiques de l'organisme, la quantité de chaleur qu'il produit) diminue la nuit, etc.

Il est normal de dormir quand on est le plus « froid » et anormal d'essayer de dormir quand on est « en ébullition » au plus haut de sa courbe thermique. Certes, dès que l'on inverse l'horaire de travail et de sommeil entre le jour et la nuit, un certain nombre de ces caractéristiques vont commencer à se décaler; l'inversion totale ne se fait pas totalement du jour au lendemain, mais progressivement. De plus cette durée est variable d'une caractéristique à l'autre; rappelons que cette capacité de décalage diminue avec l'âge : elle est de plus en plus lente et de moins en moins complète. « Sur un grand nombre de travailleurs, il n'y en a eu qu'un sur quatre capable de s'adapter en cinq jours, étant passé d'un horaire de jour à un horaire de nuit. Pour beaucoup, il a fallu au moins quinze jours et certains n'ont jamais pu s'y faire. Aussi ce changement apparaît-il très peu recommandable » (Gay Gaer Luce, *Le Sommeil,* Éd. Fayard, 1969).

Il faut savoir aussi que certaines de nos caractéristiques ne s'inversent jamais : c'est le cas par exemple de la sécrétion de nos sucs gastriques.

Selon le rapport d'Alain Wisner : « Les fonctions organiques ne peuvent jamais s'ajuster complètement à un horaire différent de celui de l'environnement physique. »

Il en résulte un dérèglement, une désynchronisation des fonctions qui vont provoquer à la longue des troubles du système neurovégétatif, des névroses pouvant aboutir par exemple à des ulcères digestifs et même à des dépressions.

Rappelons que dans le sens inverse, dès que l'on revient à un sommeil de nuit, la réadaptation des fonctions se fait très vite (48 heures), ce qui est bien une confirmation que le travail de jour et le sommeil de nuit sont normaux, naturels pour l'humain.

– Certains ne s'adaptent jamais à ce décalage imposé à leur organisme :

« On a supposé que n'importe qui pouvait faire n'importe quoi à n'importe quel moment. L'expérience vécue entre autres par les médecins du travail montre que cela est faux...

« S'il est généralement vrai que les personnes qui travaillent régulièrement la nuit, toujours aux mêmes heures, tolèrent relativement bien cette situation... d'autres vont, au bout de quelques mois en souffrir. Cette intolérance se traduit par un ensemble de signes cliniques : fatigue persistante (ne cédant pas au repos), troubles du sommeil (presque toujours usage chronique de somnifères qui ne résolvent pas le problème), troubles psychologiques (irritabilité, etc.), parfois troubles digestifs... Notre équipe du C.N.R.S. à Paris a été amenée à vérifier après plusieurs séries d'expériences... que les sujets intolérants au travail de nuit présentent une perturbation des horloges qui gouvernent leurs rythmes biologiques » (article de Alain Reinberg et Francis Levi, dans *La Recherche,* novembre 1984).

Un des moyens de vérifier cette perturbation est d'étudier

leur courbe thermique. Nous savons (Ire partie, chap. 2 A) que cette courbe doit être synchronisée avec le sommeil. Déjà, il y a de nombreuses années, pour des travailleurs de nuit, Kleitman a constaté que certains sujets adaptent leur courbe thermique à leur horaire... mais cette adaptation du rythme thermique à un rythme artificiel (il s'agissait d'expériences en laboratoire) ne se produit pas chez tous les sujets.

Voici les résultats des expériences plus récentes de l'équipe d'Alain Reinberg : « Dans le cas d'un sujet tolérant mal le travail de nuit, les acrophases (valeurs les plus élevées) du rythme thermique dérivent d'un jour à l'autre. Le spectre de puissance montre que la composante principale apparaît pour une période du rythme thermique égale à 25,1 heures. Il y a donc bien une désynchronisation de l'horloge du rythme thermique par rapport à celle du rythme veille-sommeil dont la périodicité reste normale (24 heures)... nous sommes donc amenés à penser que les signes cliniques d'intolérance ne s'observent que chez les sujets sensibles aux effets d'une désynchronisation interne. »

Il semble qu'il y ait entre 10 et 15 % des sujets qui donc ne s'adaptent jamais au travail de nuit et pour eux cette intolérance est rédhibitoire pour leur activité nocturne; s'ils persistent à cause des avantages qu'elle présente, ils vont le payer très cher en se démolissant effectivement et très vite la santé et le sommeil.

– Le graphique du sommeil de jour des travailleurs de nuit est habituellement anormal car le sommeil est le plus souvent perturbé par rapport à leur sommeil de nuit : avec une moyenne de durée réduite de une à deux heures et il est moins profond, plus agité alors qu'au contraire il devrait être plus profond pour compenser cette durée plus courte; ils accumulent donc un « manque à dormir » qui peut arriver à être considérable.

D'autre part, le sommeil du matin ressemble beaucoup à une fin de nuit : beaucoup de sommeil paradoxal au détriment du sommeil stade III et stade IV; la réparation physique est donc incomplète. On retrouve là le même phénomène que pour ceux qui sont en décalage horaire.

– D'autre part, à travail égal, il faut la nuit une plus grande dépense d'énergie.

Ces deux effets : sommeil moins réparateur et fatigue plus

grande (somme toute, on est moins efficace à la fois dans le sommeil et pendant l'éveil) se cumulent.

Des expériences réalisées dans ce domaine par le Professeur Pierre Cazamian et le Dr Pternikis, au moyen d'un camion équipé de télé-enregistrement permettant des électro-encéphalogrammes à distance ont révélé une courbe progressive de la fatigue du travailleur de nuit et une baisse de la qualité du sommeil de jour. Il est donc pratiquement impossible de purger la surfatigue due à l'effort fourni en période de nuit par le sommeil de jour.

– Le travailleur de nuit vieillit plus vite, probablement justement parce qu'il ne récupère pas assez dans la journée.

A tous ces inconvénients mesurables s'ajoutent :

– Les inconvénients sociaux : beaucoup de travailleurs de nuit ont l'impression (pas forcément désagréable pour tous) de vivre en marge de la société; la vie conjugale est perturbée, et aussi l'éducation des enfants : « ils rentrent de l'école quand je commence à me préparer à aller travailler ». Tout cela compromet l'équilibre de la cellule familiale.

Et puis plus de dîners entre copains, de soirées au cinéma ou devant la télé tous ensemble; certains souffrent de l'isolement au travail, de la solitude.

G.D., tourneur (enquête de l'*Usine Nouvelle*) : « La nuit c'est triste. L'atelier est désert. Il ne se passe rien; pas de visite. Je ne connais personne, ni mes supérieurs hiérarchiques, ni ceux qui occupent mon poste le jour, ni les représentants du personnel; je suis un petit robot bien programmé qui travaille en silence, c'est pesant. »

Mais pourtant cela plaît à d'autres : B.D. aléseur : « Pendant la nuit je vois mon chef deux à trois fois, c'est tout. Je ne parle pratiquement jamais, je casse même la croûte sur mon poste de travail, ça me convient. J'ai l'esprit libre. Je suis tranquille, autonome. »

Pour supporter cet isolement, il faut avoir un caractère à part, *« bien trempé »* comme l'on dit.

Certains préféreraient, même malgré des inconvénients supplémentaires, travailler en alternance tantôt de jour, tantôt de nuit.

Pourquoi y a-t-il tant de volontaires pour le travail de nuit

En fait les candidats pour la nuit sont souvent plus nombreux que les postes à pourvoir; parce que le travail de nuit, en dehors même du plaisir que certains y trouvent d'être ainsi « en marge » présente un certain nombre d'avantages.

Ils sont les mêmes que ceux du travail posté; à ces motifs peuvent s'ajouter d'autres motifs encore plus personnels : échapper au milieu familial, aux mésententes avec leurs collègues ou leur chef.

Que faire pour limiter les inconvénients du travail de nuit

La quasi-totalité des recommandations que l'on peut faire sont celles déjà dites à propos du travail posté; c'est pourquoi nous les énoncerons seulement :

– Ne pas prendre tout son sommeil le matin.

– Pratiquer pendant les périodes d'éveil (et notamment pendant celles du travail) des tranches de sommeil.

– Réduire dans la journée les bruits susceptibles de perturber le sommeil du travailleur de nuit. A ce propos, il a été suggéré (et cette suggestion est valable aussi pour les travailleurs postés) que les entreprises employant des travailleurs de nuit, financent ou aident au financement de l'aménagement d'une chambre à coucher insonorisée; ce serait un investissement rentable pour tout le monde.

– Améliorer les transports afin de réduire la fatigue et la perte de temps qui leur sont liés.

– Informer les travailleurs des moyens qui existent maintenant pour améliorer leur sommeil (entre autres leur apprendre les règles fondamentales de son bon fonctionnement).

Mais il faudrait aussi

Une sélection plus approfondie et différente des travailleurs de nuit; actuellement les critères de sélection (comme il y a plus de volontaires que de postes à pourvoir) sont surtout (enquête de l'*Usine Nouvelle*) : le sérieux, la polyvalence, la qualification : « La nuit nous voulons de très bons ouvriers. » De plus, sont favorisés ceux qui ont des problèmes financiers.

Quelquefois on tient compte de l'état de santé du postulant et de sa stabilité; certes les médecins du travail suivent en principe de plus près les travailleurs de nuit et ils essaient de déceler les troubles physiques et les troubles psychiques; mais il faudrait, par des tests à l'avance ou pendant une période d'essai au cours de laquelle le travailleur serait suivi d'assez près, pouvoir détecter rapidement, avant que n'apparaissent des troubles plus graves, ceux qui sont inaptes au travail de nuit et les en dissuader, quelles que soient leurs motivations.

En tout cas, ne pas admettre des travailleurs de nuit trop jeunes (moins de vingt ans) ou trop âgés (plus de quarante-cinq ans); notons à ce propos qu'il semble que maintenant les jeunes privilégient plus la vie familiale et sociale; dans quelques années, il est possible qu'il y ait moins de volontaires.

Notons enfin que la question reste en suspens de savoir s'il vaut mieux :

– le travail de nuit en permanence pour éviter les décalages horaires,

– ou, au contraire, une rotation mais avec des cycles courts (trois jours).

Un grand espoir au présent

« La science des êtres vivants a progressé moins vite que celle de la matière; nous sommes des ignorants de nous-même. »

Cette première phrase du fameux livre *L'Homme cet inconnu,* écrit il y a juste cinquante ans par le Dr Alexis Carrel (et elle rejoint la première citation en tête également de la première page de notre livre) est maintenant (et depuis peu) dépassée.

Car les sciences humaines ont réalisé des découvertes spectaculaires qui ont bouleversé dans beaucoup de domaines, notamment celui du sommeil, ce que l'on croyait savoir auparavant.

La science nous a déjà apporté beaucoup sur le plan matériel; le confort et des réalisations stupéfiantes : voler plus vite que le son, recevoir en quelques dizièmes de secondes, de l'autre bout de la Terre les plus belles symphonies de sons et de couleurs (télévision), se « promener » dans l'espace (cosmonautes, sortant de leur vaisseau spatial), changer de planète (voyages sur la Lune) survoler la planète Uranus distante de plus de 3 milliards de kilomètres (l'avion Concorde mettrait plus de deux cent cinquante ans à l'atteindre), etc.

Mais tout s'est passé comme si nous avions dû payer, en échange de tout cela, une sorte de rançon; ce sont tous les inconvénients, les dégâts mêmes, de la vie moderne.

Mais voici que maintenant et pour la première fois les sciences humaines viennent de rattraper leur retard sur celle de la matière et elles sont capables d'effacer cette contrepartie du progrès sans renoncer à ses avantages.

Cela est vrai pour ce que l'on a nommé les deux « fléaux » de notre siècle : l'insomnie et la fatigue.

Il y a seulement cinquante ans on n'en savait guère plus sur le sommeil que les Romains ou que Montaigne qui se faisait réveiller brusquement à coups de marteau pour essayer de surprendre ce qui se passait pendant qu'il dormait.

Aujourd'hui cette merveilleuse convergence de l'Orient et de l'Occident et la science de pointe du sommeil peuvent véritablement nous transformer l'existence, nous faire ***renaître à la vie*** en nous faisant **renaître au sommeil.**

Pour réussir sa vie et réussir dans la vie, il ne suffit pas d'être intelligent pendant le jour, il faut dormir d'un sommeil intelligent. Mais parce qu'ils l'ignorent, la quasi-totalité de nos contemporains dorment mal, et certains même très mal et pour un grand nombre de ces derniers (plusieurs millions) c'est « à coups de somnifères » qui n'engendrent que « cet écrasant sommeil de l'ours engourdi et de la sangsue repue » (Victor Hugo).

Mais des progrès spectaculaires ont été réalisés aussi dans d'autres domaines essentiels : la douleur, l'énergie vitale, le non-vieillissement, etc.

En ces années que nous sommes en train de vivre (et sans que nos contemporains s'en rendent très bien compte), nous sommes à un tournant de l'humanité et même à un tournant de la vie.

Voici ce grand espoir au présent dont ce livre est porteur en ce domaine du sommeil; et voici pourquoi **« l'avenir sera meilleur que tous les passés »** (Teilhard de Chardin).

CLUB DU SOMMEIL
ET DU RÊVE

3 rue Anatole de la Forge
75017 Paris

ouvert à tous sans inscription

Bibliographie

Benoit J.-C. (Dr) : *Des méthodes de relaxation* (Art. *Science et Vie,* n° spécial de mars 1983).

Bensabat S. (Dr) : *Le stress* (Hachette, Éd.).

Bonneton A. (Dr) : *L'antistress* (Hélios, Éd.).

Bouton J. : *Bons et mauvais dormeurs* (Gamma, Éd.).

Caycedo A. (Dr) : *L'aventure de la sophrologie* (Retz, Éd.).

Confrontations psychiatriques (n° 15, 1977).

Cousins N. : *La volonté de guérir* (Seuil, Éd.).

Dale Carnegie : *Triompher de vos soucis* (Flammarion, Éd.).

Dalet R. (Dr) : *Supprimez vous-même vos douleurs par simple pression d'un doigt* (Trévise, Éd.).

Daupleix J. (Dr) : *Médecines douces, mode d'emploi* (R. Laffont, Éd.).

Davrou Y. (Dr) : *La sophrothérapie* (Retz, Éd.).

Dement W. : *Dormir, rêver.* (Seuil, Éd.).

Ehret Charles F. : *Comment surmonter les décalages horaires* (Chotard, associés, Éd.).

Faure G. : *Les métaux pour votre santé* (Dangles, Éd.).

Fluchaire P. : *Bien dormir pour mieux vivre* (Dangles, Éd.).
La Révolution du sommeil (R. Laffont, Éd.).
La Révolution du rêve (Dangles, Éd.).

Fournier P. (Dr) : *Que faire pour soulager vos douleurs* (R. Laffont, Éd.).

Frydman D. (Dr) : *Et vous trouverez le sommeil* (Encre, Éd.).

Gellman D. (Dr) : *Comment retrouver le sommeil* (Le Hameau, Éd.).

Gillet P. (Dr) : *La sympathicothérapie* (O.G. Doin et Cie).

Giovanni A. (Dr) : *Brouillard et poudre aux yeux* (*Santé magazine*).
Guilhot, Jost, Lecourt : *La musicothérapie et les méthodes nouvelles d'association des techniques* (Éditions Sociales françaises).
Hosana, Le Cor, Médioni et Pichard (Drs) : *Mésothérapie, médecine de pointe* (Dangles, Éd.).
Hartmann E. : *Les fonctions du sommeil* (Dessart et Mardaga, Éd., Bruxelles).
Hautmont Cl. : *Le dictionnaire de l'homéopathie* (Marabout, Éd.).
Hubert J.-P. (Dr) : *Traité de sophrologie* (Le courrier du Livre).
Issartel L. et M. : *L'ostéopathie exactement* (R. Laffont, Éd.).
Khoury Ghata Vénus : *Corps écrit : Le sommeil* (P.U.F., Éd.).
Khun F. (Dr) : *Ton corps et toi.*
Klein R. F. et Von Wenin-Paburg : *Le sommeil et le rêve* (Klein, Éd. Suisse).
Luce Gay Gaer : *L'insomnie* (Fayard, Éd.).
Le sommeil (Fayard, Éd.).
Le temps des corps (Hachette, Éd.).
Maigne R. (Dr) : *Mal de dos, mal du siècle* (R. Laffont, Éd.).
Maillant Ch. (Dr) : *Le sommeil, savoir dormir* (Julliard, Éd.).
Médecines douces : (Revue), différents articles.
Meyer Ph. (Dr) : *L'homme et le sel* (Fayard, Éd.).
Muller M.F. : *Les réflexothérapies* (Retz, Éd.).
Naudin O. : « Contre le stress et ses dégâts (*Prévention Santé*, nº 31).
Neijing : *1er traité médical chinois d'acupuncture* (500 à 300 av. J.-C.) Traduction anglaise.
Passouant P. (Dr) et Rechniewski A. : *Le sommeil un tiers de notre vie* (Stock, Éd.).
Pélicier Y. (Dr) : *Insomnuit* (Economica, Éd.).
Prévention Santé : (Revue), différents articles.
Rager (Dr) : *Hypnose, sophrologie et médecine.*
Reinberg A. et Lévi R. : *La recherche.* Novembre 1984 (Revue).
Robert J.M. : *Comprendre notre cerveau* (Seuil, Éd.).
Rofidal J. : *Do.In*, tome I (Au signal, Éd. Lausanne. Chiron diffusion).
Pour bien comprendre le Do.In, tome II (Au signal, Éd. Lausanne. Chiron diffusion).
Rubinstein H. (Dr) : *Psychosomatique du rire* (R. Laffont, Éd.).
Ruchpaul E. : *Yoga bien tempéré* (P.U.F., Éd.).

Santé Magazine : (Revue), différents articles.
Schuller E. (Dr) : *Les insomnies et le sommeil* (R. Laffont, Éd.).
Schwob M. (Dr) : *Pour vaincre sa migraine* (Grasset, Éd.).
Science et Vie : (Revue). Numéro spécial : *Le sommeil et les rêves* (mars 1983 et nº de déc. 1984.).
Soubiran A. (Dr) : *Le sommeil en vingt leçons* (Kent, Sogep, Éd.).
Tran Dinh Can (Dr) : *Paé-Roé ou la fatigue acquittée* (Buchet-Chastel, Éd.).
Usine Nouvelle : (Revue), article, avril 1982.
Véret P. (Dr) : *La spasmophilie vaincue* (du Rocher, Éd.).
Van Lysebeth A. : *J'apprends le yoga* (Flammarion, Éd.).
Vital : (Revue), article mars 1983.
Watts A. : *Amour et connaissance* (Denoël, Éd.).
Wespin (de) : *Sur les traces du Kaï-Ki-Tchuan* (Marabout, Éd.).
Wisner : Rapport sur le travail posté, préparé par J. Carpentier.

Table des matières

Deuxième partie :

CE QUE L'ORIENT ET L'OCCIDENT A L'AUBE DE L'AN 2000 NOUS APPORTENT MAINTENANT DE NOUVEAU

I. L'ORIENT

Troisième partie :

LES CAS PARTICULIERS

Nous sommes tous des cas particuliers

CET OUVRAGE A ÉTÉ COMPOSÉ
ET ACHEVÉ D'IMPRIMER SUR ROTO-PAGE
PAR L'IMPRIMERIE FLOCH À MAYENNE
EN AVRIL 1986

N° d'édition : 8513. N° d'impression : 24096.
Dépôt légal : avril 1986.
Imprimé en France